女性生殖疾病针灸临床治疗学

主编　尤昭玲　刘未艾

湖南科学技术出版社·长沙

《女性生殖疾病针灸临床治疗学》
编委会名单

主　编	尤昭玲	刘未艾		
副主编	熊　桀	邢艺璇	唐　诗	
编　委	王　剑	孔小娟	朱墨豪	伍萍香
	刘文娥	刘　恋	刘梦雪	刘　梨
	江　钰	李梦瑶	邱　玲	邱　懿
	何雨函	宋雨晖	林　洁	柳　颖
	谈珍瑜	展立芬	黄语函	曹佳男
	康　贞	彭小龙	韩文华	曾　晶
	游　卉	鄢天涯		

全国名中医尤昭玲简介

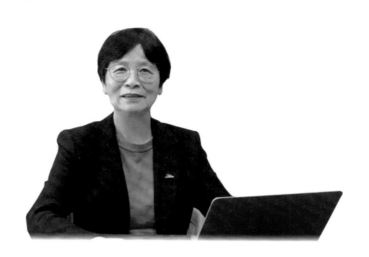

全国名中医、二级教授、主任医师、博士研究生导师、博士后合作导师，享受国务院政府特殊津贴专家，湖南中医药大学第一附属医院终身教授，世界中医药联合会妇科分会会长，中华中医药学会妇科分会名誉主任委员，世界中医药联合会生殖医学会名誉会长，中国中医药信息学会妇幼健康分会名誉会长，广东省泌尿生殖协会女性生殖医学分会名誉主任委员。

从医 50 余年，立足临床，德艺双馨。提出"生殖链－终端效应"临证假说，所创"中医妇科生殖五论"及"辅助生殖技术中医调治四期三法"指导女性生殖病证临床诊疗，疗效显著，积累了丰富的临床经验。

主持国家及部、省级重大科研项目 12 项，获国家及部、省级科技进步奖 9 项。主编学术著作 23 部，其中担任国家首版规划教材《中西医结合妇产科学》主编、《中医妇科学》副主编。公开发表学术论文 200 余篇。精心编著《尤昭玲妇科临证药对》《尤昭玲女科临证心悟》《尤昭玲妇科临证用方》《尤昭玲中医调治女人病》《膳养生活——全国名中医尤昭玲细说女性药膳》。

作为国家中医药管理局重点学科中医妇科学学术带头人，注重学术传承和发展。尤昭玲全国名中医传承工作室，作为辐射全国、培养中医妇科传承型人才的流动站，其弟子遍布全国，通过学历教育、师承带徒、项目培育、继续教育培训、巡讲指导等多种方式培养人才，先后培养境内外硕士研究生 147 名，博士研究生 58 名，博士后 8 名；全国名老中医药专家学术经验继承人 2 名；省级学术继承人 37 名；国家中医药管理局第三、第四、第五批全国优秀中医临床人才 24 名。近 5 年受邀赴全国各地妇科学术会议专题演讲百余场，曾先后赴美国、日本、北欧、法国、德国、澳大利亚、新加坡等地授学，在中西医妇科学术界产生了很大的影响。

刘未艾简介

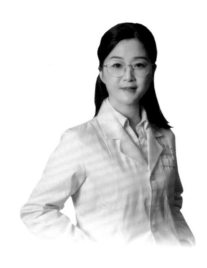

全国名中医尤昭玲教授亲传弟子，主任医师，医学博士，中西医结合博士后，博士研究生导师，湖南省中医院"首届中青年名医"，第四批全国优秀中医临床人才，湖南省121第三层次创新人才，湖南省卫生健康高层次医学学科骨干人才，湖南省"十四五"第一批青年神农学者培养对象，第十二届湖南省青年科技奖获得者。湖南中医药大学"双带头人标兵""师德师风优秀个人""优秀研究生导师"，湖南中医药大学第二附属医院针灸推拿康复科副主任。

兼任湖南省针灸学会针灸生殖专业委员会副主任委员、青年委员会主任委员，世界针灸学会联合会义诊工作委员会副主任委员，中国针灸学会临床分会副主任委员等职。

从事针灸临床与科研工作，擅长运用针灸助孕，减肥，治疗卵巢储备功能减退、多囊卵巢综合征、宫腔粘连、薄型子宫内膜、输卵管功能障碍、痛经等女性生殖疾病；对头痛、眩晕、失眠、面瘫、中风、颈肩腰腿痛及慢性胃肠炎等疾病的诊治有着丰富的临床经验。

近年来相继主持国家自然科学青年基金和面上项目各1项，973计划子课题1项，中国博士后科学基金面上项目1项，湖南省自然科学基金1项，厅局级课题6项（重点3项），参与国家级、省部级、厅局级课题20余项。主持及参与研究课题获得国家级、省市级奖项20余项，其中中华人民共和国教育部科学技术进步二等奖1项，中华中医药学会科技进步二、三等奖各1项，湖南省自然科学和科技进步三等奖各1项，湖南省中医药科技一等奖3项、三等奖1项，湖南省针灸学会科学技术一等奖、二等奖各1项，湖南省教育教学改革发展优秀成果二、三等奖各1项，发明实用新型专利9项，参与1项。发表论文80余篇，获奖论文6篇；主编著作1部，担任4部著作的副主编，参编10余部。

序　言

　　生育力泛指个体或群体生育子代的能力，是种群延续、物种进化的基础，也是人类繁衍、社会发展的保证。女性是妊娠的主体，因而在人类的生育活动中殊为重要。生育力保护是指用手术、药物或辅助生殖技术等对存在不孕或不育风险的成人或儿童提供帮助，保护其生殖内分泌功能，并获得遗传学后代。生育问题是每个家庭稳定的关键，也是社会和谐的重要因素。目前，人类生育力呈总体下降趋势，据统计，全球 10%～15% 育龄夫妇受到不孕不育的困扰，生育问题将成为继肿瘤与心脑血管疾病之后困扰人类的第三大健康问题。人类生育力正面临着空前的危机，目前生殖相关疾病发病率高居不下，生殖健康与生育力保护逐步成为医学家经常面临的临床问题和社会关注的焦点。实现生育力保护的关键是解决不孕问题的同时保留生育能力，随着生育力保护的社会需求不断加大，生育力保护领域发展迅速，相关新临床技术在持续推动发展，而针灸在其中发挥的作用，正在被越来越多的人所关注。

　　针灸是祖国的瑰宝，开启生殖之关枢。近年来，针灸治疗在辅助生殖助孕治疗中运用日益广泛。针灸的传承与发展促进了中华民族繁衍昌盛和蓬勃发展并维持了数千年，且极大地推进了世界人民的医疗和保健事业的发展和进步。胞宫是女性孕育胎儿、产生月经的场所，与奇经八脉和五脏六腑息息相关，尤与冲任督三脉及心肾关系密切。中医针灸是中医外治法的一种，以中医基础理论为前提，根据脏腑经络学说，四诊合参，辨证施治，应用同病异治和异病同治方法，正确选穴并以合适的针刺或灸法等来进行治疗，可使患者症状或不良状态得到有效改善。针灸的治疗作用实际上就是对机体良性的双向调节作用，是通过调节经络气血、脏腑阴阳来实现的，其实质是激发、调动和增强机体本身所固有的自我调节能力。针灸在局部与全身的综合作用与中医的其他疗法相比更具优势。生殖针灸不同于普通的针灸治疗，她是立足于生殖理论与实践的基础上制订的针灸治疗方案。女性生殖相关疾病种类较多，有相当一部分可以通过中医针灸来进行治疗，其中对于女性生育力的保护，更具有相当重要的意义。从西医角度来说，针灸对于女性生育力的保护，主要是通过以下几个方面：①改善卵巢储备功能，提高卵子质量；②良性调整激素水平，提高卵巢反应性；③调理子宫内膜，改善子宫内膜容受性，提高内膜反应性；④有效治疗多种妇科基础病，改善患者临床症状。针灸可促进卵泡生长，改善卵泡质量；促进子宫内膜生长，改善着床环境；针灸可应用于胚胎移植前后促进胚胎着床；改善卵巢功能（卵巢低反应）；调节内分泌、降低胰岛素抵抗、减肥等。针灸在女性生育力保护的诊治中展现出良好的疗效，且其具有简、验、廉、效，无外源性药物的毒性反应等优势。因此，越来越多的患者选择通过针灸的方式辅助实现生殖健康与生育力的保护。针灸在生殖医学的舞台上大放光彩，"针"得幸孕，"灸"来好孕，让不孕不育患者不走弯路和回头路，花最小的成本与代价，达到"怀得上、保得住、长得好、生得顺、能再生"的终极目标。

全书分为上、下篇和附录部分。上篇为理论篇，主要介绍了女性生殖的认识、女性生殖理论、胞宫与奇经八脉、脏腑经脉的关系、女性生殖疾病的特色望诊和脉诊、特色治法及女性生殖疾病的针灸治疗思路。下篇为疾病篇，主要为影响女性生育力常见的妇科疾病的介绍和针灸治疗方法。每一病种按照概述、病因病机、辨证、治疗策略、治疗方案和其他疗法方式编写，为临床应用提供借鉴。附录部分讲述的是女性生殖疾病的针灸治疗机制和临床研究进展、奇经八脉穴位及交会穴（附图）、经脉子午流注图、常用生殖耳穴（附图）和胞宫与经脉脏腑气血的关系图。本书研究和运用针灸方法辅助治疗女性生殖疾病，旨在为女性生殖健康和生育力保护献出一份力。本书适用于广大针灸爱好者和针灸学者使用，也可为临床、科研等提供参考。由于时间过于仓促，不乏疏漏之处，敬请各位同行及读者予以指正并提出宝贵意见，以便今后进一步地修正与提高。

尤昭玲　刘未艾

于湖南中医药大学

目　　录

上篇　理论篇

第一章　女性生殖的认识 ···（3）

　　第一节　中医古籍对生殖的相关描述 ···（3）

　　第二节　中医学关于女性生殖的基础理论 ··（4）

　　第三节　现代中医学对女性生殖疾病病因、病机的认识 ·······························（9）

第二章　女性生殖理论 ··（12）

　　第一节　生殖链终端效应假说 ···（12）

　　第二节　女性生殖五论 ···（12）

　　第三节　生殖"双环"网络理论 ···（14）

第三章　胞宫与奇经八脉 ···（20）

　　第一节　胞宫与冲脉 ··（20）

　　第二节　胞宫与任脉 ··（20）

　　第三节　胞宫与督脉 ··（21）

　　第四节　胞宫与带脉 ··（21）

　　第五节　胞宫与维脉 ··（22）

　　第六节　胞宫与跷脉 ··（22）

第四章　胞宫与脏腑经脉 ···（24）

　　第一节　胞宫与心、小肠 ···（24）

　　第二节　胞宫与心包、三焦 ···（25）

　　第三节　胞宫与肝、胆 ···（25）

　　第四节　胞宫与脾、胃 ···（26）

　　第五节　胞宫与肺、大肠 ···（27）

　　第六节　胞宫与肾、膀胱 ···（27）

第五章　女性生殖疾病的特色望诊和脉诊 ···（29）

　　第一节　尤氏妇女特色望诊 ···（29）

　　第二节　妇女脉诊 ……………………………………………………………（30）

　　第三节　尤氏妇女特色双手诊法 ………………………………………………（31）

第六章　女性生殖疾病的特色治法 ……………………………………………………（35）

　　第一节　调泡八法 ………………………………………………………………（35）

　　第二节　调膜十法 ………………………………………………………………（36）

　　第三节　中药外治 ………………………………………………………………（38）

第七章　女性生殖疾病的针灸治疗 ……………………………………………………（40）

　　第一节　女性生殖疾病的针刺疗法 ……………………………………………（40）

　　第二节　女性生殖疾病的艾灸疗法 ……………………………………………（42）

　　第三节　女性生殖疾病的其他外治疗法 ………………………………………（47）

　　第四节　女性生殖疾病的特色针灸治疗思路 …………………………………（49）

　　第五节　女性生殖疾病的时间针灸疗法 ………………………………………（57）

　　第六节　女性生殖疾病针灸治疗适应证、禁忌证及相关注意事项 …………（58）

下篇　疾病篇

第八章　生殖链终端疾病——子宫篇 …………………………………………………（67）

　　第一节　子宫腺肌病 ……………………………………………………………（67）

　　第二节　子宫肌瘤 ………………………………………………………………（70）

　　第三节　子宫切口憩室 …………………………………………………………（72）

　　第四节　宫腔粘连 ………………………………………………………………（74）

　　第五节　子宫内膜炎性病变 ……………………………………………………（76）

第九章　生殖链终端疾病——卵巢篇 …………………………………………………（81）

　　第一节　多囊卵巢综合征 ………………………………………………………（81）

　　第二节　卵巢储备功能减退 ……………………………………………………（83）

　　第三节　卵巢子宫内膜异位症 …………………………………………………（85）

　　第四节　黄素化未破裂卵泡综合征 ……………………………………………（88）

第十章　生殖链终端疾病——输卵管篇 ………………………………………………（92）

第十一章　辅助生殖助孕篇 ……………………………………………………………（95）

　　第一节　体外受精-胚胎移植四期三法 …………………………………………（95）

　　第二节　内膜低反应 ……………………………………………………………（99）

　　第三节　卵巢低反应 ……………………………………………………………（101）

　　第四节　卵巢过度刺激综合征 …………………………………………………（103）

第十二章　女性不孕相关感染类疾病 …………………………………………………（106）

　　第一节　盆腔炎 …………………………………………………………………（106）

　　第二节　阴道炎 …………………………………………………………………（108）

第三节　宫颈炎……………………………………………………………………（109）

附　录

附录一　针灸对女性生殖疾病治疗机制的研究进展…………………………（115）

附录二　针灸对女性生殖疾病临床治疗的研究进展…………………………（120）

附录三　奇经八脉穴位及交会穴（附图）……………………………………（126）

附录四　经脉子午流注图………………………………………………………（155）

附录五　常用生殖耳穴（附图）………………………………………………（156）

附录六　胞宫与经脉脏腑气血的关系图………………………………………（161）

上篇　理论篇

第一章　女性生殖的认识

　　"生殖"一词，古已有之。《左传·昭公二十五年》载："为温慈惠和，以效天之生殖长育。"宋代司马光《知永兴军谢上表》载："如彼种木，任生殖则自然蕃滋。"殖者，生也，蕃也。在中国自然哲学"慎始"观的影响下，中医学十分重视生殖问题。《易经》指出"天地氤氲，万物化醇；男女媾精，万物化生"。要旨在于探索万物之理和天人关系。乾坤两卦除象征天地、父母外，也被认为是男女两性器官的象征符号。《山海经》认识到有食之"使人无子"的药物。《左传》载"男女同姓，其生不蕃"是对遗传与优生的最早论述，古人已注意到近亲婚配不利于生育。《列女传》载"太任……王季娶以为妃……及其有身，目不视恶色，耳不听淫声，口不出傲言，能以胎教子，而生文王"。是目前记载最早的"胎教"之法。自中医学经典著作《黄帝内经》问世，妇科专著中多在"妊娠""胎前"等篇章中涉及有关生殖论述。

第一节　中医古籍对生殖的相关描述

　　中医对生殖生理的认识，最早可追溯到《黄帝内经》。在《素问·上古天真论》中论述了女性从幼年到老年各个时期生殖功能的发育、成熟、衰退以至衰竭的生理过程，对女子的月经周期、初潮与绝经均有描述，并阐述了肾、天癸、冲任在其中的作用。

　　历代医家均重视对不孕的研究。夏商周时期（公元11世纪）已有关于生殖与不孕的记载。《周易》记载"妇三岁不孕"，首先提出了不孕病名。

　　春秋战国时期，《素问·上古天真论》载："女子七岁，肾气盛，齿更发长。二七而天癸至，任脉通，太冲脉盛，月事以时下，故有子……丈夫八岁，肾气实，发长齿更。二八，肾气盛，天癸至，精气溢泻，阴阳和，故能有子……"首先提出了"肾气盛，天癸至，任通冲盛，月事以时下，故有子"的受孕机制。又在《素问·骨空论》中有"督脉者……此生病……其女子不孕"的记载。

　　秦汉时期，《神农本草经》"紫石英"条下记载"女子风寒在子宫，绝孕十年无子"。《金匮要略·妇人杂病脉证并治》温经汤条下载："亦主妇人少腹寒，久不受胎。"温经汤是现有文献记载的第一调经种子方，被称为调经祖方。

　　西晋时期，《针灸甲乙经·妇人杂病》载"女子绝子，䘌血在内不下，关元主之"，率先提出瘀血导致不孕的机制。

　　隋唐时期，《诸病源候论》专设"无子候"，分列"月水不利无子""月水不通无子""子脏冷无子""带下无子""结积无子"等"夹疾无子"病源，明确指出不孕症是许多妇科疾病引起的一种后果。唐代《千金要方·求子》首先提出"凡人无子，当为夫妻具有五劳七伤、虚羸百病所致"以及"全不产""断绪"分类，把不孕原因归属夫妻各方，在历史上有重要的学术和社会价值。

　　宋代《妇人大全良方》继承前贤学术，内设"求嗣门"，突出了生殖医学在医学分科中的独立地位。

　　金元时期，朱丹溪对不孕症研究较深，在《格致余论·受胎论》中指出"女不可为母，得阴气之塞者也"，还在《丹溪心法·子嗣》中增补了肥盛妇人痰湿闭塞子宫和怯瘦妇人子宫干涩不能怀孕的证治。

　　明代，万全著《广嗣纪要》指出"五不女"和"五不男"不能生育，又在《万氏妇人科》中指出"女子无子，多因经候不调……此调经为女子种子之紧要也"。张景岳《妇人规·子嗣类》特别强调治疗不孕应辨证论治，"种子之方，本无定轨，因人而药，各有所宜"，还提出"情怀不畅，则冲任不充，冲任不充则胎孕不受"的七情内伤导致不孕的机制。

清代《傅青主女科》强调从肝、脾、肾论治不孕，创制的养精种玉汤、温胞饮、开郁种玉汤、完带汤至今常用。王清任《医林改错》重视活血化瘀治不孕，认为少腹逐瘀汤"种子如神"，并创对经服药法，即月经来潮之日起连服 5 日以祛瘀生新，调经种子治疗。

历代医籍对不孕症的病名定义、分类、病因病机、辨证论治、服药方法不断完善，尤其强调自然环境与五运六气调治，种子必先调经等，为我们今天研究生殖医学积累了宝贵的学术理论和丰富的临床经验。

第二节　中医学关于女性生殖的基础理论

女性生殖脏器主要有阴户、玉门、阴道、胞宫等。生理特点主要包括经、带、胎、产和哺乳。其生理基础不仅与冲、任、督、带密切相关，而且还需要五脏、气血、天癸共同配合，保障女性生殖功能的正常运行。

一、女性生殖脏器

（一）阴器

阴器指女性的外生殖器。《灵枢·经筋》记载有"足厥阴之筋……上循阴股，结于阴器，络诸筋"。《素问·举痛论》记载"厥阴之脉者，络阴器系于肝"。因此，阴器统属足厥阴肝经，肝主筋，阴器为宗筋之汇。

（二）毛际

毛际指阴阜，耻骨联合前面隆起的外阴部分，由皮肤和较厚的脂肪层组成，青春期后皮肤上可见阴毛生长。根据《灵枢》和《素问》记载，毛际属足少阳胆经、足厥阴肝经之合，又属足少阴肾经、冲脉之会。

（三）交骨

交骨指耻骨联合处。《傅青主女科》载"交骨不开难产之症"，指分娩时耻骨联合弓状韧带处不松动，胎先露下降受阻而导致的难产。

（四）阴户

阴户又称产户，指女性外阴，包括阴道前后左右四个方向的组织器官，是保护生殖系统，防止病邪入侵的首要门道，有前面的阴道前庭、阴蒂，后面的阴唇系带、会阴，两边的大小阴唇，故又称四边。《校注妇人良方》《医学入门·妇人门》均可见"阴户"之名的记载。《诸病源候论·八瘕候》首次记载了"四边"之称。

（五）玉门

玉门指阴道口和处女膜，又称龙门、胞门。《诸病源候论·带下候》载："已产属胞门，未产属龙门，未嫁属玉门。"根据玉门可判断婚产，能更有力地证明玉门的解剖结构。但根据《妇人大全良方》以及《备急千金要方》记载，玉门并非专用于未婚妇女，亦用于已婚、已产妇女。

（六）子门

子门又称子户、胞门，指女性子宫颈。《类经》记载子门为子宫之门。《灵枢·水胀》记载寒气客于子门而使子门闭塞，月事不得下。《诸病源候论》则称子门为"主定月水，生子之道"。此类记载均可说明子门的解剖位置。

（七）阴道

阴道又称子肠、产道，是娩出胎儿、性交的通道，也是带下、月事、恶露排出的通道。根据《诸病源候论》中"产后阴道开候"和"产后阴道痛候"，《胎产心法》中"产后子肠不收"，《妇人大全良方》中"子肠先出"等病名可说明中医阴道与现代所指无异。

（八）胞宫

胞宫又称女子胞、子宫、子脏、子处、血室、胞室、胞脏等，位于小腹正中部，是女性的内生殖器官，有主持月经和孕育胎儿的作用。胞宫之称始于北宋朱肱《伤寒类证活人书》，此后医书多见使用此名称，现有观点认为胞宫包含子宫、输卵管及卵巢等附件。最早记载见于《黄帝内经》，《素问·五脏别论》最早提出女子胞之称，并称女子胞为奇恒之腑之一，为地气所生，藏于阴而象于地，藏而不泻。子宫、子脏之称最早见于《神农本草经》，其中记载紫石英主治风寒客于子宫而无子之症，槐实主治子脏急痛之症。《灵枢·无色》中则有子处之称。《伤寒杂病论》中有"热入血室"一证。但血室除了指胞宫，还有在《女科经纶》中指冲脉、《伤寒来苏集·阴阳脉证上》中指肝这两种解释。

胞宫的位置记载可见于《类经附翼·三焦包络命门辨》中："居直肠之前，膀胱之后。"其形态记载最早见于《格致余论·受胎论》："一系在下，上有两歧，一达于左，一达于右。"后有《景岳全书·妇人规·子嗣类》曰："阴阳交媾，胎孕乃凝，所藏之处，名曰子宫，一系在下，上有两歧，中分为二，形如合钵，一达于左，一达于右。"根据《中医内妇儿科名词》，两歧为类似于双侧输卵管和卵巢位置，"合钵"与子宫为空腔脏器的形态特性相符。由此可见子宫的形态除子宫体外，还包括两侧的附件，即输卵管和卵巢。对于子宫的形态和位置的理解古今相符。

二、女性生理特点

（一）月经

1. 月经的生理

月经的来潮，表示女性生殖功能发育逐渐趋向成熟，具有繁殖下一代的能力。之所以命名为月经者，是把"一月一次，经常不变"的"月""经"结合起来，就称为"月经"。月经，不仅能排出经血，而且其本身就有着一定的时间规律性，所以《素问·上古天真论》载："女子……二七而天癸至，任脉通，太冲脉盛，月事以时下，故有子……七七而任脉虚，太冲脉衰少，天癸竭，地道不通，故形坏而无子也。"月事以时下，说明经血排泄具有时间规律性。

2. 月经的周期节律

月经具有周期性、节律性，是女性生殖生理过程中阴阳气血周期消长、胞宫定期藏泻节律性变化的体现。月经周期可划分为 4 个阶段，即月经期、经后期、经间期和经前期。

（1）月经期：胞宫血海由满而溢，泻而不藏，排出经血，月经来潮是新周期开始的标志，呈现出"重阳转阴"的特征。

（2）经后期：月经干净至经间期前，此期血海空虚渐复，胞宫藏而不泻，呈现阴长的动态变化。

（3）经间期：又称"氤氲之时"，或称"的候""真机"期。此期正值两次月经中间，经过经后期的蓄养，阴精渐充，冲任气血旺盛，是重阴转阳、阴盛阳动之际，正是种子之"的候"。

（4）经前期：重阴转阳之后，阳长较快，呈现阴消阳长渐至重阳。由于胞宫、胞脉、冲任等气血盈满，似呈阳气阴血皆充盛，为育胎做好准备，如真机期阴阳交媾，胎元已结，则藏而不泻，育胎生长。如未结胞胎，孕育未成，则胞宫行泻，血室重开，经血下泄，进入下一个月经周期。

如此循环往复，周而复始，阴阳气血周期性消长转化，胞宫定期藏泻，形成了既有整体性，又有阶段性特点的节律变化。

（二）带下

带下一词，首见于《素问·骨空论》。带下有广义、狭义之分。广义带下是泛指女子经、带、胎、产等诸病；狭义带下是指从女性阴道中流出的一种黏腻的液体，又有生理和病理之别。本节论述生理性带下的现象。

带下的生理：生理性带下是健康女性阴道排出的一种阴液，具有润泽和充养阴道和阴户的作用，并能抵御病邪侵入。其量不多，无色无臭，性黏而不稠。有时略呈白色，故称白带。《景岳全书》曰："盖白带出于胞中，精之余也。"生理性的带下像月经一样具有周期性的改变，在月经前期冲任血海将满之时，及妊娠期血聚冲任以养胎元之际，如雾露之溉，润泽丰厚，其量明显增多；至经间期氤氲之时，阴生阳长冲任阴血正盛，带下量亦明显增多；绝经后，肾精渐衰，天癸已竭，则带下量减少。

（三）妊娠

妊娠，指从受精卵形成到胎儿及其附属物娩出的生理过程。"妊娠"一词始于《金匮要略》，又称"怀孕""重身"或"怀子"。

1. 妊娠的临床表现

妊娠初始，月经停止来潮，脏腑、经络之血下注冲任，以养胎元。因此妊娠期间整个机体出现"血感不足，气易偏盛"的特点。由于血聚于下，冲脉气盛，肝气上逆，胃失和降，妊娠初期多有食欲欠佳、恶心作呕、饮食偏嗜、晨起头晕、肢倦神疲等早孕反应，随着妊娠进展，这些症状多能自行消失。同时，孕妇自觉乳房胀大，或胀痛，或刺痛，乳头乳晕着色加深，尤以妊娠 8 周后增大明显。妊娠 4～5 个月后，出现胎动，胎体逐渐增大，小腹随之膨隆。妊娠 6 个月以后，胎体渐大，阻滞气机，水道不利，常可出现轻度水肿。妊娠末期，胎头入盆以后，压迫膀胱与直肠，部分孕妇可见小便频数、大便秘结等。

2. 妊娠脉象

妊娠后六脉平和滑利，按之不绝，尺脉尤甚。结合现代临床观察，妊娠 3～4 个月以后，孕妇全身血流量和心搏出量均比非孕时明显增加，故其脉象较数。但早期妊娠时不一定都出现滑脉，故绝不能单凭脉象来诊断妊娠，必须结合妊娠试验，或血清人绒毛膜促性腺激素（HCG）测定，以及 B 超检查等来明确诊断。

（四）产育

1. 分娩

妊娠末期，即妊娠 280 日左右，胎儿及胎衣自母体阴道娩出的过程称为"分娩"，又称临产。

分娩的生理现象：分娩前多有征兆，如胎位下移，小腹坠胀，有便意感或见红等。古人还有试胎、弄胎的记载，《医宗金鉴·妇科心法要诀》载："妊娠八九个月时，或腹中痛，痛定仍然如常者，此名试胎……若月数已足，腹痛或作或止，腰不痛者，此名弄胎。"应把这些与真正临产先兆区分。临产时，孕妇腰腹出现阵阵作痛，小腹重坠，逐渐加重至产门开全，阴户窄道，胎儿、胎衣依次娩出，分娩结束。

2. 产褥

产褥期是指分娩后产妇身体功能逐渐恢复到未孕前状态的过程，一般需 6～8 周。产后 1 周内为"新产后"。

分娩时损耗大量气力和阴血，致使妇女新产后阴血骤虚，阳气易浮，因此会有微热、自汗、恶风等症状，调适得当，多会自行缓解。胎盘娩出后，胞宫底部会逐渐降入骨盆腔内，称为子宫复旧，同时胞宫收缩会引起下腹阵发性剧烈疼痛，哺乳时加重，产后 2～3 日会自然消失。产后，血液、坏死蜕膜等余血浊液从阴道排出，称为恶露，先是血性恶露持续 3～4 日，之后浆液恶露持续 10 日左右，最后变成白色恶露约持续 3 周干净。

总体来讲，产褥期的生理特点是亡血伤津，瘀血内阻，多虚多瘀。服用"补虚化瘀"的中药，可改善"虚""瘀"状态，提高产后复旧功能。

3. 哺乳

婴儿出生后，母乳是最理想的喂养食品，尤其是新产后 7 日内所分泌的初乳，含较多的蛋白质，可以增强新生儿的抗病能力。正常分娩后一般半小时可开始哺乳，此时乳房内乳量虽少，可通过新生儿吸吮动作刺激泌乳。哺乳的时间取决于新生儿的需要及乳母感到奶胀的情况。哺乳时，乳母及新生儿均应选择最舒适位置，母亲要用手扶托乳房，防止乳房堵住新生儿鼻孔。每次哺乳后，应将新生儿抱起轻拍背部 1～2 分钟，排出胃内空气以防吐奶。母乳喂养不仅可以加强母婴情感联系，还可以促进乳母的子宫复旧，减少产后出血。母乳为气血化生。《景岳全书·妇人规·乳病类》载："妇人乳汁，乃冲任气血所化。故下则为经，上则为乳。"脾胃健旺，冲任和调，则乳汁充盈。哺乳期一般无月经来潮，亦有在此期恢复月经者，故哺乳期应同样注意避孕。

三、女性生理基础

妇人有经带胎产之别，有胞宫、胞脉、胞络之殊，可行月经并孕育胎儿。胞宫胞脉胞络理论是中医基于脏腑理论对女子生殖功能的基本认识。女性生殖是一种复杂的生命现象，是脏腑、经络、气血、天癸综合作用于胞宫的表现。

（一）胞宫与胞脉、胞络

胞宫的主要生理功能为行月事、种子、孕育胎儿，另外有分泌带液、润泽阴部的功能，还能发动胎儿分娩、排泄产后恶露等，其作用须在肾气盛、天癸至、任通冲盛的条件下才能发挥。胞宫的气血由脏腑化生，"津液和调，变化而赤为血，血和则孙脉先满溢，乃注于络脉，皆盈，乃注于经脉"。心肾之精血赖胞络推动下行至胞宫，充盈胞宫血脉，构成胞宫之所藏；生殖之精以及带下经血等代谢废物又由胞络输布出胞宫，构成胞宫之所泻。胞宫为奇恒之腑，不与脏腑相表里，兼有脏和腑的功能特性，亦泻亦藏，藏泻分明。胞宫经冲、任二脉及胞脉将脏腑阴血聚集于胞宫，进而发挥其"藏精气而不泻"的功能，为孕育胎儿做准备，如无受孕则发挥"传化物而不藏"的功能，产生月事，为下一周期受孕做准备。

胞脉、胞络调和畅通，则胞宫藏泻有度。

胞脉为心至胞宫的经脉，是心气下达胞宫的径路。"胞脉"最早记载于《素问·评热病论》："胞脉者，属心而络于胞中。"胞脉隶属于心，《中医妇科学》中写道："胞脉……其功能是把脏腑汇聚于冲任二脉的阴血下注于胞宫，以维持其生理功能。"心主血脉，心气能推动血液运行，并且通过脉管濡养全身；胞脉是由心脏供养的血脉，并且这条血脉循行至胞中，这里的"胞"应当理解为女子胞，即胞宫。胞脉是心主血、充养胞宫的载体，胞脉充盛，精微渗灌胞络，维持胞宫气血津液的正常功能发挥，女子得以行经孕子；胞脉瘀滞，则胞络气血不畅，影响胞宫气血津液的输布和互化，胞宫失调。

胞络为胞宫上的络脉，为血海之络脉，是肾精输注胞宫的通道。"胞络"出于《素问·奇病论》："胞络者系于肾。"胞络系于足少阴肾经，使胞宫与肾脏发生直接联系，脏腑气血（尤其是肾中精气）通过胞络渗透弥散到胞宫，从而濡养胞宫。胞宫的络脉环流的气血上应胞脉，下行胞宫，易受脏腑气血盈亏、冲脉气血逆乱的影响，若胞络失畅则难以维持胞宫藏泻有序。隋代巢元方《诸病源候论》记载："胞络伤损，子脏虚冷、气下冲则令阴挺出，谓之下脱。"胞络具有联系胞宫并维持其正常功能的作用。络脉分阴阳，《血证论》载"阴络者，谓躯壳之内。脏腑、油膜之脉络……"故胞络具备阴络下行的流动属性和输布气血津液至相关脏腑的功能。

（二）胞宫与奇经八脉

冲、任、督、带四脉属"奇经"，胞宫为"奇恒之腑"。冲、任、督三脉下起胞宫，上与带脉交会，且冲、任、督、带又上连十二经脉，正如《儒门事亲》载："冲任督三脉，同起而异行，一源而三歧，皆络于带脉。"清代徐灵胎《医学源流论》又载："凡治妇人，必先明冲任之脉……冲任脉皆起于胞中，上循背里，为经脉之海，此皆血之所生，而胎之所由系，明于冲任之故，则本源洞悉，而候所生之病，则千条万绪，可以知其所从起。"因此胞宫的生理功能主要与冲、任、督、带四脉的功能有关。"维"，含有维系、维络之意。维脉与肾产生联系，又通过任督脉间接联系胞宫，从而影响胞宫气血盛衰。"跷"，含有轻捷矫健之意。阴跷脉可调节肝肾经气血阴阳而主生殖系统疾病及前阴病变。"阴跷动苦女子漏下不止"，即跷脉作用失司，可引起一系列妇产科疾病，如崩漏等。

胞宫古有"血室"之称，寓意胞宫为血液藏泻之地。若血液比作人体内的水流，那么十二经脉就相当于人体的河流，冲、任、督、带四条奇经相当于湖泊，而胞宫则是湖泊的终端，河流网罗遍布全身，将旺盛的血气输注于湖泊之中，湖泊之水终将汇聚胞宫之端，而胞宫根据时间来决定何时关闸蓄水、何时开闸泄洪。正如《难经》载："其奇经八脉……比于圣人图设沟渠，沟渠满溢，流于深湖，故圣人不能拘通也。"《奇经八脉考》更明确地指出："盖正经犹夫沟渠，奇经犹夫湖泽，正经之脉隆盛，则溢于奇经。"即十二经脉气血旺盛流溢于奇经，使奇经蓄存充盈的气血。可见奇经八脉不仅将胞宫与全身十二正经联系起来，还使胞宫与心、肝、脾、肺、肾相联系。具体关系详见第三章。

（三）胞宫与五脏

人体一切生命活动的物质基础来源于脏腑的化生，如气、血、津、液、营、卫、精、神等。心神安定，心的气血充沛；肝的疏泄及藏血功能正常，气血和调；脾气健运，化源充足，统摄有权，经血藏泄正常；肺气宣发肃降协调有序，肺气充沛，宗气旺盛，气机调畅；肾中精气旺盛，精血生化充实，五脏功能相辅相成，才可滋养胞宫，使之行月经、有胎孕，繁衍后代，生生不息。具体关系详见第四章。

（四）胞宫与气血

气血是人体一切生命活动的物质基础，胞宫的经、孕、产、乳，无不以血为本，以气为用。气血由脏腑化生，通过冲、任、督、带、胞络、胞脉运达胞宫，在天癸的作用下，为胞宫的行经、胎孕、产育及上化乳汁提供基本物质，完成胞宫的特殊生理功能。女子以血为本，经水为血所化，而血来源于脏腑。在脏腑之中，心主血，肝藏血，脾统血，脾与胃同为气血生化之源，肾藏精，精化血，肺主气，朝百脉而输精微，它们分司血的生化、统摄、调节等重要作用。气为血之帅，血为气之母，气无形而动属阳，血有形而静属阴。气主要有温煦、推动作用，血主要有濡养、滋润作用。气与血之间，相互依存，相互协调，相互为用，《女科经纶》载："血乃气之配，其升降、寒热、虚实，一从乎气。"月经为气血所化，妊娠需气血所养，分娩靠血濡气推，产后则气血化为乳汁以营养婴儿。

（五）胞宫与天癸

天癸源于先天之肾所藏之阴精，男女皆有，可以直接作用于胞宫以维持女性生殖功能。天癸通达于冲任、胞宫，是促进人体生长、发育，促成胞宫产生月经和孕育胎儿的重要物质。张志聪《素问集注》载："天癸者，天一所生之癸水也。"说明天癸这种物质是属阴、属水。天癸虽来源于肾气，但靠后天水谷精气的滋养和充盛而趋于成熟，当人体进入衰老期时，天癸又随肾气的虚衰而枯竭。天癸的"至"与"竭"具体表现在月经的来潮与绝经，以及生殖功能的开始和丧失。天癸在完成行经和生殖功能的时候，必须有任脉和太冲脉的配合——"任脉通"，"太冲脉盛"，而"肾气盛"是前提，肾气盛，天癸才能至，任脉通，太冲脉盛，月经才能正常来潮。说明天癸是促进月经产生和孕育胎儿的重要物质。天癸初至，月经初潮，标志女子进入青春发育阶段。此后，天癸逐步成熟，形成有规律地分泌与排泄，奠定了女子周期性的月经节律。而后女子的生殖器官逐渐发育成熟，直至具备孕胎的生育能力。一旦受孕，天癸则为妊养胞胎储备物质，并暂停月经来潮，汇通冲任二脉，保证胎孕正常。在女子进入衰老年龄，天癸枯竭，则月经闭止。同时，在天癸的泌至规律中，女性带下分泌呈现与之相应的规律。综上所述，在女子一生中，天癸在月经初潮、建立月经周期、胞宫发育、孕育胎儿、分泌带液、月经绝止等方面起着重要作用。可见，天癸是一种动力物质，能使任脉所司之精、血、津、液旺盛，让冲脉广纳脏腑之血，让胞宫在脏腑、经络、气血的共同作用下定期藏或泻，实现女性繁衍生息的生理功能，且伴随生殖功能的始终。

（六）胞宫与脏腑、经脉、气血

胞宫为奇恒之腑，能藏能泄，居于心肾之间，"胞脉者，属心而络于胞中"（《素问·评热病论》），"胞络者系于肾"（《素问·奇病论》），胞宫是"心肾接续之关"，主持月经和孕育胎儿，与脏腑、经络、气血有着密切的关系。冲脉、任脉、督脉三脉起于胞中，"冲脉为血海，任主胞胎，带脉为之约束，纲维跷脉为之拥护，督脉以总督其摄，月事方能按期而行"。奇经八脉功能协调有助于胞宫产生月经和孕育胎儿，未妊娠时，血盈满月事下；妊娠时摄精纳胎，精血育胎。女子以血为本，经脉与脏腑相关，心主血脉，心阳推动气血入血海循环运行；肝藏血，调节血量，肝肾同源，精血互生；脾生血，为后天之本，气血生化之源，水谷精微化血；肺朝百脉，主气，助心行血，运输精微；肾藏精，主生殖，精化气血，血生精，心肾相交，水火既济，则胎孕正常。五脏功能正常，冲脉血海充盈，调节血量，藏泄有序，血海盈满，蓄积于奇经八脉，溢于胞脉胞络，滋养胞宫；而当血海亏虚不足时，奇经八脉蓄积之气血通过经脉渗灌五脏，使心、肝、脾、肺、肾主血、调血、生血、行血、化血等脏腑功能恢复正常，从而维持胞宫的生理平衡。综上所述，胞宫为任脉所主，属心，系肾，与五脏和奇经八脉密切相关。详见附录6胞宫与经脉脏腑气血的关系图。

第三节　现代中医学对女性生殖疾病病因、病机的认识

20世纪70年代以来，现代中医妇科学术界根据《黄帝内经》和历代有关著述，从肾气、天癸、冲任、胞宫之间的关系及其调节进行了大量研究，逐渐形成了中医学的女性生殖轴概念，丰富了"肾主生殖"学说，这是中医妇科理论与实践的重要渊源。现代中医学对女性生殖疾病病因、病机的理解，基本上是基于中医传统理论对"肾气-天癸-冲任-胞宫"生殖轴的认识，及对心、肝、脾、肺等脏腑功能与胞宫关系的认识，发展、推论而成。其共性的认识在于，女性生殖疾病病位在胞宫，与胞脉胞络相关，多责于肾，常累及心、肝、脾、肺多脏。

《女科经纶》载："廖仲淳曰：女子系胞于肾及心胞络，皆阴脏也。"表明胞宫通过胞脉胞络与心肾相通。胞脉、胞络是心、肾与胞宫连接的枢纽，心血、肾精通过胞脉、胞络达于胞宫。胞脉、胞络的气、血、津液的输布异常，则会导致胞宫失于濡养或胞宫失疏，引起相关疾病。《素问·评热病论》载："月事不来者，胞脉闭也……今气上迫肺，心气不得下通，故月事不来也。"若邪气入侵胞脉，胞脉闭阻，影响心主血脉的功能，使"心气不得下通"，不能推动血液向下到达于胞宫，就会造成胞宫"泻"的功能异常，导致"月事不来"，形成闭经。《素问·奇病论》有"人有重身，九月而瘖……胞之络脉绝也……胞络者系于肾，少阴之脉贯肾，系舌本，故不能言"的记载。妊娠后期，胞宫的络脉被阻绝，使肾经亦受连累，肾精不能达于舌本，而致音哑。在前人理论的基础上，尤昭玲教授根据自己长期的临床经验，结合中医脏腑经络理论，重视心在生殖轴中的统帅作用，肾在生殖轴中的主导作用，胞宫在生殖轴中的终端效应，强调经络在女性生殖系统中的联络机制，形成了"心-肾-冲任-胞宫"生殖轴理论。"心-肾-冲任-胞宫"轴纵向联系，并通过经脉与五脏六腑的横向沟通，借由奇经八脉的旁通别络，进而形成系统的生殖"双环"网络理论（详见第二章），影响女性生理及生殖系统。

一、肾是发病之本

中医学之"肾"，是以现代医学解剖学脏器"肾"为中心，涵盖膀胱、骨髓、脑、头发、耳、二阴等而构成的一个系统。在中医学概念中，肾与人之生殖功能密切相关。肾为先天之本、五脏六腑之根，藏真阴而寓元阳，是人体生长发育和生殖的根本所在。

《素问·六节藏象论》载："肾者主蛰，封藏之本，精之处也。"肾主藏精指的是肾藏五脏六腑之精和肾自藏之精，精化肾气，肾气化生肾阴和肾阳，肾之阴阳为元阴元阳，故肾为先天之本、元气之根。《傅青主女科》有"经水出诸肾"之说，月经的来潮与肾密切相关，所孕育之卵子乃是生殖之精，其生长发育、成熟与肾精密切相关，而卵子的正常排出又有赖于肾阳的鼓动。《格致余论》载："阳精之施也，阴血能摄之，精成其子，血成其胞，胎孕乃成。"《素问·奇病论》载："胞脉系于肾。"指出了胞脉与肾之间联系紧密，胞脉以肾为系，是肾之精血进入胞宫的路径。肾既是藏精之处也是施精之所，肾阳充旺无损，肾精充盈无亏，则精血联系胞络、进入胞宫，而形成胎孕。

若肾精亏虚则卵子发育缺乏物质基础，阻碍发育成熟；肾气不足则封藏失司，固摄无力，胞失所系；肾阳亏虚则不能鼓舞肾阴的生化和滋长，更使排卵缺乏动力，导致月经失调、白带异常、流产，甚至不孕等病症。

二、心为发病之源

中医学之"心"，是五脏之一，其主要生理功能为心主血脉，藏神，起着主宰人体整个生命活动的作用，又称其为"五脏六腑之大主""君主之官""生之本"。

心主血脉指血液在经脉内运行主要依赖心气的推动，血的生成也需要心化赤参与其中。心主血脉失常是生殖功能障碍的重要因素，心气下通于肾，心肾相交，则水火阴阳协调，血脉流畅，月事如期而至；肾主生殖依赖于肾所藏之精气，然肾精之蛰藏固密施泄有度，需以心神之静谧，心阴不亏心火不亢为前提，心病则火不济水——"无心之火则成死灰"。张介宾曰"神虽精气所生，然所以统驭精气而为运用之主者，则又吾心之神"，故曰："无子者，其病虽在肾，而实在于心。"临床上因心主血脉失常或心血亏虚致不孕不育亦为常见。

心藏神，又称主神明或主神志，《素问·灵兰秘典论》载："心者君主之官也，神明出焉。"是指心有统帅全身脏腑、经络、形体、官窍的生理活动和主司精神、意识、思维、情志等心理活动的功能。《灵枢·大惑论》曰："心者，神之舍也。"《灵枢·九针论》载："心藏神。"《素问·生气通天论》曰："阳气者，精则养神。"等可见，心之阴血是心神的物质基础，心之阳气是心神的功能基础。胞宫受心神调节，心神内守，心气通畅，则气运血调，月经按时来潮。心主血脉，心神清明而驭气，营气和津液进入脉中，奉心化赤而为血，在心气和心阳推动下，入血海而得以循行至冲任，濡养胞宫，从而使胞宫发挥正常功能。《女科精要》亦有记载"心系者，胞络命门之脉也，主月事生孕"，心经通畅则胞脉通利，气血方可达胞宫。子宫之泻，实乃心气之动，故行经期、经间排卵期阴阳转化活动亦与心神、心气有关。

《素问·评热病论》曰："胞脉者属心而络于胞中。"胞脉是心与胞宫之间联络的纽带，是心气、心血下行至胞宫的通道。心气调顺、心血充盈、脉道通利，胞宫方得精血濡养，以促进女子经行胎孕。反之，若心气不下，则动力不足以行血至胞宫；若心血不足，则胞宫枯竭为无源之水；若脉道不通，则气血瘀滞胞宫不通。

三、脏腑经脉功能失常是发病的重要条件

脏腑与经脉在体内相连，表里相合。女性月经生理的正常运行，依赖脏腑所提供的气血调和的物质环境。肾与心、肝、脾、肺五脏，肾藏精，肝藏血，脾生血，心主血，肺主气，气帅血，在生理上相互依赖、相互制约。

（一）肾

肾藏精。《素问·奇病论》载："胞络者，系于肾。"肾通过胞络与胞宫直接联系。《素问·六节藏象论》载："肾者主蛰，封藏之本，精之处也。"肾精是机体生命活动之根，生殖繁衍之本。肾精所生之血，可以通过胞络直接运达胞宫，成为月经的基础物质。带下为肾精之余，由肾精通过胞络施泄于胞宫而成。肾精化血，精血充足则胞宫易于摄精成孕。傅青主曰："精满则子宫易于摄精，血足则子宫易于容物，皆有子之道也。"（《傅青主女科》）肾精化生肾气，肾气寓含肾阴肾阳。胞宫得肾阳之温化而不寒，得肾阴之濡养而不燥，则藏泄有节，月经适时而下，带下适时下润，胞胎得养，适时娩出。

肾主水。月经的主要成分是血，津液与营气注于脉中，"变化而赤是为血"。肾具有调节体内津液的输布与排泄，维持代谢平衡之功。肾的蒸腾气化功能正常，津液代谢正常，既无津液亏损，又无津液停滞，则血液化生充足，月经正常；渗于前阴空窍者，与精之余合和而为带下；下注滋润胞宫，胞宫则藏泄有节。

肾通过相火影响子嗣。肾寄相火，开窍于前阴。《素问·灵兰秘典论》载："肾者，作强之官，伎巧出焉。"可见，肾中相火是肾主作强的原动力，是性欲产生、性器兴奋、种子顺利的重要条件。

（二）肝

肝藏血，主疏泄。肝体阴而用阳。妇人以血为本，经、孕、产、乳均以血为用。肝血下注于冲脉，司血海之定期蓄溢，参与月经周期、经期及经量的调节；肝通过冲、任、督与胞宫相通，而使胞宫行使其藏泻有序的功能；肝、肾同居下焦，乙癸同源，精血同源，为子母之脏。肾藏精，肝藏血，精血互生，共同为月经提供物质基础；肝主疏泄，肾主闭藏，一开一合共同调节胞宫，使之藏泻有序，经量如常。

（三）脾（胃）

肾为先天之本，主藏五脏之精气；脾（胃）为后天之本，气血生化之源。脾主运化，主中气，其气主升，具有统摄血液，固摄子宫之权。脾气健运，血循常道，血旺而经调；胃主受纳，为水谷之海，乃多气多血之腑，足阳明胃经与冲脉会于气街，故有"冲脉隶于阳明"之说。胃中水谷盛，则冲脉之血盛，月事以时下。《女科经纶》引程若水语："妇人经水与乳，俱由脾胃所生。"指出了脾胃在月经产生中的重要作用。

（四）心

心属火，为阳中之阳脏。《石室秘录》指出胞宫为"心肾接续之关"，心气下通于肾，心肾相交，水火互济，则血脉流畅、月事如常。心主血脉，心气有推动血液在经脉内运行的作用。《素问·评热病论》载："胞脉者属心而络于胞中。"故心又通过胞脉与胞宫相通。

（五）肺

肺主气，朝百脉而输精微，如雾露之溉，下达精微于胞宫，参与月经的产生与调节。

此外，脑为元神之府。五脏均在脑主宰下，对月经的产生起调节作用。故五脏各司其职，功能正常，关系协调，方可维持正常月经生理。

女性生殖疾病以肾虚为本，涉及心、肝、脾、肺诸脏。而病机多责之于虚实两端；虚者血海无源以泻，冲任不充，而经断无子；实者经血无路可行，冲任不畅，胎孕不受。

参考文献

［1］　连方. 中西医结合生殖医学［M］. 北京：人民卫生出版社，2017：2-12.
［2］　谈勇. 中医妇科学［M］. 北京：中国中医药出版社，2016：92-125.
［3］　杜惠兰. 中西医结合妇产科学［M］. 北京：中国中医药出版社，2016：15-21.

第二章　女性生殖理论

第一节　生殖链终端效应假说

尤昭玲教授临证五十余载，吸取中西医孕育理念的精髓，领悟各种生殖疑难疾病，立足临床，率先提炼出独特的"生殖链-生殖链终端-生殖链终端效应"的临证假说。该假说内涵是：女性生殖系统是由上游无数的内分泌、免疫、炎症等分子、通路、轴如同链条般维系在一起，称为"生殖链"；链条中每个因子犹如依附在一个链条的衍生物，他们各守其位、各司其职，而又相互关联、协调，共同维持女性生殖健康；而链之终端，即卵巢（卵泡）、子宫（子宫内膜、膜-肌结合带）、输卵管、盆腔三大生殖器官七大板块。当出现影响孕育的特殊因素，必然在七大生殖链终端出现异变；对生殖疾病的诊治，应着眼于生殖链之终端，秉"近水救近火"诊疗理念，即生殖链终端效应。

卵巢、卵泡、子宫、子宫内膜、膜-肌结合带、输卵管、盆腔七大生殖链终端共同筑起一道"孕育围城"（图2-1），围城之内是健康、安全的生殖领域，任一生殖链终端出现异变，孕育围城都被破坏，女性生殖能力必遭摧残。因此，尤昭玲教授临证诊治女性生殖疾病，重在辨生殖链终端之变，疗生殖链终端之疾。以生殖链假说为根，参中医整体观念，尤昭玲教授在复杂的临证病案中思考、融炼出"女性生殖五论"："巢宫论""冰山论""时空论""卵膜论""纳胎论"。

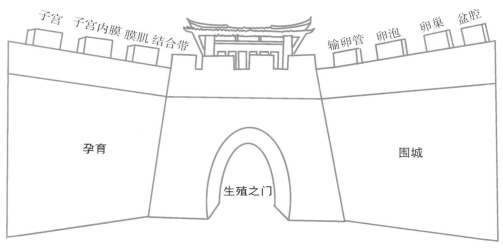

图2-1　七大生殖链终端筑起的"孕育围城"

第二节　女性生殖五论

一、巢宫论

巢宫论即卵巢与子宫，卵巢居于子宫两侧，位置紧密，在中医理论中同属"胞宫"，共受肾精、天癸的濡养，巢-宫既独当一面，又在生殖诊断与评估中休戚相关。卵巢及子宫为生殖链终端中主体，任一受损，势必造成生殖围城破坏，女性生殖功能发生问题。

　　生殖疾病多责于肾，胞宫正常运行受肾-天癸-冲任-胞宫轴的调节。肾藏精，肾精是孕育生命、繁衍后代的物质基础，不论是生殖器官的发育成熟还是生殖能力的维系，都有赖于肾精的供养。卵巢受肾中精气的充养，而能孕育卵泡，分泌激素，调节月经，使"女子二七而天癸至，任脉通，太冲脉盛，月事以时下，故有子"，由此可知"天癸"是一种源自先天，促进人体生长、发育和生殖的物质，而肾气充盛又是天癸按时而至的先决条件。

　　尤昭玲教授指出："巢为卵之居室，宫系胎之寓所。"唯当肾中精气充盛时，孕育生命之"卵"才可发育成适量而形圆、成熟而质优的卵泡。其居于"巢"中，在先天之精气的不断充养下，使卵泡呈梯队发育，定数有序。反之，若肾中精气不足，巢内卵泡发育便会干瘪量少、不成梯队、定数无序、离巢障碍，而对应的子宫亦会因此发育不全、经量极少甚或闭经，故而巢-宫功能衰退而无子。因此，在针灸治疗上，应注重巢呼卵应，卵巢同治，刺生殖十八穴以达调膜养巢助孕。

二、冰山论

　　尤昭玲教授基于生殖链终端中卵巢、卵泡的发育特点，结合中医的临证认知，针对卵巢储备功能减退导致的闭经、不孕等证，独创了"冰山论"，卵巢功能减退类疾病的患者卵巢中的担当卵泡已凋亡耗绝，但沉睡于卵巢基质中的始基卵泡如藏于冰山之下尚尤存在，还有调泡唤泡的机会。始基卵泡从胚胎期间即已产生，生长与发育均取决于肾精的滋养，肾为先天之本，先天禀赋封藏已尽，但脾为后天之本，气血生化之源，既主运化统血，为月经供给物质，又能将水谷精微充填转化，故中医从脾、肾入手，补肾健脾，用以"助卵养巢"，唤醒如"冰山"般沉睡的始基卵泡使其正常生长发育并承担调经孕育职责。根据月经不同时期，刺之调经促孕穴养巢唤卵，以达温肾暖脾、调气和血之效，期取火暖巢、融冰促孕之功。

三、时空论

　　尤昭玲教授针对"卵泡发育异常"创立"时空论"，认为卵泡的生长发育是"有时空限定的动态过程，需要发育过程中增长、塑形等必备的精微物质"。在治疗上应注重卵泡发育过程的动态性、时限性。要捕捉生长卵泡，为其提供必备的精微物质，促进其具备生长、发育、逐渐成熟的潜力，为优势卵泡的迅速增大提供必备的精髓液质，促进成熟卵泡排卵柱头的形成，在卵泡成熟将要离巢之时，要保障气血调畅，使卵泡顺利排出卵巢。

　　尤昭玲教授还认为人的生殖需在规律时间和空间内完成，提出"病、证、期、时"为核心的时空诊疗模式。时间、空间是依存而动态平衡的，在生殖周期的不同阶段，生殖链七大终端需协调并进，才能达到巢、宫、泡、膜、管、带、腔之统一，孕育乃成。该理论同时指导临床：于空间上病、证结合诊断；于时间上分期、择时治疗。如何调理卵巢功能使其有适当数量的卵泡在适当时间开始生长发育，如何促使卵泡具备球形、充满卵泡液、弹性好，如何促使排卵柱头形成是调泡对穴治疗卵泡发育异常的切入点。

四、卵膜论

　　尤昭玲教授指出："卵为生殖之精、膜系生殖之床。"用中医理论来领悟，卵呼膜应，卵和膜既禀赋于先天之精气，又离不开后天之精的充养。先天之精气又称之为元气、肾精、天癸。早在内经《素问·上古天真论》中就有"女子……二七而天癸至，任脉通，太冲脉盛，月事以时下，故有子"之论述，与现代医学的卵泡按周期发育成熟排卵，以及子宫内膜按周期增生变化脱落形成月经是非常吻合的。子宫内膜受激素影响，在正常月经周期内分为月经期、增殖期、分泌期三个阶段，内膜的生长同卵泡一样，在月经周期内也是一个动态的过程。内膜的厚度适宜，结构正常，血流丰富，是正常月经以及胚胎受孕的必备条件。卵泡与子宫内膜发育兼容同步，是生殖之薪火源泉，卵、膜发育异步，即会导致卵-膜失容、内膜容受性低下、内膜低反应。因此，调理卵泡、子宫内膜，使其二者能以周期性动态变化，而达到相对同步兼容，则月经自调、胎孕可成。使卵泡与子宫内膜的生长变化在时空中同步，是维系生殖健康及生殖终端链稳定的物质基础。

基于生殖链终端效应的临证假说，生殖疾病的临证诊疗应重点关注终端异症，而非远离终端的异因。根据卵泡及子宫内膜生长的动态评估结果，辨别内膜的病变、挤压、厚薄、结构、蠕动、血流、血供等异常变化，创立相应调膜十法，即病则疗膜、压则松膜、厚则敛膜、薄则增膜、断则修膜、僵则动膜、乱则抚膜、阻则宣膜、缺则补膜、失则润膜等，从而精准指导针灸生殖病症的临床治疗。

五、纳胎论

"纳胎论"是尤昭玲教授基于提高胚胎着床率与临床妊娠成功率之主旨而提出的利于胞宫、胞膜纳精成胚，助胚着床，摄纳胚胎、胎元的新思路、新方法。其核心思想着眼于子宫内膜与胚胎之间的"协调、包容、兼容"，借由"安胎二步"实现"容受"宗旨。"安胎二步法"总的概括起来，即是尤昭玲教授所指出："脾主安营在前，肾主扎寨在后。"着床前，此期应以健脾为主，辅以补肾，通过脾的运化功能，将所化生之气血精津来供养胞宫内膜；着床后，此期应以补肾为主，辅以健脾，通过培补肾之精气达到系、固、滋、养胚胎、胎元之效。

具体治疗上，基于受精卵发育、输送、着床的时间规律而确定给药时间和疗程，药、膳、养、针四个方面精准治疗，以长膜养胚，促胚着床。

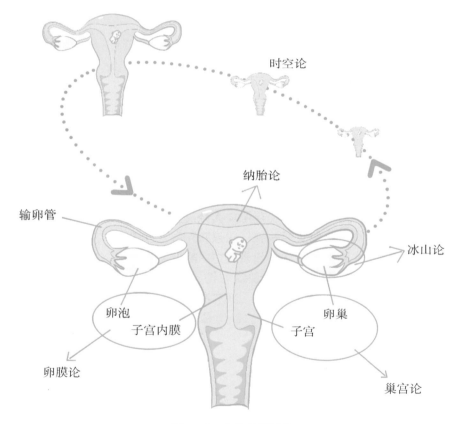

图 2-2　女性生殖五论

第三节　生殖"双环"网络理论

生殖"双环"网络理论最早源自《黄帝内经》，是尤昭玲教授根据中医整体观，对经脉-脏腑相关和经脉气血流注循环无端等理论的充分认知研析提出，用于指导描绘胞宫的生殖网络定位和功能、阐述女性生殖疾病的发病机制和辨证施治的女性生殖网络理论。

一、生殖"双环"网络理论的缘由

　　尤昭玲教授根据临证经验与总结，充分融炼中医脏腑经络理论与"生殖链终端效应"临证假说，注重胞宫与脏腑经脉气血的关系，强调心、肾、冲脉、任脉、督脉在女性生殖中对胞宫的主导作用，以及十二正经、奇经、胞脉、胞络在女性生殖系统中的联络机制，独创形成了生殖"双环"网络理论，是中医妇科生殖理论的又一重大学术传承与创新。生殖"双环"网络理论以"心-肾-冲任督-胞宫"互相联系构成生殖内环，以十二正经与五脏六腑及奇经八脉交织相连构成生殖外环，五脏六腑与正经和奇经旁通别络纵横交错，形成完整的生殖网络，以维持胞宫月经和孕育的生理功能。尤昭玲教授根据中医生殖"双环"网络理论，描绘出中医特有的女性生殖定位图及奇恒之腑胞宫生殖功能图，并在此基础上绘制出女性生殖疾病发病机制图，为更好的指导临床应用提供参考依据。附生殖网络定位图（图2-3）、功能图（图2-4）及女性生殖疾病发病机制图（图2-5）

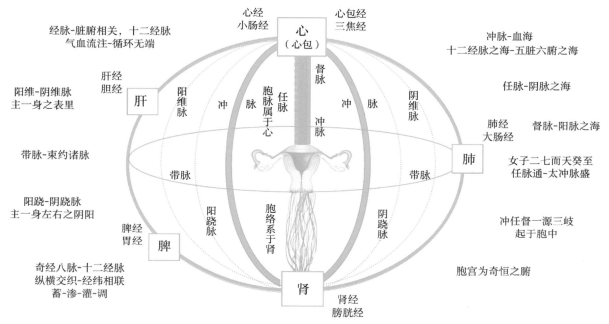

图 2-3　女性生殖网络定位图

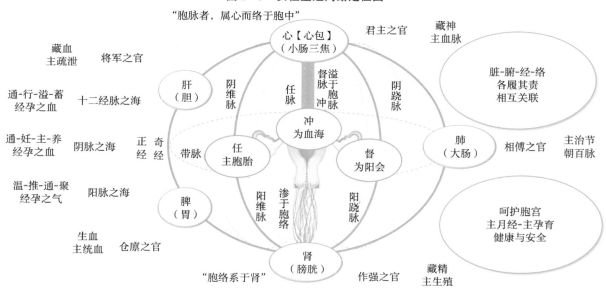

图 2-4　女性生殖网络功能图

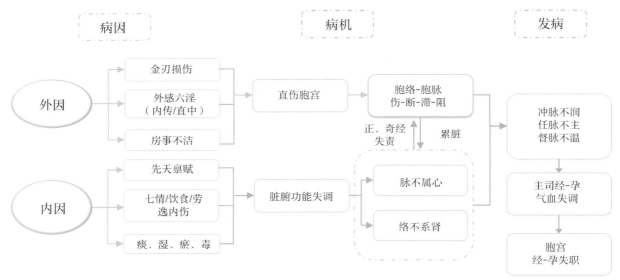

图 2-5　女性生殖疾病发病机制图

二、生殖"双环"网络理论的内涵

（一）生殖内环

　　生殖内环主要由心，肾，冲、任、督脉与胞宫构成。胞宫为奇恒之腑，主行经、孕育，是一个具有脏和腑双重功能的独特器官，与奇经八脉密切相关，处于妇科女性生殖链的终端。《类经·藏象类》载："女子之胞，子宫是也，亦以出纳精气而成胎孕者为奇。"

　　心为君主之官，主血脉，藏神，通过调节脏腑之气而协调五脏六腑功能。《素问·评热病论》中有载"胞脉者，属心而络于胞中"，心通过胞脉与胞宫相连。心主神志，《灵枢·邪客》中提到"心者，五脏六腑之大主也，精神之所舍"，胞宫受心神调节，心神内守，心气通畅，则气运血调，月经按时来潮。心主血脉，心神清明而驭气，营气和津液进入脉中，奉心化赤而为血，在心气和心阳推动下，入血海而得以循行至冲任，濡养胞宫，心经通畅则胞脉通利，气血方可达胞宫，从而使胞宫发挥正常功能。心系与胞宫密切相关，《女科精要》亦载："脉者，血之府也；心者，脉之神也；心不主令，包络代之。心系者，胞络命门之脉也，主月事生孕。"

　　肾为作强之官，主藏精，主生殖，为先天之本，居于主导地位。《素问·六节藏象论》载："肾者主蜇，封藏之本，精之处也。"以精为物质基础奠定了肾在生殖中的重要作用，肾精盈满，天癸才能激发，冲任得以通畅，胞宫得以濡养。同时，肾亦藏五脏六腑之精气，《素问·上古天真论》载："肾者主水，受五脏六腑之精而藏之，故五脏盛，乃能泻。"五脏六腑之精气总藏于肾，肾精亦能滋养五脏六腑。此外，肾与胞宫在经脉络属上紧密相连，《素问·奇病论》载："胞络者，系于肾。"胞宫有赖于肾之阴阳的充盛而发挥功能。肾居下焦，统摄生殖，藏泻五脏之精气，受上焦之心的调控，发挥本体功能，并于心之统帅下，形成心肾相交、水火既济的紧密联系。

　　胞宫由奇经八脉护佑，奇经八脉构成纵横联系的框架，冲任二脉与督脉纵贯前后，《儒门事亲》载："任脉者，女子养胎孕之所。督乃是督领妇人经脉之海也。冲任督三脉，同起而异行，一源而三歧，皆络于带脉。冲任督三脉，皆统于篡户，循阴器，行廷孔、溺孔上端。"冲任督三脉总领一身阴阳气血，三脉"一源三歧"，皆源于人体元气所发之处，故亦是十二经脉和五脏六腑的根本，纵向联系各脏腑经络为生殖提供物质基础。其中督为阳脉之海，温、推、通、聚经孕之气，任脉为阴脉之海，通、妊、主、养经孕之血；任督二脉互相贯通，任行身前而主阴，督行身后而主阳，二脉于龈交穴交会，循环往复，维持着人体阴阳脉气的平衡，从而使胞宫的功能正常，共同主司女子的孕育功能。同时任主一身之阴，凡精、血、津、液等阴精都由任脉总司，而精血为胞宫赖以维持生理功能的基本物质，且"任主胞胎"，为胞宫妊养胎儿之根本，"冲为血海"体现在冲脉总领诸经气血的要冲，贯穿全身，为五脏六腑之海、十二经脉之海，五脏六腑、十二经脉之气血皆禀受、蓄藏于冲脉，冲脉亦受肾精之濡养而调月事，故《临证指南医案》载："血海者，即冲脉也，男子藏精，女子系胞，不孕、经不调，冲脉病也。"冲脉对精血通、行、蓄、溢的调节功能，是经、孕正常的物质基础。故冲任二脉居于生殖内环的轴心地位。

（二）生殖外环

生殖外环由五脏六腑和十二经脉、奇经八脉构成，通过心主血、肾藏精、肝藏血、脾生血统血、肺朝百脉等生理功能，十二正经与奇经八脉纵横交错沟通联系，进行气血的蓄积和渗灌，对生殖内环起到调节补充作用。

《素问·评热病论》载："月事不来者，胞脉闭也，胞脉者，属心，而络于胞中。"心能通过胞脉与胞宫直接相联系。手少阴心经作为心之经脉，能调节心的功能，而胞脉属于心络于胞中，手少阴心经通过调节心的功能，进一步调节胞脉，达到调节胞宫的作用。《素问·骨空论》载督脉"上贯心，入喉……此生病……其女子不孕"，可见心与督脉相通，心之君火助督脉之功能，与女性生殖密切相关。《灵枢·经脉》载："手心主之别，名曰内关。……循经以上系于心包，络心系。"可见，手厥阴心包经之络脉络于心系。《灵枢·经脉》载："手少阴之脉，起于心中，出属心系。"心系是联络心与各脏腑的组织，手厥阴心包经络脉与心系相通，进而与心相通。手厥阴心包经与阴维脉交会于内关穴，阴维脉维络诸阴经，与任脉交会于天突、廉泉穴，因此手厥阴心包经还可通过此二脉与胞宫间接联系。《素问·阴阳类论》载"一阴为独使"，一阴即厥阴也。厥阴作为使者，能够播撒种子，育阴通阳，沟通阴阳。《四圣心源》载："手厥阴心主以相火而化气于风木，缘木实生火，风木方盛，子气出胎，而火令未旺也。"厥阴本意在于"阴尽阳生，贵在生生不息。"手厥阴心包经气通畅，则可胞宫功能正常，生生不息。

《素问·奇病论》载"胞络者系于肾"，可见肾通过胞络与胞宫直接相联。《灵枢·逆顺肥瘦》载："夫冲脉者，五脏六腑之海也……其下者，注少阴之大络，出于气街……其下者，并于少阴之经。"足少阴肾经可通过冲脉与胞宫联系。足少阴肾经与冲脉下行支相并而行，冲脉得肾中真阴之滋养，使精血充盛，维持胞宫行经、胎孕之功能。足少阴肾经与任脉交会于关元穴，故足少阴肾经可通过任脉与胞宫联系。《奇经八脉考》载："督乃阳脉之海，其脉起于肾下胞中。"《素问·骨空论》载督脉"贯脊属肾"，可见，肾亦通过督脉与胞宫联系。肾与督脉相通，督脉可得肾中命火温养，与任脉协同维持人体阴阳脉气的平衡，使胞宫的功能正常。《灵枢·经别》载："足少阴之正……当十四椎，出属带脉。"带脉通过约束冲、任、督三脉维持胞宫的生理活动，足少阴肾经可通过带脉间接与胞宫相联系。

肝为将军之官，藏血，主疏泄，肝经借由冲任督脉与生殖内环相连。肝藏血，女性以血为本，素有"女子以肝为先天"的说法，对女性经水调节及孕产均有重要作用。肝亦主疏泄，可调畅气机，肝血充盛、气行畅达，阴平阳秘，才能顺利来潮和排卵，女子受孕得到保证。肝又与肾同源，肝气条畅，疏泄如常，肾主封藏，肝肾功能相互协调，血气条达，冲任通盛，则产生规律月经及周期排卵，此乃妊娠成功的前提。足厥阴肝经与胞宫相连，其经脉"循股阴入毛中过阴器，抵少腹"，与前阴、少腹、乳房有密切的生理联系。《素问·骨空论》载："任脉者，起于中极之下，以上毛际，循腹里。"足厥阴肝经与任脉分别交会于曲骨、中极、关元三穴，且在毛际、少腹、咽喉、口唇、目系等多处与任脉并行相互联络，其脉气互相交通并影响；《灵枢·营气》载："足厥阴……其别支者，上额循巅下项中，循脊入骶，是督脉也。"足厥阴肝经与督脉会于巅顶，交于百会穴；与冲脉会于三阴交穴，而任脉、冲脉、督脉皆起于胞宫，由此可见，足厥阴肝经通过冲、任、督三脉与胞宫相联系，参与调节胞宫功能，以维持胞宫"经、带、胎、产"等生理功能。

足太阴脾经其分支从胃部分出，向上通过横膈，与任脉交会于中极、关元两穴，与冲脉交会于三阴交，并且通过足太阴脾经的络穴公孙又可与冲脉相通，足阳明胃经与冲脉交会于气冲穴，与任脉交会于承浆穴，脾胃两经借冲任二脉与生殖内环紧密联系。脾为仓廪之官，主生血和统血。脾主运化，胃主受纳，为气血生化之源，李东垣曰："脾胃为血气阴阳之根蒂也。"《妇人良方》载："血者，人之神也。然妇人以血为基本，苟能于谨于调护，则血气宜行，其神自清，月水如期，血凝成孕。"脾胃之气血精微荣养冲任二脉，为妇女胞宫之经血提供物质基础，脾胃相土，胞宫种子孕育，皆赖脾胃之土所濡养。脾胃位居中焦，互为表里，脾气主升，胃气主降，为气机升降之枢纽，使人体脏腑阴阳气血活动得以正常协调，冲任二脉亦得充养。此外，脾胃所产生的后天水谷精微可以化血而濡养心肾，又可资先天之肾，促心肾之交合，使君相相安，进而促进生殖内环的稳定。足太阴脾经传输脾所生、所统摄之血为胞宫的行经、胎孕提供了物质基础。故足太阴脾经气血通过中极、关元输注于任脉，维持胞宫正常生理活动；足太阴脾经又可通过络穴公孙，将气血输注于冲脉，冲脉气血充盛，则胞宫生理功能正常。足阳明胃经通过冲脉与胞宫相联系。足阳明胃经为多血多气之经，其从头走足，气机以降为顺，每值月经前期，阴血下注胞宫，胞宫气血呈现从满而溢的过程，足阳明胃经气血灌输至冲脉，使冲脉精血充盛，能使胞宫有行经、胎孕的生理功能正常。

肺为相傅之官，主治节，朝百脉，其气机运动，助气血调达，又可助心行血，且位居高位，朝百脉而输布精微，《灵枢·营卫生会》载："中焦亦并胃中，出上焦之后，此所受气者，泌糟粕，蒸津液，化其精微，上注于肺脉乃化而为血，以奉生身。"肺气散精于周身，精血才得借助经脉以下达于胞宫。《灵枢·经脉》载："手太阴之别，名曰列缺。"列缺穴为八脉交会穴，通过手太阴肺经循喉咙与任脉相通，因此手太阴肺经可通过任脉间接与胞宫相关联。《灵枢·营气》载："上额，循巅……是督脉也………入缺盆，下注肺中，复出太阴。"督脉亦起于胞中，主一身之阳，肺中阳气可以通过经脉传输至督脉以温养调控胞宫生理功能。可见手太阴肺经与督、任脉是相通的，并藉督、任二脉与胞宫相联系。《素问·平人气象论》载："藏真高于肺，以行荣卫阴阳也。"肺不直接产生胞宫血，但在气血化生过程中起输布调节作用，胞宫用于维持正常生理功能所需的精微物质，可以通过手太阴肺经转输和调节。

五脏六腑之间生理互用，而脏腑又由十二正经以及经别、络脉相互络属，表里维系和沟通，经脉脏腑相连，促进脏与腑在生理功能上的相互协调和配合。同时借由奇经八脉蓄积和渗灌交互沟通，构成一个有机的生理整体。

带脉是横贯周身的唯一经脉，总束诸脉，环腰贯脐，上至季胁，下循气街，环绕中焦，在胁部沟通肝胆，在脐联络脾胃，在下焦与肾络肠膜相连，和命门、丹田及腹部脏器相连系，连成整体使之相通。《奇经八脉考》载："阳维维于阳，阴维维于阴。"阳维脉维系诸阳经，阴维脉维系诸阴经。《奇经八脉考》亦载："阳跷主一身左右之阳，阴跷主一身左右之阴。"阴阳跷脉与阴阳维脉相互交通阴阳，加强阴阳表里与脏腑经脉的联系。胞宫与冲任督脉构成生殖内环，为整个胞宫生殖网络的核心部分，跷脉和维脉维系交通阴阳，带脉约束诸脉，同时纵横联属各脏腑经络生殖外环，正经和络脉如轮，奇经八脉犹如轴，任督冲脉在生殖轴中为八脉之轴心，其气机升降之变化，对机体上下左右前后的阴阳气血之升降出入起到调节的作用，内外环通过奇经八脉与十二经脉气血互相渗灌补充，从而维护胞宫正常的生理功能，起到对生殖机能的调节作用。心肾-冲任督-胞宫是轴心，由心主统帅调控，在肾气的主导下，冲任督气血充盈，灌注胞中，胞宫受冲任相资，并得先天之肾精、后天之精血充养，脏-腑-经-络各履其责，相互关联，以及五脏六腑的调和、经脉的交通维系，呵护胞宫，主月经和孕育的健康与安全。

三、生殖"双环"网络理论指导女性生殖疾病的发病机制

生殖双环由胞宫与奇经八脉及经脉脏腑共同形成完整的生殖网络，生殖内环为核心，以任、督、冲三脉纵向络属，形成中轴贯穿生殖网络，带脉犹如赤道绕脐横向环绕在水平正中，阴阳跷脉、阴阳维脉与纵轴平行纵列联属，加强生殖网络的维系，同时冲脉为血海，灌蓄全身气血；五脏六腑由十二经脉联属，环绕在生殖网络的各个交汇点。由"心-肾-冲任督-胞宫"为主干构建的生殖网络如环无端，构成一个相互联系的有机整体，内外双环，护佑胞宫，应月而现，周而复始，维系女性生殖健康安全，作用于女性生理及生殖过程的始终，从而指导胞宫生殖功能的定位和发病机制。当生殖网络系统受内、外因

素影响，金刃损伤、外感六淫内传/直中或房事不洁，直伤胞宫和生殖内环，则会出现胞脉胞络伤、断、阻、滞，累及脏腑经脉失责；而先天禀赋，七情/饮食/劳逸内伤或痰、湿、瘀、毒，导致五脏六腑功能异常，损伤生殖外环，则出现脉不属心，络不系肾，内外之邪互相累及，脏腑经脉失责，冲脉不润，任脉不主，督脉不温，主司经孕气血失调，而致胞宫受邪而发病，经孕失职，从而影响女性生殖健康与安全。根据"生殖链终端效应"，应着眼于胞宫受邪发病部位，如子宫、卵巢、子宫内膜、输卵管等，关注生殖网络脏腑经脉损伤所在，如心-胞脉、肾-胞络或冲任等，可更好地指导女性生殖疾病的辨证施治，从而拟定针、药治法治则及君臣佐使的治疗方案，以更好的指导临床施治，获得更好地疗效。

参考文献

［1］ 曾倩. 尤氏女科临证心悟［M］. 北京：中国中医药出版社，2017：7-37.

［2］ 刘天洋，谈珍瑜，邹芝香，等. 尤昭玲运用"耕耘二法"辨治薄型子宫内膜经验［J］. 河南中医，2022，42（12）：1838-1843.

［3］ 邱乐乐，谈珍瑜. 尤昭玲运用"疗膜七法"治疗内膜低反应［J］. 河南中医，2021，41（07）：1025-1027.

［4］ 宾悠，谈珍瑜. 尤昭玲教授运用冰山理论辨治绝经综合征经验［J］. 云南中医中药杂志，2021，42（03）：1-3.

［5］ 尤昭玲. 卵泡发育异常中医诊治方案的构建和实践［C］. 2011年浙江省中医药学会妇科分会学术年会暨中西医结合防治生殖障碍疾病高级培训班文集. ［出版者不详］，2011：3-23.

［6］ 刘未艾，展立芬，尤昭玲，等. 尤氏妇科特色诊法望眼识巢之理论初探［J］. 中华中医药杂志，2020，35（01）：164-166.

［7］ 刘未艾，刘恋，尤昭玲，等. 宫腔粘连求子的二段分期针灸序贯治疗思路——全国名中医尤昭玲学术思想与临床经验研究（四）［J］. 湖南中医药大学学报，2022，42（10）：1612-1616.

［8］ 曾倩，夏宛廷，尤昭玲，等. 尤昭玲论胞宫假腔再妊娠之安全性与临证对策［J］. 中华中医药杂志，2020，35（06）：2907-2909.

［9］ 丁宁，徐世杰，姜秀新，等. 从心论治月经病血证［J］. 中医杂志，2022，63（03）：284-287.

［10］ 伍娟娟，邓海婷，尤昭玲.《傅青主女科》从肾与五脏关系论治妇科疾病探析［J］. 江苏中医药，2019，51（04）：14-15.

［11］ 夏桂成，谈勇. 试论心肾观对妇科理论与临床的指导作用［J］. 南京中医药大学学报，2017，33（06）：541-544.

［12］ 张雨涵，楼姣英. 从女子胞藏泻探讨子宫内膜容受性不良的治疗［J］. 现代中医临床，2023，30（01）：69-71.

［13］ 刘小菲，徐莲薇. 冲任督带在女性生殖调节中的作用探析［J］. 江苏中医药，2019，51（01）：16-19.

［14］ 王亦姝，史云，马堃，等. 从冲任的枢机作用论治排卵障碍性不孕［J］. 中华中医药杂志，2023，38（01）：230-233.

［15］ 郑洪新. 中医基础理论［M］. 4版. 北京：中国中医药出版社，2017：78-79.

［16］ 王奕乔，张广明，易玮，等. 基于"厥阴为阖"理论浅析针刺治疗多囊卵巢综合征［J］. 中华中医药杂志，2022，37（02）：865-868.

［17］ 殷振瑾. 足少阳胆经和足厥阴肝经生理功能的《内经》文献研究［D］. 北京：北京中医药大学，2008.

［18］ 郭长青. 膀胱足太阳经、肾足少阴经生理功能初探［J］. 北京中医药大学学报，1994（03）：15-17.

［19］ 孙之迪，刘雁峰. 调肝法辨治辅助生殖反复种植失败经验采撷［J］. 中国中医基础医学杂志，2022，28（10）：1710-1714.

［20］ 宋琳奕，俞超芹. 从肝郁肾虚论治多囊卵巢综合征性不孕症［J］. 中医杂志，2020，61（21）：1927-1929.

［21］ 李若晨，杜小利，吴晓婷. 从脾胃论治不孕症［J］. 中医药临床杂志，2021，33（8）：1465-1468.

［22］ 班光国，杜惠兰. 试论肺与女性生殖的关系［J］. 中国中医基础医学杂志，2016，22（09）：1176-1177.

［23］ 李武，危威，葛云鹏，等. 带脉的循行特点、生理功能和临床应用探析［J］. 辽宁中医杂志，2021，48（8）：29-32.

［24］ 张倩，周美启. 奇经八脉的经脉脏腑相关研究［J］. 中国针灸，2017，37（12）：1299-1302.

第三章　胞宫与奇经八脉

第一节　胞宫与冲脉

"冲"，含有冲要、要道之意，为全身气血运行的要冲。

冲脉与胞宫经络上联系：冲脉起于胞宫，《灵枢·逆顺肥瘦第三十八》亦载"夫冲脉者，五脏六腑之海也……其上者，出于颃颡，渗诸阳，灌诸精；其下者，注少阴之大络，出于气街……其下者，并于少阴之经，渗三阴……渗诸络而温肌肉"，可见冲脉非单支独行，而是有多条分支，可上至于头，下至于足，贯穿周身，可调节十二经脉气血，故有"十二经之海"之称。其主支起于胞宫，出会阴后，从腹股沟中央的气冲部与足少阴肾经相并，散布于胸中，再向上行，经咽喉，环绕口唇。而旁支有两条，向下的一支，注入足少阴经，从气冲部分出，沿大腿内侧下行进入腘窝中，下行于小腿深部胫骨内侧，到足内踝后的跟骨上缘分出两支，侧支一，进入足底以渗透足三阴经；侧支二，从内踝后的深部跟骨上缘处分出，沿着足背进入大趾间与足厥阴肝经相通。另一条，向后与督脉相通，行于脊柱中，故称"伏冲之脉"。

冲脉与胞宫功能上联系：冲脉上可"渗诸阳"而灌诸精，下可"渗三阴"而渗诸络，通过上下循行联络三阴经、三阳经、脏腑，经络脏腑气血皆灌注于此，故称为"血海"。冲脉与足阳明胃经、足少阴肾经相联系，其受承后天精微濡养，承先天肾精煦濡，唯胃中谷气充盛，肾中阴阳平衡，方可冲脉气血充盛。冲脉的盛衰可直接影响妇女经、带、胎、产，正如王冰所注《黄帝内经》载："冲为血海，任主胞胎，二脉相资，故能有子。"《景岳全书》载"妇人乳汁，乃冲任气血所化，故下则为经，上则为乳。"由此，说明冲脉与月事、孕育功能有密切关系。若先天肾气不足，后天化生无源，冲脉气血匮乏，血海空虚，导致闭经、月经后期、月经过少、不孕等病，因此冲脉为妇科疾病中重要的经脉。

第二节　胞宫与任脉

"任"，含有担任、妊养之意。

任脉与胞宫的经络联系：任脉起于胞宫，与女性生殖密切相关。《素问·骨空论》载："任脉者，起于中极之下，以上毛际，循腹里，上关元，至咽喉，上颐，循面，入目。"《灵枢·经脉》载"肝足厥阴之脉……循股阴，入毛中，过阴器，抵少腹"，与任脉交于曲骨；"脾足太阴之脉……上膝股内前廉，入腹"，与任脉交于中极；"肾足少阴之脉……上股内后廉，贯脊，属肾络膀胱"，与任脉交会于关元。"胃足阳明之脉……挟口环唇，下交承浆"，与任脉交于承浆。任脉起于小腹内胞宫，下出会阴，向上前行至阴毛部，经阴阜，沿腹部、胸部正中线直上，到达咽喉部（天突穴），再上行经承浆穴环绕口唇，交会于督脉之龈交穴，再分别通过鼻翼两旁，上至眼眶下（承泣穴），交于足阳明胃经；其分支出胞中，向后与督脉、足少阴肾经之脉相并入脊里。由循行路线可见，任脉通过循行途中与多经交会，加强了与足三阴经、足阳明胃经及督脉之间的联系。

任脉与胞宫的功能联系：任脉总司一身之阴，为"阴脉之海"，与妇女经、带、产、乳直接联系，足三阴之脉皆交于任脉，其受肾精肝血滋养，与足阳明胃经在口唇部相交，得胃经之气血为用，再得督脉相配，使得任脉的经气流通，方可助冲脉气血充盈，冲任相滋，则胞宫行经功能正常，行胞宫主持月经、孕育胎儿之职。《黄帝内经》载："任脉为病，女子带下瘕聚。"《妇人大全良方》亦载"妇人病有三十六种，皆由冲任损伤而致。"《医学源流论》更是强调："凡治妇人，必先明冲任之脉……此皆血之所以生而胎之所由系。"根据经脉所过主治所及的理论，从任脉论治妇科疾病亦是水到渠成。由上述可见，任脉在女性生殖调节中发挥重要作用。

第三节　胞宫与督脉

"督"，含总督、统领之意。

督脉与胞宫的经络联系：《素问·骨空论》载"督脉者，起于少腹以下骨中央，女子入系廷孔，其孔，溺孔之端也。其络循阴器合篡间，绕篡后，别绕臀，至少阴与巨阳中络者合，少阴上股内后廉，贯脊属肾"。"督脉者……其少腹直上者，贯脐中央，上贯心入喉，上系两目之下中央"。督脉至百会穴与诸阳经交会，与足厥阴肝经"会于巅"，且起于"目内眦"，与足太阳膀胱经相通，行身之背而主一身之阳，在面部向下，与任脉交会于龈交穴，加之其贯脊属肾，可见，督脉行于背后中央，与任脉、足厥阴肝经、足少阴肾经、手少阴心经、足太阳膀胱经皆有联系。

督脉与胞宫的功能联系：督脉统率一身之阳经，调节全身阳经气血，故称为"阳脉之海"。督脉与肾相通，得肾中命火之温养；与肝相通，则得肝中相火以为用；与心相通，则得心中君火之助，众火汇聚以滋督脉之气，加之与足太阳膀胱经相通，此经阳气最盛，得足太阳膀胱经所助，使之为全身阳气的统率，脏腑在督脉所统之阳气的鼓动下，与胞宫相系，才不至于堵塞壅滞，胞宫方司其职。且督脉"贯脊属肾"，肾为先天之本，元气之根，故督脉又维系着全身的元气，调节妇女月经。督脉又与任脉同起于胞宫，督行于后，主一身之阳，任行于前，主一身之阴，二者会于龈交穴，经气循环往复，调节阴阳平衡，维持月经的正常来潮。督脉在月经的产生过程中起调节作用，在带下的产生过程中起温煦作用。若督脉损伤，则不能温煦胞宫气血，胞宫虚寒，则可引起闭经、经行腹痛、不孕等疾病。《素问·骨空论》载："此生病，从少腹上冲心而痛，不得前后，为冲疝；其女子不孕，癃痔遗溺嗌干。"陈士铎也认为任督二脉不通可以导致不孕，在《外经微言·任督死生篇》曰："肾之气必假于任督，二经气闭，则肾气塞矣。女不受妊，男不射精，人道绝矣。"因此调治督脉，亦为治疗妇产科生殖疾病的重要方法之一。

第四节　胞宫与带脉

"带"，含腰带、束带之意，引申为约束。

带脉与胞宫的经络联系：《难经·二十八难》载"带脉者，起于季胁，回身一周"。带脉横行于腰部，总束诸经。带脉虽"当十四椎"，环腰而行，未起于胞中，但可约束、统摄纵行之冲、任、督脉，亦通过冲、任、督与胞宫产生联系。正如《儒门事亲·卷一》载："冲、任、督三脉，同起而异行……以带脉束之。"张子和指出"带脉……络胞而过，如束带之于身"，王冰亦曰"任脉自胞上过带脉贯脐而上"。《针灸甲乙经》载"维道……足少阳、带脉之会"；《素问·痿论》载"阳明为之长，皆属于带脉"；而足太阳膀胱经与之相通，带脉借督脉打通到足太阳膀胱经的门路，从而成功辖制足三阳经。《灵枢·经别》载"足少阴之正……当十四椎（肾俞）出属带脉"；又因带脉与任督相通，亦能与足厥阴肝经、足太阴脾经相通。由此，带脉可与足三阴、足三阳诸经相通。

带脉与胞宫的功能联系：冲、任、督三脉下起胞宫，上与带脉交会，且带脉又与足三阳经、足三阴经相通，可使纵行诸脉之脉气不下陷，又主司妇女带下及约束胞胎。《傅青主女科》亦载："带脉者，所以约束胞胎之系也"。其次，《血证论》载："带脉下系胞宫，中束人身，居身之中央，属于脾经。"可见带脉通过脾气的升提固托作用，以维持胞宫居于骨盆中央的正常位置。若带脉亏虚，约束失司，胎失所系，则可见滑胎、胎漏等。傅氏曰"带脉之气既塞，则胞胎之门必闭"；"带脉拘急，遂致牵动胞胎"；"带弱则胎易坠，带伤则胎不牢"等。由上可见，带脉无论是经络循行上，还是生理病理功能上均与胞宫、胞胎联系密切。

第五节　胞宫与维脉

"维"，含有维系、维络之意。

维脉与胞宫的经络联系：《黄帝内经》对阴维脉、阳维脉的循行分布没有具体的论述，《难经集注·二十八难》载"阳维者维络诸阳，起于诸阳会也，阴维者维络诸阴，起于诸阴交也"。《奇经八脉考》载阴维脉"发于足少阴筑宾穴"；阳维脉"发于足太阳金门穴"。阴维络诸阴，其脉始发于足少阴肾经，交会足三阴，后合于任脉，与任脉的天突、廉泉相交会；阳维络诸阳，其脉始发于足太阳膀胱经，交会足三阳，后合于督脉，与督脉的风府、哑门相交会。维脉不像十四经脉那样循环流注，而是由浅入深的维络诸经，将各经气血归汇于任督，使各经之间互相联络，从而调节气血的盛衰。维脉一方面直接或间接地通过足太阳膀胱经或足少阴肾经与肾发生联系，另一方面通过任督脉间接联系胞宫，从而影响胞宫气血盛衰。

维脉与胞宫的功能联系：维脉可维系阴阳，平衡营卫气血，主一身之乾坤。阴阳的动态平衡在生殖节律的发展变化尤为重要，在心肾交合下，任督贯通，阴阳交会，可调节阴阳的动态平衡，并推动阴阳消长转化。其中阴阳维脉者，可维持阴阳之运动以协助之用也。阴阳能相维者，经血满足，通达四旁，能维络于诸经也，其病则阴阳不能自相维，致使"维络"阴阳诸经和"溢蓄"气血、调节盛衰的功能异常，胞宫气血亦随之失常。而阳维起于下焦，属奇经，合于督脉，且胞宫位于小腹部，经带胎产又多与奇经有关，如虚损日久出现寒热者，大多与阳维有关；阴维系于阴而上行于营分，营又属血，且阴维与足太阴脾经、足少阴肾经、足厥阴肝经的联系较密切，三阴经行于腹部，与阴维相互影响，可共同调节胞宫气血盛衰。因此，维脉在妇科生殖疾病的治疗中起到很大的指导意义。

第六节　胞宫与跷脉

"跷"，含有轻捷，矫健之意。

跷脉与胞宫的经络联系：《灵枢·脉度》曾载"跷脉者，少阴之别……直上循阴股入阴"。又载："跷脉有阴阳……男子数其阳，女子数其阴，当数者为经，其不当数者为络也。"《难经·二十八难》载："阴跷脉者，亦起于跟中，循内踝上行，至咽喉，交贯冲脉。"由上可见，女子以阴跷为经，阳跷为络，阴跷脉又为足少阴之别，循阴股入阴与足厥阴肝经相会，又交贯于冲脉，故阴跷脉可调节足厥阴肝经、足少阴肾经气血阴阳，而主生殖系统疾病及前阴病变。

跷脉与胞宫的功能联系：跷脉主下肢运动及眼睑开合，可交通一身阴阳之气，其中阴跷脉又主生殖系统疾病及前阴病变。阳跷脉主一身左右之阳，阴跷脉主一身左右之阴，联络十二经脉，分主一身左右阴阳，左右阴阳相引，协调配合，可协助任督贯通阴阳以助阴阳之和谐也。阴阳维脉、阴阳跷脉四脉为阴阳的动态平衡协助之用也。"阴跷动苦女子漏下不止"，若跷脉作用失司，阴阳失于相通，冲脉及足厥阴肝经、足少阴肾经、气血阴阳失调，从而引起胞宫功能失常，可导致一系列妇产科疾病，如崩漏等。因此，跷脉在治疗妇科生殖疾病中的作用亦不容忽视。

参考文献

［1］徐彩霞，穆艳云. 督脉温针灸结合克罗米芬治疗多囊卵巢综合征所致不孕疗效分析［J］. 中华中医药杂志，2020，35（04）：2153-2156.

［2］连方. 中西医结合生殖医学［M］. 北京：人民卫生出版社，2017：57-59.

［3］吴家满，卓缘圆，叶杨阳，等. 调任通督针法治疗多囊卵巢综合征不孕症临床思路与方法探析［J］. 中国医药导

报，2020，17（01）：130－133.

［4］　王燕，刘颖，咸庆飞．奇经八脉理论在妇科疾病辨治中的应用［J］．中国中医基础医学杂志，2019，25（07）：901－903.

［5］　刘小菲，徐莲薇．冲任督带在女性生殖调节中的作用探析［J］．江苏中医药，2019，51（01）：16－19.

［6］　李沛霖．奇经辨治妇科疾病进展［C］//中华中医药学会．第十一次全国中医妇科学术大会论文集．2011：352－354.

第四章　胞宫与脏腑经脉

　　心、肝、脾、肺、肾统称为五脏，加上心包络称六脏。但习惯上把心包络附属于心，常称之五脏即概括了心包络。

　　人体的卫、气、营、血、津、液、精、神，都是由脏腑所化生，脏腑的功能活动是人体生命的根本，也是女性生殖生理活动的基础，胞宫的行经、胎孕等生理功能均依赖脏腑之气血的滋养而实现。因此，胞宫与脏腑密切相关。

　　《灵枢·脉度》载："夫十二经脉者，内属于腑脏，外络于肢节。"经络是运行气血的通道，也是联络脏腑肢节，沟通内外上下的通路。脏腑与经络之间有直接的联系也有间接的联系。直接联系是指五脏六腑之间有经络直接相通；间接联系是指脏腑间需要通过中间环节的脏腑与经络才能相连。五脏六腑正是通过这种直接和间接的经络联系，彼此经气相通，互相作用，构成一个和谐的整体。

　　经脉与脏腑相关，又称体表内脏相关，是经脉穴位与脏腑之间一种双向联系，即脏腑病理或生理改变，可在体表的相应经脉或穴位有所反应，表现出特定的症状和体征；外界环境或人为刺激体表一定的经脉或穴位，又可对相应脏腑的生理功能和病理改变起到调整作用。经脉是人体内气血运行的通道，包括十二正经和奇经八脉。通过经脉，脏腑疾病可反映于体表，而对体表穴位的刺激又可以治疗脏腑的疾病，所以经络学说是针灸治疗疾病的重要理论依据。十二经脉的气血通过冲脉、任脉、督脉灌注于胞宫之中，而为经血之源，胎孕之本。女子胞直接或间接与十二经脉相通，禀受脏腑之气血，泄而为经血，藏而育胞胎，从而完成其生理功能。

　　下文论述胞宫与各脏腑经脉之间的关系。

第一节　胞宫与心、小肠

一、经络上的联系

　　手少阴心经在经脉循行上与胞宫无直接联系，但《素问·评热病论》所载"月事不来者，胞脉闭也，胞脉者，属心，而络于胞中"，心能通过胞脉与胞宫直接相联系。手少阴心经作为心之经脉，能调节心的功能，而胞脉属于心络于胞中，手少阴心经通过调节心的功能，进一步调节胞脉，达到调节胞宫的作用。《素问·骨空论》载督脉"上贯心，入喉……此生病……其女子不孕"，可见心与督脉相通，心之君火助督脉之功能，与女性生殖密切相关。

　　手太阳小肠经与手少阴心经互为表里，通过经别和别络相互联系和沟通，促进脏与腑在生理功能上的相互协调和配合。

二、脏腑功能上的联系

　　心主血脉，分别表现在生血与行血两方面。胃肠消化吸收的水谷精微，通过脾主运化、升清散精的作用，上输于肺，在肺吐故纳新之后，贯注心脉化赤为血液，其在心气推动下循环运行于脉内，运载营养物质以供养全身，藉以维持机体正常的功能活动。心所生所运之血供养胞宫对其功能有重要的资助及促进作用，为月经、胎孕等生理活动提供物质基础。

　　心主神明，《素问·灵兰秘典论》载："心者，君主之官也，神明出焉。"《灵枢·大惑论》载："心者，神之舍也。"《灵枢·九针论》载："心藏神。"《素问·痹论》载："阴气者，静则神藏，躁则消亡。"《素问·生气通天论》载："阳气者，精则养神。"可见，心之阴血是心神的物质基础，心之阳气是心神的功能基础。国医大师夏桂成教授认为："心宁神安，心气方能下降，才能保证胞脉顺畅，子宫开放，使排经正常。"桂玉然等认为："子宫之泻，实乃心气之动。"故行经期、经间期、排卵期阴阳转化活动亦与心神、心气有关。可见，心神对月经有很大的影响。

故心神安定，心的气血充沛，胞宫才能正常完成其月经、胎孕等生理功能。

第二节　胞宫与心包、三焦

一、经络上的联系

手厥阴心包经在经脉循行上与胞宫无直接联系，《灵枢·经脉》载："手心主之别，名曰内关。去腕二寸，出于两筋之间，别走少阳，循经以上系于心包，络心系。"可见，手厥阴心包经之络脉络于心系。而《灵枢·经脉》载："手少阴之脉，起于心中，出属心系。"心系是联络心与各脏腑的组织，手厥阴心包经络脉与心系相通，进而与心相通。《素问·评热病论》亦载："胞脉者属心而络于胞中。"说明胞脉联络心与胞宫。因此，手厥阴心包经通过其络脉与心相通，心又通过胞脉直接与胞宫相通，故手厥阴心包经与胞宫间接相联。手厥阴心包经与阴维脉交会于内关穴，阴维脉维络诸阴经，与任脉交会于天突、廉泉穴，因此手厥阴心包经还可通过此二脉与胞宫间接联系。《素问·阴阳类论》载："一阴为独使。""一阴"即厥阴也。厥阴作为使者，能够播撒种子，育阴通阳，沟通阴阳。《四圣心源》载："手厥阴心主以相火而化气于风木，缘木实生火，风木方盛，子气出胎，而火令未旺也。"厥阴本意在于"阴尽阳生，贵在生生不息"。手厥阴心包经气通畅，则可胞宫功能正常，生生不息。

手少阳三焦经与手厥阴心包经互为表里，通过经别和别络相互联系和沟通，促进脏与腑在生理功能上的相互协调和配合。三焦经内属三焦之腑，遍属于上、中、下三焦，其经气变动会波及三焦，导致三焦之腑病变的产生。胞宫位于下焦，属三焦经气覆盖范围，三焦经经气变动可通过三焦功能失常导致胞宫功能异常。三焦主通行诸气、运行水液。若邪气客于手少阳三焦经，波及于下焦，则下焦气机不利，胞脉气机不畅而引起功能异常。

二、脏腑功能上的联系

在经络学中，心包络亦作为脏，是心的外围组织，附以络脉，以通行气血。心包包裹并护卫着心脏。《灵枢·邪客》载："少阴，心脉也。心者，五脏六腑之大主也，精神之所舍也，其脏坚固，邪弗能容也，容之则心伤，心伤则神去，神去则死矣。故诸邪之在于心者，皆在于心之包络。"首次提出了心包代心受邪的思想，心包如君主之内臣，能够传达君主之心意，代心行事，当邪气侵犯心脏，心包代心受过。

故心包功能正常，则心不受邪，心气通畅，心神安宁，胞宫方可完成其正常的生理功能。

第三节　胞宫与肝、胆

一、经络上的联系

足厥阴肝经与胞宫相连，其经脉"循股阴入毛中过阴器，抵小腹"，与前阴、少腹、乳房有密切的生理联系。足厥阴肝经与任脉分别交会于曲骨、中极、关元三穴，且在毛际、少腹、咽喉、口唇、目系等多处与任脉并行相互联络，其脉气互相交通并影响；足厥阴肝经与督脉会于颠顶，交于百会穴；与冲脉会于三阴交穴，而任脉、冲脉、督脉皆起于胞宫，由此可见，足厥阴肝经通过冲、任、督三脉与胞宫相联系，参与调节胞宫功能，以维持胞宫"经、带、胎、产"等生理功能。

足少阳胆经与足厥阴肝经互为表里，通过经别和别络相互联系和沟通，促进脏与腑在生理功能上的相互协调和配合。

二、脏腑功能上的联系

肝主藏血，脏腑所化生之血，除营养周身外，其有余部分均贮藏于肝，足厥阴肝经于会阴及足趾处与冲脉相络，将有余之血下注冲脉，冲脉通行上下，与十二经相通，故肝血又能调养冲脉。肝藏血的功能可保证在非经期阴血内守蓄存，为孕育奠定基础；或为排出月经提供物质基础；已孕则为胞胎提供营养；产后则使有余之血向上变白化为乳汁。

肝主疏泄，调畅情志，胆主决断，肝胆调畅气机，气行则血行，使有余之血顺利下注冲任、胞宫，或顺利由胞宫排出而成月经，肝主疏泄与肝主藏血的功能相辅相成，则"由肝下注冲脉，冲脉满则月事以时下矣"（《医医病书》）；气行则津行，渗于前阴空窍，与精之余合和而为带下，润泽阴窍，利于求子；情志舒畅，冲任相资，利于求嗣。《临证指南医案》载"女子以肝为先天"，女子以血为本，以气为用，经、带、胎、产无不与气血相关，无不依赖于肝的疏泄及藏血功能。

故肝的疏泄及藏血功能正常，可以使气血和调，心情舒畅，应时行经、排卵。

第四节　胞宫与脾、胃

一、经络上的联系

足太阴脾经在经脉循行上与胞宫无直接联系。足太阴脾经其分支从胃部分出，向上通过横膈，与任脉交会于中极、关元两穴，并且通过足太阴脾经的络穴公孙又可与冲脉相通。由此可见在经脉上，足太阴脾经可通过冲任二脉与胞宫联系。足太阴脾经传输脾所生、所统摄之血为胞宫的行经、胎孕提供了物质基础。故足太阴脾经气血通过中极、关元输注于任脉，维持胞宫正常生理活动；足太阴脾经又可通过络穴公孙，将气血输注于冲脉，冲脉气血充盛，则胞宫生理功能正常。

足阳明胃经和足太阴脾经相表里，通过经别和别络相互联系和沟通，促进脏与腑在生理功能上的相互协调和配合。《难经·二十八难》载冲脉在腹部"并足阳明之经"；《难经译释》原文中提到"冲脉者，起（出）于气冲，并足阳明之经，挟脐上行，至胸中而散也"，明确指出足阳明胃经通过"气街"与冲脉关系密切。在经脉上，足阳明胃经通过冲脉与胞宫相联系。足阳明胃经为多血多气之经，其从头走足，气机以降为顺，每值月经前期，阴血下注胞宫，胞宫气血呈现从满而溢的过程，足阳明胃经气血灌输至冲脉，使冲脉精血充盛，能使胞宫有行经、胎孕的生理功能正常，可见足阳明胃经的气血充沛，是维系女性生殖生理功能正常的重要基础。

二、脏腑功能上的联系

胃主受纳、腐熟水谷，脾主运化。胃具有接受和容纳饮食水谷的作用，脾为气血生化之源，内养五脏、外濡肌肤，是维护人体后天生命的根本。饮食入口，经过食管，进入胃中，胃接受和容纳，暂存于其中，由胃气将饮食物初步消化，并形成食糜，脾将水谷化为精微，并将精微物质传输至全身各脏腑组织。机体精气血津液的化生，都依赖于饮食中的营养物质，故唯有胃的受纳、腐熟功能正常，脾气健运，机体的消化吸收功能才能健全；脾运化的水谷精微，经过气化作用生成血液，脾气健运，化源充足，则气血旺盛。胞宫维持正常生理功能所需要的基本物质，都有赖于脾胃的腐熟、运化作用。若脾胃功能异常，生血物质缺乏，则血液亏虚，可导致停经、不孕等。

故脾胃功能协调，脾气健运，化源充足，统摄有权，则经血藏泄正常，胞宫的月经、胎孕等生理功能得以顺利完成。

第五节　胞宫与肺、大肠

一、经络上的联系

手太阴肺经在循行上与胞宫无直接联系，但《灵枢·经脉》中提到"手太阴之别，名曰列缺"，列缺穴为八脉交会穴，通过手太阴肺经循喉咙与任脉相通，因此手太阴肺经可通过任脉间接与胞宫相关联。《灵枢·营气》载："上额，循巅…是督脉也…入缺盆，下注肺中，复出太阴。"督脉亦起于胞中，主一身之阳，肺中阳气可以通过经脉传输至督脉以温养调控胞宫生理功能。可见手太阴肺经与督、任脉是相通的，并藉督、任二脉与胞宫相联系。《素问·平人气象论》载："藏真高于肺，以行荣卫阴阳也。"肺不直接产生胞宫血，但在气血化生过程中起输布调节作用，胞宫用于维持正常生理功能所需的精微物质，可以通过手太阴肺经转输和调节。

手阳明大肠经与手太阴肺经互为表里，通过经别和别络相互联系和沟通，促进脏与腑在生理功能上的相互协调和配合。

二、脏腑功能上的联系

肺主气，《灵枢·营卫生会》载："人受气于谷，谷入于胃，以传与肺，五脏六腑，皆以受气，其清者为营，浊者为卫。"可见肺在气血化生的过程中起着非常重要的输布作用。《灵枢·营卫生会》载营气"泌糟粕，蒸津液，化其精微，上注于肺脉，乃化而为血"。可见，营气化血需要肺气的参与并在肺脉中完成。《妇人规》载："经血为水谷之精气，和调于五脏，洒陈于六腑，乃能入于脉也。凡其源源而来，生化于脾，总统于心，藏受于肝，宣布于肺，施泄于肾，以灌溉一身。在男子则化而为精，妇人则上为乳汁，下归血海而为经脉。"由此可见，肺主气功能正常，则卫气通利，营气充足，月经正常。

肺朝百脉，指全身的血液都要经过经脉而汇聚于肺，通过肺的呼吸，进行气体的交换，然后再输布至全身。胞脉亦属百脉之一，肺可以通过胞脉与胞宫直接相关。若肺气虚衰，不能助心行血，而出现血行障碍，则导致胞宫无法完成其生理功能。

肺主治节，《素问·灵兰秘典论》载："肺者，相傅之官，治节出焉。"肺通过宣发肃降推动气血的运行，是肺主治节的突出表现。张景岳曰："女人以血为主，血旺则经调而子嗣。身体之盛衰，无不肇端于此。故治妇人之病，当以经血为先……是固心、脾、肝、肾四脏之病，而独于肺脏多不言及，不知血之行与不行，无不由气。"又曰："……故血脱者当益气，血滞者当调气。气主于肺，其义可知。"机体内的精、血、津、液皆赖肺气运行，因此，胞宫所需的一切精微物质，是由肺气转输和调节的。

故肺主气功能正常，肺气充沛，宗气旺盛，宣发肃降司职，气机调畅，则胞宫能顺利完成其生理功能。

第六节　胞宫与肾、膀胱

一、经络上的联系

足少阴肾经在经脉循行上并未直接与胞宫联系，《素问·奇病论》载"胞络者系于肾"，可见肾通过胞络与胞宫直接相联。《灵枢·逆顺肥瘦》载："夫冲脉者，五脏六腑之海也……其下者，注少阴之大络，出于气街……其下者，并于少阴之经。"足少阴肾经可通过冲脉与胞宫联系。足少阴肾经与冲脉下行支相并而行，冲脉得肾中真阴之滋养，使精血充盛，维持胞宫行经、胎孕之功能。足少阴肾经与任脉交会于关元穴，故足少阴肾经可通过任脉与胞宫联系。任脉主一身之阴，凡精、血、津、液等均由任脉总司，肾中真阴亦可通过任脉滋养胞宫行经、带下、胎孕之功能。《奇经八脉考》载："督乃阳脉之海，其脉起于肾下胞中。"《素问·骨空论》载督脉"贯脊属肾",可见,肾亦通过督脉与胞宫联系。肾与督脉相通,督脉可得肾中命火温养,与任脉协同维持人体阴阳脉气的平衡,使胞宫的功能正常。《灵枢·经别》载:"足少阴之正……当十四椎,出属带脉。"带脉通过约束冲、任、督三脉维持胞宫的生理活动,足少阴肾经可通过带脉间接与胞宫相联系。综上所述,足少阴肾经可通过冲、任、督、带四脉间接与胞宫相联系。

足太阳膀胱经与足少阴肾经互为表里,通过经别和别络相互联系和沟通,促进脏与腑在生理功能上的相互协调和配合。

二、脏腑功能上的联系

肾主藏精,《素问·六节藏象论》载:"肾者主蛰,封藏之本,精之处也。"肾精是机体生命活动之根,生殖繁衍之本。肾中精气的盛衰,主宰着人体的生长发育和生殖能力。肾精与女子胞的关系主要体现在天癸的至竭和经带孕育两方面。《黄帝内经素问注证发微》载:"天癸者,阴精也,盖男女之精皆主肾水,故皆可称为天癸也。"天癸是促进胞宫发育和生殖机能成熟所必需的重要物质,是肾中精气充盈到一定程度的产物。女子到了青春期,天癸充盛,胞宫发育成熟,月经应时来潮,尚可生育。反之,进入老年,天癸由少而至衰竭,于是月经闭止,生育能力也随之而丧失。肾精所生之血,可以通过胞络直接运达胞宫,成为月经的基础物质;带下为肾精之余,由肾精通过胞络施泄于胞宫而成;《傅青主女科》载:"精满则子宫易于摄精,血足则子宫易于容物,皆有子之道也。"肾精化血,精血充足则胞宫易于摄精成孕;肾精化生肾气,肾气寓含肾阴肾阳,胞宫得肾阳之温化而不寒,得肾阴之濡养而不燥。

肾主水,月经的主要成分是血,津液与营气注于脉中,"变化而赤是为血"。肾具有调节体内津液的输布与排泄,维持代谢平衡之功。肾的蒸腾汽化功能正常,津液代谢正常,既无津液亏损,又无津液停滞,则血液化生充足,下注滋润胞宫,使胞宫藏泄有节。

故肾生理功能正常,肾中精气旺盛,才促成胞宫经带、孕、产、育的生理功能顺利完成。

参考文献

[1] 梁繁荣,王华. 针灸学 [M]. 北京:中国中医药出版社,2018:9-16.
[2] 赵颖稚. 从足阳明胃经论治经前期综合征的临床疗效观察 [D]. 北京:北京中医药大学,2020:37-40.
[3] 辛思源,张鹏,林驰,等. 从经脉脏腑角度探讨痛经病位胞宫与经穴效应的关系 [J]. 中华中医药学刊,2015,33(08):1883-1887.
[4] 郭长青. 膀胱足太阳经、肾足少阴经生理功能初探 [J]. 北京中医药大学学报,1994(03):15-17.
[5] 殷振瑾. 足少阳胆经和足厥阴肝经生理功能的《内经》文献研究 [D]. 北京:北京中医药大学,2008:79-81.
[6] 邹婷婷,诸毅晖,陈星宇,等. 浅析心包代心受邪 [J]. 亚太传统医药,2017,13(20):93-94.
[7] 陈旭. 针灸治疗痛经的取穴规律研究及痛经的流行病学调查 [D]. 北京:北京中医药大学,2008:8-12.
[8] 连方. 中西医结合生殖医学 [M]. 北京:人民卫生出版社,2017:89-101.

第五章　女性生殖疾病的特色望诊和脉诊

第一节　尤氏妇人特色望诊

《黄帝内经》最早提出不孕症病名，并提出了通过人中沟的形态来判定有子与否，是以望诊的方法诊断女性不孕症的最早记载，脉诊方面亦有肾脉微涩为女子不孕之脉象的记载。

《丹溪心法》载："欲知其内者，当以观乎外，斯以知内。盖有诸内者，必形诸外。"望诊为中医四诊之首，所谓"望而知之谓之神"。尤昭玲教授谨守病机，强调络病理论的重要性，与十二皮部息息相关，是脏腑、经络病变在体表皮部的反映。胞络隶属阴络，阴络在内，不易审察，阳络在表，浅表之阳络可反应脏腑病变。通过观察络脉的颜色及形态改变，可预测脏腑经脉相关病变，同时还可诊察疾病。尤昭玲教授立足临床，结合络脉望诊，巧用察"形"观"色"以辨女性生殖内分泌功能，由表及里，见微知著，认为眼睛、人中、唇部、鱼际及舌象等局部络脉望诊与胞宫联系尤为密切，熔炼出"望眼辨巢之盛衰、望人中辨宫诊孕育之难易、望唇以辨内膜之生长、望鱼际以观胞宫之寒凉、望舌辨瘤以察癥积之所在"特色诊法。结合问诊、闻诊和切诊以及现代医学的一些检测结果进行综合分析，四诊合参，整体审察以确定脏腑经络气血的病变性质，作为女性生殖疾病辨证施治的依据。正如《黄帝内经》所载："善诊者，察色按脉，先别阴阳，审清浊，而知部分；视喘息、听声音，而知所苦。"

一、望眼——辨卵巢之盛衰

《灵枢·大惑论》载："五脏六腑之精气，皆上注于目而为之精。精之窠为眼，骨之精为瞳子，筋之精为黑眼，血之精为络，其窠气之精为白眼，肌肉之精为约束，裹撷筋骨血气之精而与脉并为系，上属于脑，后出于项中。"尤昭玲教授认为，肝开窍于目，女子以肝为先天，肝为藏血之脏，女子以血为本，经、带、胎、产之种种疾病，无不与肝密切相关，故将卵巢功能与中医的"五轮"学说相结合，根据整体观念，认为女性卵巢功能的盛衰直接影响着女性的机体状况，因此眼睛局部的变化亦可间接反映卵巢功能。

卵巢功能正常者当火轮锐眦、内眦外侧红润光彩；气轮白睛色白而润泽明亮，无充血；风轮黑睛色青而有光泽，黑睛与白睛黑白分明而无交融错接；水轮转动灵活，光彩有神；肉轮眼睑色黄丰润而有光泽。卵巢功能低下则火轮锐眦、内眦呈青褐色，外侧可见斑块或斑点；气轮白睛均匀性充血，泪水汪汪；风轮外缘呈放射状，黑白交融；水轮无神、无光、忧郁；肉轮眼睑色灰暗无光泽。

二、望鼻唇沟——诊孕育之难易

人中指鼻唇沟，人中诊法是中医望诊的特殊诊法之一。《灵枢·五色》载："面王以下者，膀胱、子处也。男子色在于面王，为小腹痛，下为卵痛，其圜直为茎痛，高为本，下为首，狐疝，阴之属，女子在于面王，为膀胱子处之病。"这直接说明了人中与男女泌尿系统及生殖系统的密切关系。尤昭玲教授认为人中位于鼻与唇的正中部位，此处能显示肾气精微之盛衰，反映命火生机之存亡，所以临床观察此处能很好地反映卵巢功能。

尤昭玲教授诊察人中主要包括望色质、辨形态。①生殖功能正常：人中形态为整齐端直，略呈上窄下宽的梯形，沟道深浅适中，沟缘清晰均匀对称，色泽明润，黄中透红，表明肾气盛阳气充足，提示生殖系统发育良好。②生殖功能异常：人中短浅、沟呈扁平状；人中色泽偏暗且枯槁，或者是有明显的色素沉着，均为肾虚不孕的信号，表明女性生殖器官发育较差、功能减弱。

三、望唇——辨膜识巢之长养

唇诊是中医望诊不可缺少的组成部分，尤昭玲教授依据张仲景曰："病人胸满唇疾舌青，口燥，但欲漱水不欲咽……为有瘀血。"

"脾胃、大肠、小肠、三焦、膀胱者，仓廪之本，营之居也，其华在唇、四白。"足阳明胃经之脉环于口唇，脾胃乃后天之本、气血生化之源，加之冲任二脉亦上行绕于口唇，故尤昭玲教授认为唇是反映全身气血情况的重要器官，根据中医整体观及全息理论可以通过唇来判断胞宫及胞络血液运行情况，有无血瘀存在，可以判断子宫内膜血液及卵巢血液运行情况，以此判断患者怀孕的难易，且能预知怀孕后胎儿发育情况。

嘴唇红润，干湿适度，润滑有光，表明脾胃之气充足、血脉调和，子宫内膜及卵巢血供良好；唇色青紫晦暗，说明子宫内膜及卵巢血供差，影响卵巢排卵功能及胚胎着床，致其不孕或胚胎停育。

四、望舌——辨瘤察病之所在

尤昭玲教授根据古籍理论及多年临床经验，认为舌诊在妇科疾病诊断治疗中是不可或缺的一环，特别是在妇科及乳腺肿瘤的望诊中尤其重要。舌为心之苗，五脏六腑直接或间接通过经络与舌相联系。舌质以荣润红活为善。曹炳章《辨舌指南》载："辨舌质可辨脏腑之虚实，视舌苔可察六淫之浅深。"妇女之经、带、胎、产等生理特点均是人体脏腑气血生化作用的表现。当脏腑功能失常、气血失调、冲任受损而引发妇科疾病时，必定会引起舌象发生相应的病理变化。①卵巢功能正常：舌质淡红光润，苔薄白。②卵巢功能不良：舌质胖嫩，舌边有齿痕，此为阳虚湿盛，脾肾两虚，皆因失血失液致阴损及阳；或舌质坚敛瘦小，此为血虚、阴精不足之征；或舌青紫暗甚有瘀点、瘀斑，多为气滞血瘀，瘀血内阻；或全舌泛现蓝紫色，多表现为子宫肌瘤、卵巢囊肿、多囊卵巢综合征等病症；或舌淡暗不荣润者，则主肾虚，为肾气不足，精血不能上荣之故，其特征是黯滞而淡，无润泽之色，与血瘀之紫暗不同；以上舌象均提示卵巢功能不良。

五、望鱼际——观胞宫之寒凉

"手为人身一太极"，手诊是中医传统诊病方法之一，是中医诊断学四诊的组成部分，为颇具特色的传统诊法。尤昭玲教授望掌主要是通过观察患者手掌大鱼际处的皮肤及肌肉形态、色泽以及鱼际部络脉的分布及形态、色泽的变化来诊断疾病证候。根据生物全息理论，肾区中点到掌根纹的竖直平分线的中点即为生殖区的中点，位近两鱼际交角处，可反映女性的子宫、输卵管、卵巢等妇科疾病。大鱼际所处部位是手太阴肺经走行的末端，内应于肺；大鱼际掌纹形态特征是中医学"肾虚质"的外在表现。《灵枢·经脉》载："诸脉之浮而常见者，皆络脉也。"又因鱼际处络脉浅表，易于观察，故侧重于观鱼际处络脉色泽的变化及形态分布以判断病性寒热、脏腑气血虚实。①胞宫正常状态：掌色呈粉红色，光润，活跃有神；大鱼际色红润，表面皮肤润泽，纹理细腻，扪之柔软。②胞宫异常状态：大鱼际青紫，往往伴手掌冰凉，盖青色为厥阴风木之色，肝胆之色，主寒证、痛证、瘀血，为寒凝气滞、经脉瘀阻的气色，甚则呈青紫色，均提示宫寒，卵巢功能不良。尤昭玲教授亦认为皮肤布满皱纹，青筋突出，如枯柴般，如老人之手，或手细长，如柳叶状，均提示卵巢功能不良。尤昭玲教授同时强调指出，生理状态下人体络脉的色泽亦可随季节变更及当时所处环境之变而变，故单从色泽变化不能准确判别，当将脉络色泽和形态的改变结合起来，才能正确分析判断出病症的寒热属性、虚实状态及在气、在血。

第二节　妇女脉诊

妇女之脉较男子柔弱，但至数均匀，尺脉较盛。

一、月经脉

正常情况下，月经将至，或正值经期，脉多滑利。若脉缓弱者，多属气虚；脉细而无力者，多属血虚；脉沉细者，多属肾气虚；脉细数者，多属肾阴虚或虚热；脉沉细而迟或沉弱者，多属肾阳虚或虚寒。脉弦者，多属气滞、肝郁；脉涩者，多属血瘀；脉滑者，多属痰湿；脉沉紧者，多属血寒；脉沉濡者，多属寒湿；脉滑数、洪数者，多属血热；脉弦数有力者，多属肝郁化热。

二、带下脉

带下脉与一般常脉同。带下量多，脉缓滑者，多属脾虚湿盛；脉沉弱多属肾气虚损；脉滑数或弦数者，多见湿热；脉濡缓者，多见寒湿。

三、妊娠脉

孕后六脉平和而滑利，按之不绝，尺脉尤甚，此属妊娠常脉。若妊娠脉沉细而涩或尺弱，多属肾气虚衰；若妊娠晚期脉弦劲急，或弦细而数，多属肝阴不足，肝阳偏亢。

四、临产脉

临产脉又称离经脉，指临产时六脉浮大而滑，即产时则尺脉转急，如切绳转珠，同时可扪及中指本节、中节甚至末节两侧的动脉搏动。

五、产后脉

产后脉多见虚缓平和。若脉浮滑而数，多属阴血未复，虚阳上泛，或外感实邪；脉沉细涩弱，多夹瘀证；脉浮大虚数，多属气虚血脱。

第三节　尤氏妇女特色双手诊法

尤氏妇女特色双手诊法包括双手寸关尺诊、双手鱼际诊、双手指尖诊及双手指甲诊四步。具体操作步骤为医者用右手的食指、中指、环指诊患者的左寸、关、尺脉位，候心、肝、肾，同时用左手的食指、中指、环指诊患者的右寸、关、尺脉位，候肺、脾胃、命门，分别用浮、中、沉三种指力在短时间内一气呵成，三部九候，左右对比。三部脉诊结束后，医者紧接分别用左右大拇指指腹从小鱼际、掌根到大鱼际进行弧形触摸行双手鱼际诊，鱼际诊结束后医者双大拇指继续滑至大拇指尖，余四指腹从腕纹过掌心往四指尖处触诊，最后翻转手掌，医者以各指腹迅速刮拭指甲以行指甲诊的一种复合脉色诊法，是尤昭玲教授融炼的女性"六诊法"之一，也是尤昭玲教授独创的尤氏妇女特色双手诊法，通过四步脉诊来掌握妇女病证虚实寒热等特性来辨治疾病的特色方法（图5-1）。

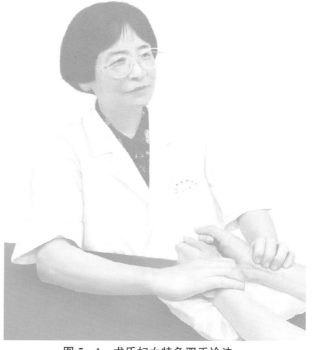

图5-1　尤氏妇女特色双手诊法

一、三部脉诊脏腑之盛衰

双手妇女诊脉之初先行双手寸关尺诊，总按左右脉象，感受六部脉象总的脉体信息，初步了解患者整体情况虚实性质；其次左右对比按脉，左脉候心肝肾，主精主血主阴，右脉候肺脾胃、命门，故主气主阳，左右对比按脉以了解机体气血阴阳盛衰；最后分部按脉，了解各脏腑虚实寒热、五行生克情况，是进行脏腑辨证的重要环节，两手持脉时需在时间、空间、维度上保持一致性，平心静气、仔细体会各部脉象的脉体变化，比较分析其所候脏腑的气血阴阳状态，进而指导辨证处方。

二、鱼际色诊巢宫之寒凉

双手寸关尺诊后再进行双手鱼际诊法，通过观患者双手大小鱼际局部颜色形态和察其寒凉，以判断是否有脉络瘀堵和宫寒情况。根据生物全息理论，把手掌当作一个人的整体缩影，以中指为身体的正中分界线，手指尖方向表示身体的上部，手掌根部方向表示身体的下部。

根据中医经络学说，大鱼际所处部位是手太阴肺经走行的末端，内应于肺。在经脉连属上，肾脉连肺最为独特。心、肝、脾、肾四脏，唯有肾经主脉上入肺中。如《灵枢·经脉》"肾足少阴之脉，其直者，从肾上贯肝膈，入肺中"；《灵枢·本输》"少阴属肾，肾上连肺，故将两脏"；《素问·病能》"少阴脉贯肾络肺"；《素问·水热穴论》"少阴者，冬脉也，故其本在肾，其末在肺"。另《素问·阴阳应象大论》载："阳化气，阴成形。"马莳在注解本条文时载："阳化万物之气，而吾人之气由阳化之；阴成万物之形，而吾人之形由阴成之。"皮肤在胚胎第 13 周开始发育，大约在第 19 周左右形成。大鱼际掌纹细腻润泽或粗糙欠润泽与否是与肾主生殖发育的功能紧密相连的。大鱼际掌纹粗糙而欠润泽的现象，提示肾在胚胎发育（成形）过程中，由于其阴精（或阴津）不足，不能濡润肌肤所致。大鱼际皮肤组织失于致密而粗糙，直接或间接地反映了全身腠理的疏松。腠理的致密疏松与否，卫气也起着重要的作用。细究之，卫气的生成与肾脏也有着密切的关系。故鱼际红润或细腻润泽与否与肾主生殖发育的功能紧密相连。《灵枢·经脉》载："诸脉之浮而常见者，皆络脉也。"又因鱼际处络脉浅表，易于观察，故侧重于观鱼际处络脉色泽的变化及形态分布以判断病性寒热、脏腑气血虚实。

尤昭玲教授充分认知鱼际与脏腑及经络关系，根据中医整体辨证理论及现代全息生物理论创建"望际识宫"的特色妇科诊法。鱼际望诊是通过观看患者手掌根及大鱼际处的皮肤及肌肉形态、色泽以及鱼际部络脉的分布及形态、色泽的变化来诊断疾病证候的诊断方法。尤昭玲教授根据双手鱼际颜色的青紫程度及范围大小判断有无子宫寒凉情况。认为大鱼际色红润，与整个掌面色泽一样，则提示无宫寒；若大鱼际局部络脉色青或黑，甚则扭曲如蚯蛐状，或呈团块奎滞于局部，突出掌面则提示宫寒，因寒性收引，故络脉扭曲，为寒凝气滞、经脉瘀阻之象。

三、指尖细诊经脉之畅滞

双手鱼际诊后接着行双手指尖观诊经脉之畅滞。在中医五行学说中，五指属五行分别代表五脏。大拇指属土，统领脾胃；食指属木，与肝胆有关；中指属火，与心关系密切；环指属金，与肺有关，代表呼吸系统；小指属水，与肾有关，主藏精、生殖之大计。故拇指反映肺脾的功能，主全头，反映人体整体素质的强弱。中指为心包经所过，反映心和神志的问题，主头顶，可判断心脑血管功能的正常与否，元气是否充足。小指为心经和小肠经所过，反映心肾的问题，主后头，与心、肾、子宫、睾丸等器官关系密切。

根据脏腑经络理论及生物全息理论，人体的脏腑通过经络与四肢形骸有着千丝万缕的联系，经络是气血运行的通路，脏腑通过经络与肢体末端进行气血、物质交换，从而保持人体健康，并且人体的五个手指头均有经络分布，如大拇指为手太阴肺经，食指为手阳明大肠经，中指为手厥阴心包经，环指为手少阳三焦经，小指为手少阴心经和手太阳小肠经。十二正经中手之三阴、三阳均与手相连。根据全息对照原理，同名经相连，手之大拇指对应足之大拇指。那么，拇指肺经-足太阴脾，食指大肠经-足阳明胃，中指心包经-足厥阴肝，环指三焦经-足少阳胆，小指内侧心经-足少阴肾，小指外侧小肠经-足太阳膀胱。"经络所过，主治所及"手部反映了五脏六腑的健康信息，故细观五指可观经脉之畅滞，如小指偏曲，代表心与小肠经脉不畅，功能较弱等。

四、指甲看诊气血之荣枯

双手指尖诊后翻转手掌，在手背行指甲诊以查看气血之荣枯。《灵枢·九针十二原》载："所出为井，所溜为荥，所注为俞，所行为经，所入为合，二十七气所行，皆在五俞也。""所出为井"的意思是说："井"穴多位于手足之端四肢爪甲之侧，喻作水的源头，是经气所出的部位，比喻各经脉运行从小到大，由浅入深，如地下所出，水的源头，故称井，指甲的每一个甲角都是十二经络经血所处的地方。《黄帝内经》载："阴阳交替生动气，动气者，十二经之根本。"所以指甲半月痕又称健康圈，是人体精气的代表。中医学认为："气不耗归于肝为血，血不耗归于肾为精，精不耗归于骨为髓。"指甲半月痕是一个精力、精髓的门户，甲床下有丰富的血管，这是人们真正观察气血循环的部位，也是阴阳经交界的地方，是个阴阳缓冲区，对五脏六腑的联系密切更加重要。所以半月痕是表示人体正邪的状况和推断疾病愈后状况的一个很重要的窗口。

血为阴，气为阳。气血是维持人体生理的一个重要的物质，所以通过看指甲气血之荣枯也可以看出很多身上的问题。身体很多的信息，阴阳交替的地方都在指甲反映出来。如指甲的颜色如果偏白，说明患者偏血气枯比较寒；如果偏红说明属热；如果偏黄，说明痰湿或肠胃疾病，若青紫属瘀血，黑色属毒或病，它是属瘀病毒或病重。通过观测指甲色泽及触摸感受指甲局部温度以探查患者指端气血之荣枯以辨别寒热瘀湿。

五、手指共辨脏腑之征象

《灵枢·本脏》载："有诸内者，必形诸外。""视其外应，而知其内。"因此，身体的局部可以反映整体，手的气、色、形态可以反映五脏六腑的生理病理变化。心—手："心为五脏六腑之大主"，心主血脉，心血充足，心气旺盛，则手部色泽红润。肺—手："肺主一身之气"，"经脉流动，必主于气"，手的摄纳有赖于肺来输布精微。如果肺气不足，就会出现体倦乏力，手足痿软。脾—手：《黄帝内经》载"脾主四肢"，"四肢皆秉气于胃"。脾胃的盛衰关系着精微的输布。脾气充足则手部肌肉丰厚，活动有力。肝—手：肝气之变动为"握"，言及手部之动态，肝血不足，筋失濡养，筋脉拘挛，则手足屈伸无力。"肝主筋，其华在爪"，如肝血充盈则爪甲坚韧、光泽、红润；肝血不足，则爪甲多薄而软，甚则苍白、干枯、变形而易脆裂。肾—手："肾其充在骨"，骨气坚硬则手足强劲，骨气不充则摄纳无力。因此，望手部色泽、活动、肌肉形态、爪甲、抓握能力等可观脏腑之征象。

参考文献

［1］陈峭，周娅妮，周晓玲. 周道红双手诊脉法与《伤寒论》"平脉辨证"少阴病脉象［J］. 实用中医内科杂志，2017，31（05）：16-19.

［2］杨克新. 图解刮痧拔罐针灸全书（全彩图解典藏版）［M］. 天津：天津科学技术出版社，2017.

［3］杨永琴，尤昭玲，游卉，等. 浅谈尤昭玲中医妇科特色望诊法［J］. 中华中医药杂志，2016，31（12）：5083-5086.

［4］刘井红. 糖尿病手诊的试验研究［D］. 北京：北京中医药大学，2005.

［5］石志勇. 小儿推拿五指配属五脏的理论依据［J］. 中医学报，2019，34（02）：230-233.

［6］刘井红. 手诊的基本原理及其诊断特色释义［J］. 中医药学刊，2005（01）：81-83.

［7］王文华. 指甲诊病［M］. 上海：上海中医学院出版社，1990.

［8］尹香花，尤昭玲. 望诊在中医妇科临证中的运用体会［J］. 湖南中医药大学学报，2009，29（03）：6-7.

［9］ 王肖，尤昭玲. 尤昭玲教授察"形"观"色"辨卵巢功能［J］. 湖南中医药大学学报，2013，33（05）：13‐14.

［10］ 刘未艾，展立芬，邢艺璇，等. 尤氏妇科特色诊法望眼识巢之理论初探［J］. 中华中医药杂志，2020，35（01）：164‐166.

［11］ 谈勇. 中医妇科学［M］. 北京：中国中医药出版社，2016：92‐125.

［12］ 曾倩. 尤氏女科临证心悟［M］. 北京：中国中医药出版社，2017.

第六章 女性生殖疾病的特色治法

第一节 调泡八法

卵泡的发育、位移、排卵具有特定的时间和空间规律，在腔内妇科三维彩超（3D-TVS）下可以动态监测卵泡在月经周期中的变化情况（图6-1）。以正常月经周期28日为例，在月经周期第11～第14日可以监测到卵泡的八类常见异常状态——"大、小、快、慢、多、少、扁、位异"，与卵子质量、能否顺利排卵与排卵时间密切相关，从而影响月经与孕育。治疗上，尤其在助孕、促孕阶段应在辨病、辨证、立法处方基础上，根据卵泡发育的异常状态予以精准干预，即"精准调泡"。

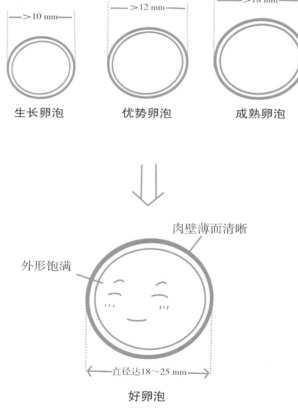

图6-1 卵泡生长发育图

一、大则敛泡

卵泡直径18～22 mm表示卵泡成熟并即将排出。当月经周期第11～第14日，卵泡直径＞22～25 mm则提示卵泡过大，难以排出而发生黄素化，形成黄体囊肿。针对卵泡过大难排，临证予以酸收敛泡，使最大卵泡缩小，更能按时离巢。

二、小则扩泡

当月经周期第 11～第 14 日，卵泡直径＜16～18 mm 即自主排卵，则卵泡过小，卵泡质量不佳，导致受精困难，或胚胎质量不佳发生流产等。针对卵泡过小排出，临证予以补肾健脾，填精扩泡。

三、快则减速

卵泡发育至优势化并离巢排出有固定的时间。当月经周期第 10 日或以前，卵泡就优势化或达到排卵大小，或卵泡生长速度直径＞（2～3）mm/d，则认为卵泡发育过快而质量不佳，尤其在 IVF-ET 助孕中，卵泡过早发育时取卵常见空泡。针对卵泡生长速度过快，临证予以酸收减速，使卵发育速度渐慢，延长精微储备时间，以提高卵子质量。

四、慢则加速

当月经周期第 14 日以后仍未见有优势化卵泡，或优势卵泡生长速度直径＜1 mm/d，则认为卵泡发育过慢甚至萎缩不长。针对卵泡发育过慢，临证予以健脾益肾、益气养血、填精养泡以增速。

五、多则灭泡

每个周期之中，卵巢中窦卵泡数量应不多不少，周期中单侧卵巢内卵泡数量＞10～12 个，则认为卵泡数量过多，卵巢多囊样改变；卵泡数量＞25 个即为蜂窝状改变。小卵泡数量过多，则无法聚精会血以供优势化卵泡发育，而相继凋亡。针对卵子数量过多，临证予以收敛灭泡。

六、少则增泡

月经周期中，排卵前双侧卵巢卵泡数量＜9 个，或单侧卵巢数量＜6 个，则认为卵泡数量减少，可能存在卵巢储备功能降低，影响生殖能力。针对卵泡数量减少，临证予以补肾填精，养巢增泡。

七、扁则充泡

接近排卵期的优势卵泡呈椭圆形或圆形，形态饱满，主要靠卵泡液增多、充满卵泡腔。优势卵泡径差 2～4 mm 以内视为正常卵泡形态，当围排卵期卵泡径差＞4 mm，则考虑卵泡发育不良、卵泡液不足导致卵泡张力下降，形态扁而不饱满，可能影响卵子排出。针对卵泡形态扁塌，临证予以育阴增液以充泡，少佐宣散，补而不滞，助泡离巢。

八、位异移泡

优势卵泡长大同时向卵巢边缘移动，接近排卵时，卵子靠近卵巢表面且一侧外凸无卵巢组织覆盖，形成排卵条件。当优势卵泡位置居中，则提示卵泡可能难以排出。针对卵泡位置异常，临证予以理气活血，宣脉散滞。

第二节　调膜十法

在 3D-TVS 下通过动态的立体成像，能完整、精确地呈现生殖链终端的病变。了解超声下正常子宫内膜声像及血流频谱特征，并将其异变表现归纳为"子宫内膜十态"——"病、压、厚、薄、断、缺、僵、乱、阻、失"，此为"精准辨膜"。根据"子宫内膜十态"，在辨病、辨证、立法选方基础上，随症予以药对加减，为"精准疗膜"。

一、病则疗膜

针对子宫内膜病变，临证予以疗膜除病，如子宫内膜炎者，予以清热解毒，扶正祛邪；子宫内膜囊性增生、子宫内膜息肉予以酸敛囊积；宫腔积液者，予以利湿祛液。如子宫其他疾病累及内膜，针对原发疾病治疗，则可病除膜顺。

二、压则舒膜

针对子宫肌层较大瘤体压迫内膜，导致宫腔线移位、内膜下血流异常者，临证予以缩癥舒压，根据瘤体性质，如为子宫肌瘤，则予以磨积消癥；子宫腺肌瘤，予以化瘀蚀癥。使得瘤体缩小、回退，减缓对内膜的压迫。

三、厚则敛膜

针对子宫内膜过厚，子宫内膜与卵泡发育不同步，排卵前内膜厚度＞10 mm，和/或排卵后内膜厚度＞14 mm，提示子宫内膜增生过度，临证予以酸涩固精，收敛内膜。同时针对导致内膜增厚的病因进行治疗，如炎症、内分泌紊乱等，使内膜恢复正常厚度，与卵泡发育同步，恢复其血液供应与血流灌注（图 6-2）。

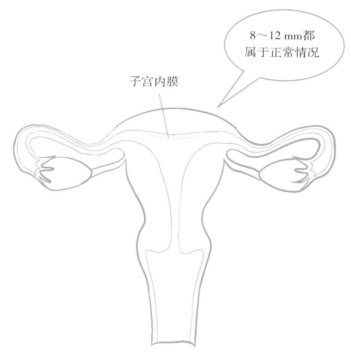

图 6-2　子宫内膜生长图

四、薄则增膜

针对子宫内膜过薄，同样属于子宫内膜与卵泡发育不同步，增生期内膜厚度＜6 mm，和/或排卵后内膜厚度＜8 mm，予以健脾补肾，养血益精，脾肾双补，通补兼施，胞宫精血旺盛，则内膜得养，经、孕乃成。

五、断则修膜

针对子宫内膜受损，超声下内膜连续性中断，临证治以接断补膜，予以健脾补气养血，佐以宣脉通络，使冲任柔畅，气血调达以修复内膜，恢复其连续性。

六、缺则补膜

针对子宫内膜严重受损后，内膜片状缺失，临证治以补肾健脾，益精养血，佐以宣脉通络，修易补难，故需重用填补精血，方能填补其缺，使其平整。

七、僵则动膜

针对子宫内膜蠕动减弱，处于相对僵硬状态，尤其是在行经期、排卵期，导致经血泻下不畅，或精子、受精卵运输效率减弱，临证治以益气宣络，增蠕促动。

八、乱则抚膜

针对子宫内膜蠕动太过或紊乱蠕动，尤其是着床期异常频率、强度、方向的蠕动，往往影响受胚胎着床，临证治以柔肝息风，抚膜安宫，以缓其急。

九、阻则宣膜

针对子宫内膜血流阻力增大，三维超声血流频率提示子宫内膜阻力系数＞0.8，提示子宫动脉阻力增大，如合并搏动指数＞2.8，考虑子宫内膜血流灌注受损，气、血、精、津难达以濡养内膜，临证治以散瘀通络，以通调冲任，宣畅胞宫。

十、失则润膜

针对子宫内膜血流（舒张期）缺失，子宫内膜血供减少，临证治以益气散瘀，理血润膜，通补兼施，方能给气血精津达内膜之通路，补而不滞。

综上所述，临证通过 3D-TVS 精准辨析子宫内膜常见十种异变表现，并予以中医特色辨证论治，针对异变，予以精准疗膜——"病则疗膜、压则舒膜、厚则敛膜、薄则增膜、断则修膜、缺则补膜、僵则动膜、乱则抚膜、阻则宣膜、失则润膜"，以恢复胞宫、冲任之气血流注，维持内膜正常结构与生理功能，改善子宫内膜容受性，方可经调孕顺。

第三节　中药外治

中药外治法是将药物直接作用在病灶处，避免了胃肠道的反应，且操作简单、疗效显著。常见的中药外治法主要有：中药灌肠、宫腔注药、中药外敷、中药熏蒸、艾灸等。尤昭玲教授常用中药外敷以治疗输卵管疾病（炎症或积水），以及子宫切口憩室导致经期淋漓不尽。

妇科外敷包：枳实、没药、茵陈、艾叶、虎杖、荜茇、荞麦、姜黄、茴香根等粗碎后取 200 g。

【用法用量】

（1）输卵管炎症：取外敷包 2 个，加热后分别放置于下腹部左右侧，每袋可用 3 日，每日敷 2 次，治以温经活血化瘀。

（2）输卵管积水：取患侧对侧躺卧位，将外敷包放置积水患侧，敷半小时后可跳绳 200 下，引导积水从阴道流出。

（3）子宫切口憩室：选择月经周期第 1～3 日使用，放置于下腹部，每袋可用 3 日，每日敷 2 次，治以通络散瘀、逼血离腔。

参考文献

［1］ 叶秀英，尤昭玲，冯桂玲. 尤昭玲教授应用时空观辨治卵泡发育异常经验浅析［J］. 湖南中医药大学学报，2013，

33 (02)：3 - 7.

［2］　梁晓. B 超监测排卵在不孕症临床中的应用 ［J］. 中国优生与遗传杂志，2001 (06)：106 - 108.

［3］　沈浣，田莉，刘斌. 不孕及反复自然流产患者小卵泡排卵的诊治意义 ［J］. 北京大学学报 (医学版)，2003 (02)：166 - 169.

［4］　卵巢储备功能减退临床诊治专家共识专家组，中华预防医学会生育力保护分会生殖内分泌生育保护学组. 卵巢储备功能减退临床诊治专家共识 ［J］. 生殖医学杂志，2022，31 (04)：425 - 434.

［5］　唐诗，邢艺璇，尤昭玲，等. "尤氏调膜十法" 辨治宫腔粘连子宫内膜容受性经验拾粹 ［J］. 中华中医药杂志，2023，38 (02)：670 - 674.

［6］　陈嘉明，刘芮，刘慧萍，等. 尤昭玲运用 "调膜十法" 治疗反复种植失败子宫内膜因素临证经验 ［J］. 中国中医药信息杂志，2023，30 (08)：170 - 175.

第七章　女性生殖疾病的针灸治疗

第一节　女性生殖疾病的针刺疗法

随着中医越来越被人们所重视，中医外治法在诸多疾病的诊治中展现出良好的疗效，其具有简、验、廉、效的优势，且患者接受程度高。女性生殖相关疾病种类较多，其中有相当一部分可以通过中医针刺来进行治疗。中医针刺疗法是中医外治法的一种，以中医基础理论为前提，根据脏腑经络学说，四诊合参，辨证施治，应用同病异治或异病同治方法，正确选穴并以合适的施术方式来进行治疗，可使患者症状或不良状态得到有效改善。

一、毫针针刺

毫针针刺，又称"体针疗法"，是以毫针为针刺工具，通过一定的手法刺激机体的腧穴，以疏通经络、调节脏腑，从而达到扶正祛邪、治疗疾病的目的。毫针疗法是我国传统针刺技术中最主要、最常用的一种疗法，是针刺疗法的主体，广泛应用于治疗内科、外科、妇科、儿科等科的多种常见病、多发病，疗效显著、操作方便且安全经济。冲任损伤是妇科疾病最重要的病机，因此妇科调经种子需要调整心肾-冲任-胞宫轴的功能，而现代研究也逐渐证实了肾-天癸-冲任-胞宫轴与现代医学中的下丘脑-垂体-卵巢轴在调节女性生殖内分泌上关系密切。近年来有研究表明针刺可调节女性下丘脑-垂体-性腺轴功能，调节内分泌及代谢紊乱，调节免疫系统，调节子宫血流动力学，促进卵泡发育与排卵、提高卵巢储备功能等作用。如余谦等采用针刺调补冲任法治疗妇科内分泌失调性疾病患者时发现针刺对女性下丘脑-垂体-卵巢轴可以产生良性调整作用，从而改善卵巢功能，促进月经恢复。卓缘圆等发现"调任通督针刺法"能促使多囊卵巢综合征患者月经周期恢复正常，增加子宫内膜厚度，促进卵泡发育成熟，还能有效降低血清促黄体生成素水平，改善卵巢功能，有效提高排卵率，且疗效优于口服克罗米芬。针刺疗法以中医理论为指导，具有疗效明显、操作方便且经济安全的特点，能够多系统、多靶点治疗生殖相关疾病。

二、电针疗法

电针疗法是用电针仪输出脉冲电流，通过毫针作用于人体经络腧穴以治疗疾病的一种方法。电针是毫针与电生理效应的结合，可以提高疗效，减轻手法捻针的工作量，针刺得气后，加用电针不同波频的动力增加刺激量，使治疗的兴奋效应占优势，可有效增强患者机体的代谢功能并通畅气血。电针作为中医特色疗法，可适用于毫针刺法的主治病症，加之电针作用于人体并非只是物理刺激，通过不同穴位、不同频率的电针刺激可以影响不同作用通路而调节人体多个方面，可广泛应用于女性生殖领域。西医认为，电针主要通过对中枢神经系统产生刺激，诱发神经冲动产生，进而刺激止痛因子的合成与释放以止痛；电针还可加强针刺感应，产生持续性刺激，以此促进子宫血液循环，改善局部血管痉挛。现代研究证实电针可通过作用不同通路影响神经、血管生成，改善胰岛素抵抗，提高内膜容受性，调节免疫等细胞因子的功能进而改善子宫内膜异位症相关症状。孙文萍等经实验研究发现，对三阴交、中极、关元等穴实施电针干预，可减轻实验性模型痛经大鼠的扭体反应次数，调节实验性模型大鼠子宫组织抑制宫缩物质的含量而达到镇痛作用。电针借助人体生物电流增强穴位刺激，能有效提高疗效，已经成为临床普遍使用的方法。

三、温针灸疗法

温针之名首见于《伤寒论》，但其方法不详。本法兴盛于明代，明代高武《针灸聚英》、杨继洲之《针灸大成》均有记载："其法，针穴上，以香白芷作圆饼，套针上，以艾灸之，多以取效……"近代已不用药饼承艾，在方法上有一定改进。温针灸是将针刺与艾灸完美结合的一种治疗方法，具有温通经脉、行气活血的功效，是针灸并用疗法的代表。针灸并用具有多方向、多层次、多靶点治疗的优势。经现代研究发现，针灸合用能够激发人体免疫因子的生成，提高机体免疫力；且能够改善微循环，促进局部血液循环和体液代谢；同时还能对传入神经感受器起到抑制作用，从而阻断神经冲动传导，影响痛觉刺激传入神经中枢，多种机制共同作用达到镇痛、解痉的目的。如王越等在研究中，发现温针灸可疏通经络、调畅气血、增强机体免疫力，还可消除炎症、调节辅助性 T 细胞 1（Thelper1，Th1）/辅助性 T 细胞 2（Thelper2，Th2）平衡作用、缓解腹痛，能有效治疗盆腔炎性疾病后遗慢性盆腔痛。苏文武等通过研究发现温针灸可增强优质冻融胚胎移植失败者的子宫腔血流灌注，提高子宫内膜容受性，从而提高再移植临床妊娠率。孙思邈指出"针而不灸，灸而不针，皆非良医也"，认为针刺与灸法结合疗效更佳。气血运行具有遇温则散，遇寒则凝的特点，温针灸则能深入机体，温通经脉，行气活血，补肾固元，临床多用于治疗虚寒血瘀之证，尤其适用于宫寒不孕、痛经、月经紊乱等妇科疾病。

四、揿针疗法

揿针是临床皮内针的常见类型，其能够刺入并长时间固定、埋藏于皮下，产生持续而稳定的刺激，通过调节卫气，激发机体卫外功能，达到治病的目的。留针的目的则在于候气或者调气，最终使气血调和、阴阳平衡，从而抗御病邪。揿针将埋针与运动疗法相结合，有利于增强行气活血、疏通经络、促进代谢等作用。现代研究发现揿针埋针能增强中枢神经系统各级水平所参与的针刺镇痛作用，对穴位的弱性持久刺激以改变周围机体的微观组织，促进代谢，起到调节脏腑功能的作用。因其操作简便、针体短小、刺痛感轻微，故患者耐受性高，在使用时仅达患者皮下，并不会对患者脏腑、神经或者血管等造成损伤，故适用范围广泛，临床上主要用于某些顽固性疾病、部分经常发作的疼痛性疾病的治疗，在内外科、妇科、儿科等方面均得到广泛的应用。如李虹虹等治疗药物流产患者时发现西药联合三阴交、合谷穴揿针，关元灸法在腹痛时间、排囊时间、阴道流血时间及月经恢复时间均短于单纯西药疗法，可有效终止早期妊娠，提高完全流产率，缓解患者疼痛，促进药物流产后康复。陈英等运用中药联合揿针、耳穴压贴治疗卵巢储备功能低下患者，其总有效率高于单纯运用中药组，能够有效提高患者的卵巢储备功能，临床疗效确切。

五、腹针疗法

腹针疗法是一种有别于传统针灸疗法的微针疗法，以神阙调控系统为核心，以腹部全息为基础，通过针刺腹部特定腧穴以达到调理脏腑经络功能，治疗全身疾病的目的。腹部与全身脏腑经络均有密切联系，各脏腑病变在腹部均有一定的反应，针刺腹部穴位，可以通调脏腑气血，从而治疗多种疾病。腹针疗法将腹部既定传统腧穴赋予新的全息概念，并结合临床实践总结出腹针新穴，将其一并应用到临床疾病的治疗中。同时，在针刺操作中，有别于传统针刺方法，其要求无痛，不追求酸、麻、胀、痛之针感，在临床治疗中大大减轻了患者对针刺的畏惧与不适感。腹针疗法具有确切而可靠的疗效，如赵铭峰运用薄氏腹针治疗 34 例痛经患者，使患者腹痛及其他伴随症状消失或明显减轻，且停止治疗后 3 个月均未复发。研究发现中药联合腹针治疗子宫腺肌病疗效肯定，可有效缓解患者的痛经症状，减少月经量，缩小子宫体积，改善子宫内膜容受性。腹针以其操作简便、无痛等特点与优势，广泛适用于内科、外科、妇科、儿科等多个学科。

六、浮针疗法

浮针疗法是符仲华创立的一种新型针法，是用一次性的浮针等针具在局限性病痛的周围皮下浅筋膜进行扫散等针刺活动的针刺疗法，因其有别于传统针刺方法，不刺入肌肉，只在皮下，像浮在肌肉上一样，故名"浮针"。浮针具有适应证广、疗效快捷确切、操作方便、经济安全、无副作用等优点，对临床各科，特别是疼痛的治疗有着较为广泛的作用。周娟在研究中发现浮针联合中药热敷治疗原发性痛经的效果显著，且远期疗效优于口服布洛芬胶囊。吴杨等研究发现红藤煎剂联合浮针可有效改善慢性盆腔炎腹痛症状及炎症指标，提高治疗效果。浮针以其独特的筋膜理论，结合再灌注活动手法，不良反应小，且远期效果佳，疗效满意。

七、腕踝针疗法

腕踝针疗法是近 40 年来极具特色的新兴疗法，为微针系统的一个重要分支，以经络学说中皮部理论为基础，在腕部或踝部特定部位针刺以治疗全身疾病的一种方法。腕踝针穴区共 12 个，其中腕部 6 个，踝部 6 个，取穴单一，操作简便，对机体损伤微小，安全而无针感，可疏通经络，调和脏腑，适用于多种痛证及脏腑疾病。现代研究证实腕踝针的镇痛效果显著，行针 5 分钟左右即可发挥止痛作用，同时对于血液流变学指标以及神经传导速度等方面也有一定的改善效果，可显著改善妇科腹腔镜全身麻醉术后患者的疼痛以及缓解术后不良反应。腕踝针疗法广泛应用于临床各科疾病中，以内科和妇科疗效最佳，尤其适用于经行腹痛的治疗。王洪彬等通过腕踝针疗法治疗原发性痛经，总有效率高达 90%，高于体针与布洛芬治疗。腕踝针疗法于皮下浅刺，且不要求患者出现酸、麻、重、胀等感觉，这种痛觉极其微小的针刺方法很好地规避了垂直针刺深度不易把控、针感过于强烈以及滞针等问题。在治疗疾病时，多与其他疗法或药物配合使用，以增强疗效。

针刺作为古代医家留给我们的宝藏，在五千年的历史长河中起到了不可或缺的作用。随着医学的进步，在诸多学者的共同努力下，针刺治病的机制被逐渐阐明，针刺治疗妇科疾病的范围也越来越广，未来针刺联合其他治法治疗妇科病必然会成为新的研究方向。面对纷繁复杂的妇科疾病，我们应该执简驭繁，发挥中医药和针灸的优势，争取在女性妇科生殖疾病治疗方面做出更大的突破。

第二节 女性生殖疾病的艾灸疗法

《医学入门》载："凡病药之不及，针之不到，必须灸之。"艾灸疗法是传统中医疗法中的一种，艾灸疗法简称"灸法"或"灸疗"，是以艾绒为主要材料，点燃后直接或间接熏灼体表穴位的一种治疗方法。也可在艾绒中掺入少量辛温香燥的药末，以加强治疗作用。《本草从新》载："艾叶苦辛，能回垂绝之阳，通十二经，走三阴，理气血，逐寒湿，暖子宫，止诸血，温中开郁，调经安胎……以之灸火，能透诸经而除百病。"艾草性苦辛温，善通十二经，可暖子宫，理气血，燃烧时产生的热力、红外线辐射力等通过脉络和腧穴的循经感传，使药力渗透入穴位通达诸经，促进局部气血运行，温通经脉，祛湿除寒，扶正祛邪，调和阴阳，增强抗病能力，起到防病治病、保健强身之功效，对慢性虚弱性疾病和风、寒、湿邪为患的疾病尤为适宜。

一、隔物灸

隔物灸首载于葛洪《肘后备急方》，是在艾炷与皮肤之间衬垫某些药物而施灸的一种方法，不仅具有艾灸温经散寒、扶阳固脱、消瘀散结、防病保健的功效，又因所选药物的不同凸显中医特色，临床上应用广泛。隔物灸通过对穴位的持续温灸，疏通痹阻的经络气血，振奋低下或者衰退的功能，平衡失调的阴阳，消除人体病痛，祛风散寒、消炎止痛、舒筋活络、活血利窍、恢复健康，延缓衰老。现代科学实验证实隔物灸对人体的神经、内分泌、免疫、消化、呼吸、循环、泌尿与生殖等系统的功能具有显著的调节作用。隔物灸又分为隔姜灸、隔盐灸及隔药饼灸等。

（一）隔姜灸

隔姜灸是用姜片间隔在皮肤和艾炷之间，将姜片和艾炷的效用结合并刺激人体相关穴位，从而达到防病治病和预防保健的目的。隔姜灸具有温养子宫，促进血液供应的作用。相关研究发现中药联合隔姜灸能有效改善原发性流产患者性激素及炎症因子水平，改善妊娠结局。隔姜灸对于女性痛经亦有良好疗效，如罗清平等进行临床观察发现隔姜灸神阙、关元穴可有效治疗寒凝血瘀型原发性痛经。

（二）隔盐灸

隔盐灸是把盐置于艾炷与皮肤之间，将盐作为衬垫间隔物的艾灸方法，具有温中散寒、回阳救逆的功效。孙思邈也非常重视隔物灸的应用，常使用隔盐灸来治疗淋证、房事不节之虚劳、脱证等病症。隔盐灸集艾灸、盐、穴位三者作用为一体，发挥药、穴、灸三者的协同作用，在临床上广泛地应用于各科疾病的治疗。研究证实，隔盐灸神阙穴治疗寒凝血瘀型原发性痛经，临床有效率及痛经症状积分改善程度均优于针刺疗法。隔盐灸神阙穴联合盆底肌生物反馈电刺激治疗女性压力性尿失禁在 72 小时尿失禁频率、生活质量评价量表、肾阳虚症状评分方面的改善均优于单纯盆底肌肉电刺激生物反馈疗法。

（三）隔药饼灸

隔药饼灸可分为两类。一类为单味中药或加 1～2 味辅助中药研末制作而成的隔药饼灸，如隔附子饼灸等；另一类系将复方中药煎汁或研末后加入少量赋形剂制成小饼状，并隔此药饼用艾炷灸或艾条灸的一种间接灸法。隔药饼灸具有艾灸和药物的双重作用，适用于各种慢性疾病。如徐凤荣采用隔药饼灸治疗慢性盆腔炎，以红花、丹参、血竭、败酱草、重楼、红藤、生薏苡仁、香附、木香、枳壳等药物按同等比例研成细末制成药饼，将药饼置于关元、中极、归来、足三里和三阴交穴处进行艾炷灸，总有效率达 98.4%。杨艳等分别运用隔药饼灸、戊酸雌二醇片治疗卵巢储备功能减退，发现隔药饼灸治疗在延长月经来潮日数、增加月经量和改善临床症状方面优于西药治疗，还能提高卵巢储备功能，调节机体性激素水平。

二、督脉灸

督脉灸又称"督灸""铺灸""长蛇灸""火龙灸"，是由传统隔物灸发展而来，即在督脉上铺敷中药、姜泥，将艾绒置于督脉上施灸，通过大面积温灸，借助督脉总督阳气的作用，振奋人体阳气，激发脏腑功能，协助驱邪外出，达到防病治病的目的。相比于传统艾灸法，督脉灸具有受热面积大、温热效应强、见效快等特点。督脉灸以中医整体观念和经络辨证学说为指导，既有药物对穴位的刺激作用，经络的激发传导功能，又有药物自身的渗透吸收作用，综合经络、腧穴、药物、艾灸、发泡等多方面因素，从而达到培元固本、调理脏腑、温阳散寒的功效。其作用持久，疗效可靠，安全无毒副作用，从根本上提高机体的抵抗力和免疫力。督脉灸多适用于免疫性疾病、脊柱关节疾病、呼吸系统疾病及女性妇科相关疾病。张方璐等运用督脉灸联合穴位敷贴能够显著改善原发性痛经患者的经期疼痛和睡眠质量。在杨玉玲的研究中，发现中药联合督脉灸能明显改善中医证候及盆腔体征，消除盆腔包块和积液，抑制炎症反应，分解组织粘连，促进瘢痕修复，达到治疗慢性盆腔炎的目的。督脉灸疗法基于"外治之理"原则，进行了继承创新，将经脉腧穴、药物、艾灸融于一体，因病而治，因人而治，极大地发挥了各因素的综合作用，在妇科生殖疾病上有广阔的应用前景。

三、任脉灸

任脉灸属于传统针灸疗法中灸法的一种，是在腹部任脉段进行隔姜、隔药物灸，通过任脉的经络疏通，隔姜灸的温通，药物的渗透共同作用于人体，具有补阳不伤阴，滋阴且调阳，最终达到调和阴阳，未病先防，既病调体的目的。任脉灸疗法选择的是一段经脉进行隔姜或隔药物灸，具有施灸面积广、火力大、持久深透等特点，可最大限度地调理五脏六腑及全身气血，对于内脏虚寒性病证，特别是原发性痛经、盆腔炎、产后身痛等妇科疾病疗效显著。杨冬梅等分别运用中药联合任脉灸、雌二醇地屈孕酮治疗薄型子宫内膜不孕症患者，经过实验验证，中药联合任脉灸在改善月经量、经期行经时间及调经疗效优于西医对照治疗，可有效提高妊娠率，缩短患者受孕时间。岳红等通过任脉火龙灸与口服布洛芬胶囊的对照实验，发现火龙灸疗效明显优于药物治疗，其不良反应少，安全性更高，且临床疗效更持久，可远期改善患者痛经症状。传统艾灸疗法取材多选用艾炷、艾条，点燃后将其置于辅助灸器或手持施灸，用辅助灸器施灸部位局限，手持施灸耗费人力，任脉灸操作简便，安全性高，患者易于接受，临床应用广泛，且效果显著，为患者解除疾病困扰的同时改善体质，提高生活质量。

四、雷火灸

雷火灸是一种应用广泛的中医传统疗法，集灸、药外治法于一体，用多种中药粉末加上艾绒制成艾条，施灸于穴位之上。根据不同的药物配伍，具有补益肝肾、散寒祛湿、活血化瘀、通络止痛、扶正祛邪等多种功效。雷火灸是以中医经络学说为基础，利用药物粉末燃烧时产生的热力、红外线辐射力、药化因子以及物理因子，通过脉络和腧穴的循经感传达到温通经脉、调节人体功能的作用，产生了灸法的"综合效应"，扩大了中医火热灸法治疗的范围，目前广泛应用于临床各科，且疗效明显。徐丽萍通过观察发现，雷火灸联合内异痛灵汤可有效改善子宫内膜异位症患者盆腔疼痛临床症状。阳秀芳研究发现，产后宫缩痛患者接受雷火灸治疗有助于其疼痛程度的减轻以及临床治疗效果的改善。雷火灸具有使用方便、无需经人体代谢、不会造成针刺疼痛不适感、不良反应少的特点，且其燃烧产生的药味清香让患者更易于接受。

五、麦粒灸

麦粒灸是将艾绒搓成麦粒大小艾炷直接放于施灸的穴位上，用线香点火使之燃烧，在患者灼痛感明显的时候移去正在燃烧的小艾炷，如此反复施灸 3～7 壮，以局部皮肤潮红为度的艾灸疗法。麦粒灸既具有灸法温通的特性，又具有腧穴刺激点准确、温热力深透的特点，常用于痛症的治疗。如王凌燕等选取关元、三阴交、次髎穴行麦粒灸以治疗原发性痛经，比西药对照治疗总有效率高 20%，且麦粒灸的短期和长期疗效均比西药治疗显著。陈周阳采用麦粒灸联合针灸与单纯针灸治疗寒瘀型痛经对比，发现麦粒灸联合针灸总有效率显著高于对照治疗。麦粒灸法归属于艾灸中小艾炷直接灸的范畴，形小如麦，刺激看似表浅，但只要适当控制其作用时间即产生明显的灼痛，产生如同针刺一般作用，加之其温热的作用，从而兼具了作用点精准、温热力渗透两方面的特性。"小刺激大反应"就是对麦粒灸最好的概括。

六、热敏灸

热敏灸是采用点燃的艾材所产生的艾热悬灸热敏态穴位，激发透热、扩热、传热、局部不（微）热远部热、表面不（微）热深部热、非热觉等热敏灸感和经气传导，并施以个体化的饱和消敏灸量，从而提高艾灸疗效的一种新疗法。清代吴谦《医宗金鉴·刺灸心法要诀》载："凡灸诸病，必火足气到，始能求愈。"灸法的温热效应不仅是灸热自身引起的，也是机体自身出现温热感传的结果。热敏灸通过确定热敏化穴位，合理掌控灸感以及灸量，促使艾灸起到温补脾肾阳气、通经散寒，温养肾精促进天癸至，进而引导女性的生殖机能恢复正常。曹淑华通过研究发现卵巢功能不全患者使用热敏灸治疗，可调整机体激素水平，改善卵巢功能，提高临床疗效。热敏灸治疗原发性痛经 Meta 分析显示其有效率和治愈率均优于西药和传统艾灸、温针灸、隔姜灸等其他针灸疗法，具有疗效高且稳定、不良反应少、安全性高等优点。因此，临床上原发性痛经的治疗可优先考虑热敏灸疗法。热敏灸相对于传统艾灸来说，综合传统艾灸中的回旋灸、雀啄灸和温和灸，多种灸法使腧穴发生动态性改变，使病变相关穴位由静息状态转化为动态状态，可产生多种热觉或非热觉现象，以温调气血，疏通经脉，沟通脏腑，从而达到"气至而有效"的作用。热敏腧穴随疾病的发生而产生，随病情的改善而减轻或消失，有其特异性的分布特征。在妇科疾病治疗中，小腹部、腰骶部、下肢部等是热敏化腧穴高发区，腧穴热敏化现象与妇科疾病具有高度相关性，热敏灸疗法在妇科疾病中有较广泛的应用，尤以原发性痛经、慢性盆腔炎与不孕症研究较多。

七、妇科生殖特色艾灸疗法

妇科生殖特色艾灸疗法是在传统灸法基础上，参考筋膜灸疗法理论，结合妇科生殖的生理病理特点所提出的艾灸疗法。筋膜灸疗学用现代语言诠释了传统中医的核心理论和灸疗的作用机制，对艾灸治疗妇科生殖疾病有较好的临床指导意义。以下介绍3种妇科常用的生殖特色艾灸疗法。

（一）生殖调理灸

现代人生活节奏快，生活压力大，女性在考虑怀孕时，往往因为平常生活习惯不良等原因导致难以受孕，临床上可以通过生殖调理灸进行调理治疗。生殖调理灸是一种根据患者临床症状，进行辨证取穴，在其穴位上针刺后行温针灸或直接在穴位上使用隔药饼灸（附子饼）的灸法，此法属于筋膜灸疗法中的"点灸"，具有烟雾小、传感明显、疗效直接持久的特点。生殖调理属于体质调理的一种，人体体质的调理是一个长期的过程，生殖调理灸既具备"点灸"疗效持久、灸面小、但疗效专的特点，又兼顾到需要辨证取穴的灵活性，有利于适应生殖调理过程中患者体质情况的变化，提供更好的艾灸疗效；倘若没有时间到医院进行治疗，也可以自行遵照医师的指导，在合适穴位上行、艾条灸（温和灸、回旋灸、雀啄灸）、隔姜灸等，真正做到了因人制宜、因时制宜、因地制宜（图7-1、图7-2、图7-3）。

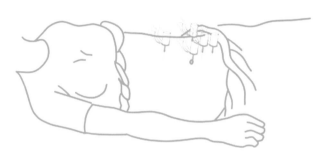

图7-1　温针灸

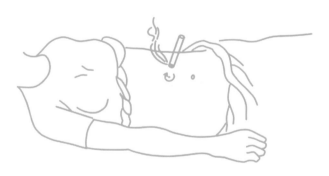

图7-2　艾条灸

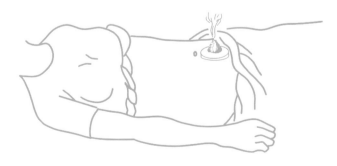

图7-3　隔姜灸

（二）养膜灸、养巢灸

如果将妊娠比作一棵幼苗发育的过程，那么内膜就是孕育种子的土壤，卵巢就是种子的原产地。贫瘠的土壤无法培育出一棵健康的幼苗，种子自身条件差也无法苗壮成长。一个良好的妊娠结局，既要子宫内膜的条件好，又要卵泡的质量佳，而卵泡的质量又依赖于卵巢的功能，内膜与卵巢功能正常都是促成孕育的必要条件。养膜灸、养巢灸是在尤昭玲教授临床应用养膜方、养巢方的经验指导下，调理内膜与卵巢的特色艾灸疗法，即根据子午流注的规律，适时在患者脐周以及下腹进行隔姜灸或隔药饼灸。将生姜和养膜方（或养巢方）药物混合打成末，铺成 2～3 cm 厚度，覆盖住患者脐周及下腹，在其上置一壮直径 5 cm 左右，高 7～8 cm 的艾炷，将其点燃，一般灸 3 壮为宜，其温热效应可持续 40 分钟左右，疗效明显（也可将养膜方或养巢方煎汁后加入少量赋形剂和皮肤促透剂制成药饼，依照前法进行艾灸）。此法属于筋膜灸疗法中"面灸"，具有灸疗范围较大、局部面积温热、刺激强的特点。胞宫为奇恒之腑，靠脏腑、经脉及奇经八脉的濡养，而内膜与卵巢又依赖于胞宫生理功能的正常运行，养膜灸、养巢灸灸疗部位位于胞宫附近，且遍布众多调理内膜、卵巢功能的穴位，十二经脉气血运行的盛衰开阖均有既定的时辰，根据临床症状辨证之后，在所盛之经的开穴时辰进行艾灸，增加治疗的敏感性，温热效应直达病所，效达力专，能有效调理子宫内膜与卵巢功能（图 7-4）。

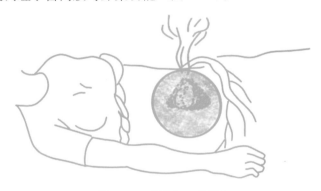

图 7-4　养膜灸、养巢灸

（三）温阳促孕灸

临床上不孕症多责于肾，其中肾阳亏虚型不孕在临床上较为常见。肾阳亏虚，则肾温胞功能失常，影响肾中精气化生，冲任亏虚，胞脉失养，则胞宫生理功能异常，从而导致不孕，可选用温阳促孕灸进行治疗。温阳促孕灸是在背腰骶部的督脉线以及膀胱经第一、第二侧线上行隔姜灸的艾灸疗法（将生姜与温阳促孕方药混合打成末，铺于施灸部位，余具体操作方法与督脉灸相似）。此疗法属于筋膜灸疗法中"线灸"范畴，线灸是呈现"一条线"或"多条线"的一种直线灸疗方法，相较于点灸而言，线灸灸疗范围更大；相较于面灸而言，灸疗范围更集中在某条经脉或某条通道上，适用于经脉通路的灸治。中医理论中"背为阳"，人体后背正中线是督脉的循行之处，督脉为阳脉之海，"起于胞中又络于肾"；督脉两侧为膀胱经循行之处，膀胱经也是阳气聚集之地，主一身之表阳，膀胱与肾相表里，因此在此处行温阳促孕灸能达到温补肾阳，促孕怀胎之效（图 7-5）。

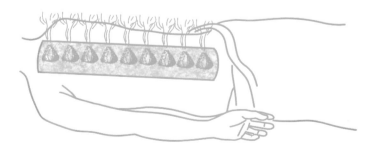

图 7-5　温阳促孕灸

《名医别录》载："艾味苦，微温，无毒，主灸百病。"艾灸作为中医学的经典疗法，随着现代科技的日新月异，灸法呈多样化发展趋势，督脉灸、任脉灸、热敏灸、隔物灸等多种灸法的应用，使得临床适用范围更加广泛，尤其在妇科生殖疾病的治疗中发挥出独特的优势，有着广阔的发展前景。

第三节 女性生殖疾病的其他外治疗法

《素问·至真要大论》中明确指出"内者内治，外者外治"，为外治法的形成和发展提供了理论依据。《黄帝内经》认为，经络内联脏腑、外络肢节，人体内外相互联系，在这一理论指导下，结合中医辨证论治选取穴位，可运用耳穴、拔罐、刮痧、穴位注射、穴位埋线等外治疗法治疗女性生殖相关疾病。与传统口服给药法相比，外治法可避免肝脏"首过效应"及对胃肠道的损害，从而大大提高药物生物利用度，减少药物在体内的毒副作用，因此具有超越传统口服给药方法的独特优点。由于女性生殖疾病的发病特点多为局部发病，部位固定不移，病灶距体表较近，外治法更易发挥作用，因此，中医外治法治疗女性生殖疾病具有作用直接、疗效快、毒副作用少等优点。

一、耳穴疗法

耳穴是耳郭与机体各部分相互沟通的部位，是脉气输注之所在，是耳郭诊断疾病和治疗疾病的特定穴。耳穴与经络联系密切，十二经脉皆通于耳，《灵枢·口问》载："耳者，宗脉之所聚也。"六阳经直接与耳联系，六阴经虽与耳无直接联系，但其通过经别合于相应阳经，间接与耳联系。研究表明针刺耳郭常出现沿一定的经络感传现象；在经络的普查中又看到刺激十二井穴时，有些经络的感传可通达耳郭。耳穴与患病脏腑之间也存在着一定的对应关系，当疾病发生时，耳穴电敏点基本上符合倒置胎儿学说与中医脏腑经络学说。耳郭神经、血管及淋巴分布相当丰富，尤其是神经分布，通过刺激耳穴可调节内分泌激素、神经反射以调节机体的内分泌及免疫系统来治疗疾病。姜文等治疗经前期紧张综合征，辨证选取肝、肾、脾、心穴，结合现代医学理论选用内分泌、内生殖器、交感、皮质下，可有效对神经内分泌系统起整体调节作用。临床研究发现，刺激神门、交感、内分泌等耳穴有助于自然分娩，耳穴中内分泌穴可刺激丘脑-垂体影响内源性缩宫素在血液中的浓度变化从而影响宫缩。贾淑华等发现中药配合耳穴疗法可明显降低肿瘤坏死因子-α水平，促使抗精子抗体（antisperm antibody，AsAb）转阴，提高 AsAb 阳性不孕症患者的受孕率。通过刺激内生殖器、内分泌、神门、肾、交感、肝、皮质下等耳穴能有效减轻原发性痛经患者的疼痛及焦虑情绪。刺激耳穴有内调脏腑、宣通气血、协调阴阳等作用，达到内外并治、标本兼治的整体效果。女子生长发育及经带胎产等生理功能有赖于肾及其他脏腑的协同作用，由此认为耳与妇女生理病理关系密切，运用耳穴调治女性生殖疾病具有独特疗效。临床常用的耳穴方法根据选用方法不同，包括耳针、耳穴压豆和耳穴放血等。

二、拔罐疗法

拔罐疗法以罐为工具，作用于体表皮肤，由表及里，可起到活血通络的作用，即利用燃烧、抽吸、蒸汽等方法造成罐内负压，使罐吸附于体表腧穴或患处的一定部位，以产生良性刺激，使局部皮肤充血、瘀血，达到调节脏腑、平衡阴阳、舒筋通络防治疾病的目的。目前研究显示，拔罐疗法的作用机制可能与改善皮肤血流、改变皮肤的生物力学特性、改善周围组织的厌氧代谢、消减炎症以及调节细胞免疫等有关。拔罐整体效应有三个主要作用：一是调节免疫功能，增强自身抵抗力；二是促进体内代谢物排出，加快新陈代谢；三是提高痛阈，缓解疼痛。临床上多联合应用拔罐疗法治疗痛经，贾敬等发现在针刺基础上加上肾俞、三焦俞、气海、膀胱俞等穴位进行拔罐疗法，同时口服艾附暖宫丸治疗虚寒型原发性痛经患者，总有效率达 90%。谭政治疗原发性痛经运用针刺加温针灸的方法，同时配合在小腹部拔罐治疗，总有效率达 100%。唐李梅等发现在行经期配合十七椎、命门局部刺络拔罐疗法，有助于增加薄型子宫内膜患者子宫内膜厚度，改善子宫形态及血流动力学。董筱静等发现拔罐疗法配合资生苍附导痰汤治疗痰湿型多囊卵巢综合征效果确切。拔罐疗法包括闪罐、走罐、留罐、刺络拔罐等。

三、刮痧疗法

刮痧疗法的历史可以追溯到两千多年前的先秦时代，是以中医经络腧穴理论为指导，通过特制的刮痧器具和相应的手法，蘸取一定的介质，在体表进行反复刮动、摩擦，使皮肤局部出现红色粟粒状，或暗红色出血点等"出痧"变化，从而达到活血透痧的作用。经络刮痧法可以治疗妇科疾病，如乳腺炎、慢性盆腔炎、痛经、产后缺乳、乳腺增生、围绝经期综合征等，能改善脏腑功能，使阴阳趋于平衡，疏通经络，激发经气运行，对气滞血瘀引起的病变疗效显著。研究认为其作用机制可能与以下途径相关：增强自身代谢功能、抗炎；降低血清免疫球蛋白 G（immunoglobulin G，IgG）的含量，调节机体免疫；提高大鼠肝脏超氧化物歧化酶（superoxide dismutase，SOD）、过氧化氢酶（catalase，CAT）、谷胱甘肽过氧化物酶（glutathione peroxidase，GSH-Px）等抗氧化酶的活性，以抗氧化、神经调节等。陆静波等发现利用铜砭在大椎、大杼、膏肓、神堂等穴进行刮痧疗法治疗寒凝血瘀型原发性痛经疗效显著，可以有效缓解疼痛。丛慧芳也发现铜砭刮痧联合桂香温经止痛胶囊能够改善寒凝血瘀型子宫内膜异位症痛经的临床症状，提高患者的生存质量。王艳萍等发现在背部膀胱经及腰骶部次髎穴行刮痧疗法有利于慢性盆腔炎患者康复。子宫是产生月经和孕育胎儿的器官，若受凉则易出现下腹部坠胀、疼痛、月经紊乱等症状，甚至不孕，刮痧治疗此类疾病也有较好的疗效，可使刮拭部位温度升高，开泄腠理，使寒邪外达。

四、穴位注射疗法

穴位注射疗法是以中西医理论为指导，依据穴位作用和药物性能，在穴位内注入药物以防治疾病的方法，又称"水针"，可用于治疗痛经、不孕症、子宫肌瘤、附件炎等生殖系统疾病。它将针刺刺激与穴位药理有机地结合起来，发挥协同效应，从而提高疗效。穴位注射根据深度分为皮内、皮下、肌层。皮内注射所到达的深度一般在十二皮部分布的范围，也是经络之气在皮肤所散布的部位，与浮络关系密切，故为机体的卫外屏障，起着保卫机体、抵御外邪和反映病候、协助诊断的作用；穴位皮下注射所达深度在皮部以内，多为别络所属位置，与十五络脉和孙络关系密切，有沟通表里两经，渗灌血液，营养周身，贯通营卫的作用；穴位肌层注射的深度可达经脉深层，是经脉之气的汇集之处，由十二经脉"内属于府藏，外络于肢节"相互循行交接，使人体气血在脏腑及全身循环流注，"阴阳相随，外内相贯，如环之无端。"又有奇经八脉纵横交错在十二正经之间，起统率、沟通、蓄灌作用，故人体经络纵贯全身，总司脏腑阴阳、气血运行。目前研究显示穴位注射的具体作用可能与生化机制、神经机制、经络低流阻通道机制、第二信使参与机制有关。陈珊珊等在中药治疗基础上联合穴位注射治疗盆腔炎性后遗症总有效率98%。王春凤等选取关元、气海、子宫等穴位使用促尿性激素进行穴位注射治疗多囊卵巢综合征不孕的患者，可以改善多囊卵巢综合征临床效果，并促进患者排卵规律，提高受孕可能。蔡晓纯等通过对子宫、中极、关元等穴位采用穴位注射治疗多囊卵巢综合征不孕的患者，结论显示穴位注射疗法疗效显著，且安全性高。

五、穴位埋线疗法

穴位埋线疗法起源于 20 世纪 60 年代初期，是在《灵枢·终始》"久病者，邪气入深，刺此病者，深纳而久留之"的理论指导下产生的一种新兴的穴位刺激疗法。它是将医用羊肠线埋入穴位内，利用线对穴位的持续刺激作用，激发经气、调和气血，以防治疾病的方法，具有刺激性强、疗效持久的特点。现代医学研究认为穴位埋线可通过提高脑组织中谷氨酰胺合成酶（glutamine synthetase，GS）的表达，增加 γ-氨基丁酸 B 受体（aamma-aminobutyric acid-B，GABAB）及降低谷氨酸受体-1（metabotropic glutamate receptor1，mGluR1）的表达水平，调整中枢神经系统中兴奋性神经递质和抑制性神经递质的失衡；可通过激活腺苷酸激活蛋白激酶（AMP-activated protein kinase，AMPK）信号通路，促进 AMPK 及下游乙酰辅酶 A 羧化酶（acetyl-coenzyme A carboxylase，ACC）蛋白磷酸化，从而改善脂质代谢；可阻断脾淋巴细胞核因子－κBp65（NF-κBp65）及信号转导和转录激活因子6（STAT6mRNA）激活，从而调节机体免疫功能，起到抗炎和黏膜修复的作用。左冬冬等发现穴位埋线可以显著改善肾虚血瘀型子宫内膜异位症患者的临床症状和体征，并能显著降低孕三烯引起的不良反应。吴家满等发现穴位埋线联合芬吗通治疗早发性卵巢功能不全可有效调整血清激素水平，恢复月经周期，增加卵巢血流量，改善卵巢储备功能和子宫内膜容受性，同时有助于临床症状的缓解，与芬吗通有较好的协同作用。穴位埋线联合二甲双胍口服能有明显改善肥胖型多囊卵巢综合征患者糖脂代谢水平，提高临床疗效。临床研究显示穴位埋线疗法可以明显降低血清抗精子抗体定量，是治疗抗精子免疫性不孕安全有效的方法之一。

第四节　女性生殖疾病的特色针灸治疗思路

　　掌握和正确运用理、法、方、穴的理论知识，并保持完整统一性，是针灸治疗女性生殖疾病的基础和前提。将博大精深的中医辨证思维与尤氏生殖理论相结合，形成针灸辅助生殖的理论基础，建立针灸辅助生殖技术辨证论治方案，用尤氏生殖理论指导针灸在生殖临床各环节灵活应用，从而达到提高临床疗效、缩短疗程，提高妊娠率，提高辅助生殖技术的成功率，提高生育潜能的目的。同时根据尤氏生殖理论确立针灸治法的基础上，取其所长，避其所短，提出针、灸、药、穴位贴敷、穴位埋线、揿针、耳穴、穴位注射等多种治疗手段相结合，百花齐放春满园，让"幸孕"之路如虎添翼，不再荆棘迷茫。

一、生殖十八穴

　　尤昭玲教授团队通过多年临床实践，根据生殖"双环"网络理论总结凝练出应用于女性生殖疾病的生殖十八穴。取穴为心俞、肾俞、阴交、子宫、卵巢、中脘、气海、关元、足三里、三阴交、百会、神庭、中极、大椎、大赫、带脉、列缺、公孙十八穴交替使用调节女性生殖系统疾病。
　　生殖"双环"网络理论以"心-肾-冲任督-胞宫"互相联系构成生殖内环，处于生殖网络的统帅主导地位。故主穴以调理生殖内环气血循环流注为要。
　　（一）主穴：心俞、肾俞、阴交、子宫、卵巢
　　胞宫之排泄、受孕、分娩等生理活动均与心肾有着直接的关联，胞宫是"心肾接续之关"，胞宫通过胞脉、胞络与心、肾紧密相连，心肾为生殖双环内环的核心，心肾同调尤为重要，故选取心肾之背俞穴心俞、肾俞，为脏腑精气汇注之处，两穴相配可发挥调补心肾之功。冲任督脉一源三岐，起于胞宫，任督二脉经气相通，同时选取任脉之经穴阴交穴，为任脉、冲脉、足少阴肾经之交会穴，可并调冲、任、督脉和肾经气血，通经活血，血气冲和。局部选取子宫、卵巢穴，为经外奇穴，体表投影对应女性生殖器官，针刺子宫穴有通胞宫、化瘀滞、理气机、升下陷的作用，针刺卵巢穴可滋阴活血，调理冲任、濡养胞宫，促进卵泡发育及卵子排出而达到助孕效果。诸穴合用，心肾相交，冲任和调，则胞宫开阖有节，月经才能准时而至，顺时而止，经调孕顺故而有子。
　　（二）配穴
　　十二正经与五脏六腑及奇经八脉交织相连构成生殖外环，五脏六腑与正经和奇经旁通别络纵横交错，形成完整的生殖网络，补充和渗灌调蓄生殖内环气血，以维持胞宫月经和孕育的生理功能。故配穴以畅达生殖外环脏腑和经脉气血为宜。
　　1. 调脏腑气血：中脘、气海、关元、足三里、三阴交
　　生殖双环网络理论与脏腑气血密切相关，一方面来源于生殖内环先天肾气精血，另一方面来源于生殖外环后天脾胃之水谷精微。中脘为任脉经穴，其为胃之募穴，是任脉与手太阳小肠经、足阳明胃经、手少阳三焦经交会穴，功擅和胃健脾生血；关元为任脉之经穴和小肠之募穴，内应胞宫，为"肾间动气"之所，元阴、元阳封藏之处，同时也是足厥阴肝经、足太阴脾经、足少阴肾经三条阴经与任脉所会之处，可调理胞宫、补肾填精、培元固本；气海亦为任脉经穴，是元气汇聚之处，具有调气益元，培肾

补虚的作用。脾胃为后天之本，气血生化之源，既可补益气血，又可后天滋先天，选用多气多血之足阳明胃经合穴足三里，以健脾益胃、补中益气养血；三阴交，为足太阴脾经之要穴，又为足太阴脾经、足少阴肾经、足厥阴肝经三条阴经之交会穴，而足三阴经均经过腹部与冲任相联络，有调补冲任、疏肝、健脾、补肾之效。诸穴合用，以一穴而调诸经，多脏同调，气血同补，以达先天养后天，后天滋先天之功效。

2. 调经脉气血：百会、神庭、中极、大椎、大赫、带脉、列缺、公孙

《妇人大全良方》载："妇人病有三十六种，皆由冲任损伤而致。"明确指出冲任失调是导致诸多妇科疾病发生的病机，故治疗上宜调和经脉气血，调补冲任，益气养血，取穴宜循奇经八脉及其交会穴，选取督脉经穴百会，为各经脉气会聚之处，与足太阳膀胱经交会，可调节机体的阴阳平衡，升发阳气；神庭，为督脉、足太阳膀胱经、足阳明胃经交会穴，主神志变化，司气之开阖，可通经活血，养神安神。中极为任脉与足三阴经交会穴，可调理胞宫、冲任之气血。大椎为督脉与手足三阳经的交会穴，能宣通阳气，补虚培元。大赫为足少阴肾经与冲脉交会之处，有通调下焦、益肾调经之效。带脉穴，为带脉与足少阳胆经交会穴，可约束诸纵行经脉，协调气机升降，调节各脏腑功能，继而调节妇女经带胎产。公孙、列缺皆为八脉交会穴，可通冲任二脉，有道是"任通冲盛，经孕有时"，两穴相配可起疏通冲任二脉，行气活血之功效。取奇经和正经交会穴合用，沟通奇经与正经之间的联系，对经脉气血行蓄积和渗灌的调节，达到统摄经脉气血、协调阴阳的作用。

二、内异十八穴

尤昭玲教授多年临证发现，女性内异类疾病多因瘀血阻滞胞宫胞脉胞络，从而冲任功能失常，病位在心、肝、肾，因此确定了其四大治疗原则：补肾宁心、疏肝调气、通调冲任、活血消癥，以期恢复生殖内外双环的平衡。心肾、冲任督脉与胞宫之间有着密切的联系，因此调理生殖内环为内异类疾病的治疗核心。

根据生殖双环网络理论，针对这类疾病，结合临床，在生殖十八穴的基础上总结凝练出内异十八穴，取穴如下：心俞、肾俞、阴交、子宫、卵巢、列缺、公孙、膻中、膈俞、血海、合谷、太冲、水泉、地机、中都、气海、关元、三阴交。

（一）主穴：心俞、肾俞、阴交、子宫、卵巢

肾气损伤，以致精亏血少，经行血滞，血海空虚，冲任、子宫失于濡养，而致"不荣则痛"。肾阳不升，胞脉失煦，胞脏受寒则致胞宫脉络寒凝血瘀，故痛经加剧。胞脉者属心而络于胞中，今气上迫肺，心气不得下通，故月事不来也。月经产生于胞宫，胞脉即胞宫之脉，心气上逆，不得下通，胞脉闭则经闭，胞脉不通则痛经，从而影响生殖内环。故心肾相交，冲任通调，则生殖内环功能正常，月事以时下。因此根据生殖内环理论，取穴背俞穴肾俞、心俞，冲脉、任脉、足少阴肾经之交会穴阴交，经外奇穴子宫、卵巢（注意经期和排卵期盆腔充血时忌用），调理冲任之列缺、公孙配伍，互相配合以交通心肾、疏通冲任、温补下元、温经通络，共调胞宫脉络，以使瘀血散去，通经止痛。

（二）配穴

1. 调理冲任：列缺、公孙

冲任二脉主经水及胎孕，生育之本在于冲任二脉的调和。冲脉任脉均起于"胞中"。冲脉"渗诸阳""渗三阴"，与十二经相通，为十二经气血汇聚之所，是全身气血运行的要冲，有"十二经之海""血海"之称。冲脉之精血充盛，才能维持胞宫的正常生理功能。当瘀滞胞宫胞络胞脉时，冲任失常，故配穴取列缺和公孙，列缺通任脉，公孙通冲脉，二者配合疏通冲任、活血化瘀以助着床。

2. 行气活血：膻中、膈俞、血海、合谷、太冲、水泉、地机、中都

肝藏血，主疏泄，疏泄如常，则经血排泄通畅，且女子以肝为先天，并能妊养胞胎。如果肝血亏虚、肝郁不舒，则气机不畅，血行受阻而致气滞血瘀，造成生殖"外环"功能失衡，"脾为后天之本，气血生化之源"，生殖轴中的"天癸"虽由先天之精（肾精）所化生，但也需脾所运化的后天水谷精微

来充养，若脾运化功能失常，气血化生不足，则胞宫失养、经血不足而出现痛经，一实一虚，不通不荣，因此改善胞宫功能还应还应调理生殖外环即"调肝""健脾"。

若临床表现为实证，则重在行气活血，取任脉经穴、八会穴之气会膻中；足太阳膀胱经穴、八会穴之血会膈俞，足太阴脾经穴、补血活血要穴之血海；手阳明大肠经原穴合谷，与足厥阴肝经原穴太冲相配为四关穴；有行气活血之功，足少阴肾经、足太阴脾经、足厥阴肝经之郄穴水泉、地机、中都，"阴经郄穴治疗血证"，共奏行气活血化瘀之功。

3. 补气活血：气海、关元、三阴交

若临床表现为虚证，则重在补气活血，取任脉经穴、补益精气之要穴气海；任脉经穴、小肠募穴、同为任脉和足厥阴肝经、足太阴脾经、足少阴肾经交会穴之关元；足太阴脾经穴、同为足厥阴肝经、足太阴脾经、足少阴肾经和冲脉交会穴之三阴交，以达补气活血化瘀之效。

内异十八穴能补虚泻实、补肾益精、养心疏肝、调理冲任、理气活血、散除瘀滞，最终恢复生殖内外双环平衡，从而达到改善胞宫胞脉胞络血液供应，抑制前列腺素分泌，缓解痛经症状，治疗内异类疾病，以提高受孕率。

三、调管十八穴

尤昭玲教授认为输卵管位于人体的下腹部，且为肠外之物，中医学的"肠覃"与现代医学所称的输卵管炎、积水、阻塞相似，归属于输卵管功能障碍（fallopian tube dysfunction，FTD），究其病因多为金刃损伤、情志不畅、湿热之邪入侵、素体虚弱等导致五脏受累，胞宫双歧络伤脉滞，孕育失职。治疗上输卵管炎性疾病强调清热利湿、活血通络，加以理气疏肝；输卵管积液则以利湿燥湿为主、辅以益气健脾；输卵管阻塞以破血通络为主。

根据生殖双环网络理论，针对这类疾病，结合临床，在生殖十八穴的基础上总结凝练出调管十八穴，取穴如下：心俞、肾俞、阴交、子宫、卵巢、列缺、公孙、膻中、膈俞、血海、合谷、太冲、中极、曲骨、水道、阴陵泉、丰隆、三阴交。

（一）主穴：心俞、肾俞、阴交、子宫、卵巢

《素问·评热病论》载："月事不来者，胞脉闭也；胞脉者属心而络于胞中，今气上迫肺，心气不得下通，故月事不来也。"女子素喜思虑，易致心气郁闭而不得下通，心所主血脉不得下达胞宫，胞脉不畅，月经停闭，故不孕。若肾气不足，天癸不充，精血不生，冲任不盛，则不孕无子；若肾阴虚，则精血匮乏，冲任血少，或热伏冲任、胞宫，不能摄精成孕；若肾阳虚，命门火衰，则胞宫寒冷，或肾阳不能化气利水，水湿停聚成痰，痰湿流注下焦，壅塞冲任胞宫，则难有子。《针灸大成》曰："子宫二穴，在中极两旁各开三寸，针二寸，灸二七壮，治妇人久无子嗣。"卵巢穴位于子宫穴上 1.5 寸，为调理卵巢功能的主要穴位。故主穴取背俞穴心俞、肾俞，以养心安神、益肾气、滋肾阴、温肾阳、固精血，使心神内守，心气通畅，心肾相交，精神互用，君相相安，同时契合"内脏有病则出行于阳，阳俞在背也"；取冲脉、任脉、足少阴肾经之交会穴阴交，以承接气海上注之气，调理冲任之气血、下元经血；治疗妇科疾病的经验要穴子宫、卵巢可调节局部气血循环、暖宫调经；五穴互相配合共调胞宫脉络，促进生殖内环稳定，使其维持胞宫正常的孕育功能。

（二）配穴

1. 调理冲任：列缺、公孙

《素问·上古天真论》载："任脉、冲脉，皆奇经脉也，肾气全盛，冲任流通，经血渐盈，应时而下……然冲为血海，任主胞胎，二者相资，故能有子。"可见冲任二脉的调和通畅是胞宫发挥正常生殖功能的关键。冲脉、任脉均起于女子胞，冲脉上渗诸阳，下灌三阴，与十二经脉相通，为"十二经脉之海""五脏六腑之海"，脏腑经络气血皆下注于冲脉，又有"血海"之称；任脉总任人体诸阴经，为"阴脉之海"，汇聚阴经气血于胞宫，主胞胎。若痰、湿、瘀等阻滞冲任，影响冲任气血通畅，可配八脉交会穴兼络穴之公孙、列缺，两穴分别通于冲、任二脉，相配合以调理冲任，使气血通畅。

2. 清热利湿：中极、曲骨、水道

湿为阴邪，易损伤阳气，阻遏气机，使经络阻滞不畅，其性黏滞，胶着难解，病程较长，易反复发作，郁久化热；而热属阳邪，易耗损人体阴精，阴精不足，相火妄动，致冲任失调；或湿热之合邪内侵，日久成瘀，瘀阻胞脉，致脉络不通。配以任脉经穴、任脉与足三阴经交会穴之中极，任脉与足厥阴肝经交会穴之曲骨，足阳明胃经之水道，共同调节生殖双环，起疏利气机，清热利湿，调经之效，使输卵管管道通畅，以助其摄精成孕。

3. 健脾祛湿化痰：阴陵泉、丰隆、三阴交

脾属土，位于中焦，为后天之本，气血生化之源，其所运化的水谷精微可充养生殖之精，脾土健运则气血生化充足，胞宫按时满盈。若脾失健运，则气血化生不足，胞宫失养，气血运化不畅，聚而为湿、为痰，痰湿下注冲任可阻滞胞脉。《医学入门》载三阴交主"妇人月水不调，久不成孕"。故配足太阴脾经之合穴、健脾化湿要穴之阴陵泉，足阳明胃经络穴、化痰要穴之丰隆，足太阴脾经穴、足三阴经交会穴之三阴交，以健脾调胃、化湿祛痰，使胞脉通畅，通过调节脏腑功能以维持生殖外环稳定，同时脾胃之气血精微可荣养冲任二脉，进而促进生殖内环的稳定，使孕育调和。

4. 行气活血，祛瘀通络：膻中、膈俞、血海、合谷、太冲

女子以肝为先天，肝既能贮藏有形之血，又能疏泄五行之气，为人体气血调节之枢纽。若因外感寒邪或饮食生冷，使寒气客于肠外，气不得荣，致使肝气郁结，气机不畅，气滞血瘀，胞脉受阻，致冲任不通。《傅青主女科》在"嫉妒所致不孕"中提及："妇人有怀抱素恶不能生子者，人以为天心厌之也，谁知是肝气郁结乎。"精神压力大的女子易肝气不舒，下克脾土，致气血运行不畅，胞脉不通。配任脉经穴、心包募穴、八会穴之气会膻中，足太阳膀胱经穴、八会穴之血会膈俞，足太阴脾经穴、补血活血要穴之血海，手阳明大肠经原穴之合谷与足厥阴肝经原穴之太冲相配的四关穴，共同行气活血，祛瘀通络，调节生殖"双环"，使气血流注正常，胞脉通畅以助孕。

以上十八穴能补肾宁心、调理冲任、疏肝行气、活血祛瘀、清热利湿、健脾益气、祛湿化痰，使气血调和，胞脉通畅，治疗输卵管功能障碍疾病以助孕。

四、调泡对穴

"时空论"是尤昭玲教授巧妙运用时空观针对卵泡发育异常所提出的一种理论。其认为卵泡发育具有动态性、时限性，每个发育时期，对卵泡最后是否能长成成熟卵泡并排出卵巢，都有着关键性的作用。具体治疗过程中，中药或针灸进行干预，可增加卵巢的血液供应，为卵泡发育成熟提供必需的精微物质；在其快速生长阶段，调控生殖轴，干预生殖链终端，使优势卵泡中的泡液快速增加，促进卵泡壁的弹性和张力；促进破口形成，在增大卵泡压力的作用下排出次级卵母细胞及卵泡液等，从而完成排卵。

因此尤昭玲教授提出了"调泡八法"，同时强调"用药、取穴如用兵"，"对穴"作为精简取穴方法有很好的协同增效作用，并针对卵泡发育过程中各种卵泡发育异常提出了具体的调泡方法以供临床参考。

(一) 大则敛泡

在月经周期第 14 日，卵泡平均直径＞21 mm 仍未排卵，即为大卵泡，长至 25 mm 后仍不排出，后期继续长大易发展成为黄体囊肿。卵泡过大，但不具备足够的营养物质提供生殖功能，治以收敛为主，注重敛而不涩以维持卵泡正常长大及排出，常配脾俞-肾俞，二穴均为足太阳膀胱经穴位，属背俞穴，互为对穴可达益气健脾、固肾收敛、敛泡护泡的功效。

(二) 小则扩泡

在月经周期第 12 日，卵泡的平均直径＜16 mm，却于月经第 14 日时已排出卵巢，此为小卵泡。卵泡过小，发育不成熟，难以优势化并排出与精子结合形成受精卵，究其缘由，尤昭玲教授认为"阳化气，阴成形"，卵泡发育过小说明"阴成形"不足，治以滋养肾精，益气养血为主，常配太溪-足三里，

太溪为足少阴肾经原穴，能滋阴益肾；足阳明胃经为多气多血之经，故取胃经合穴足三里，以健脾益气、生发胃气，助气血生成，二者互为对穴既能滋补肾精，又能补益气血，以扩泡助泡。

（三）快则减速

在月经周期第 11 日，卵泡直径已经＞16 mm，多见于卵巢储备功能低下导致卵泡生长速度过快的月经先期患者。卵泡超前发育，欲速则不达，构成其所需的精微物质跟不上其生长速度，故其体积虽大，但质量欠佳，易成空卵泡，治以补肾填精，收敛减速，常配三阴交-肾俞，三阴交为足三阴经（足厥阴肝经、足太阴脾经、足少阴肾经）的交会穴，可调补肝、脾、肾三经气血；肾俞为肾之背俞穴，可补益肾精，二穴组为对穴，共奏填补肾精，敛泡减速之效。

（四）慢则加速

在月经周期第 14 日，卵泡直径＜15 mm，隔天所测平均直径增长＜1.5 mm，多见于多囊卵巢综合征及其他疾病导致卵泡生长速度缓慢的患者。肾主生长发育生殖，卵泡的正常发育离不开肾阳的推动，肾中阳气不仅可以温煦全身，促进机体发育和生殖系统功能完善，还能鼓动肾阴增长为卵泡发育提供物质基础。尤昭玲教授认为卵泡生长过慢容易萎缩，治以益气温阳、补肾养泡为主，常配气海-命门，二者为任督脉穴位，任主胞胎，与女子生殖功能关系密切，气海为元气聚会之处，补气之要穴，能益气补肾；命门位于两肾俞之间，为元气之根本，补肾壮阳之要穴，二者均为局部取穴，互成对穴可补肾壮阳，益气加速；精血不足者，常配志室-足三里，志室为足太阳膀胱经穴，有补肾益精填髓之功；足三里为足阳明胃经穴位，能滋生胃气以补益气血，互为对穴以补益精血。

（五）多则灭泡

卵泡数量多是指单侧卵泡数＞12 个，常见于多囊卵巢综合征。尤昭玲教授认为卵巢内营养物质有限，卵泡虽多，但每个卵泡吸收的营养不足，无法使得卵泡具备优势化能力，故卵泡数量适宜，是保证卵泡质量的重要因素。治以温补脾肾，护卵灭泡，常配足三里-三阴交，足三里属胃络脾，为足阳明胃经之合穴，能健运脾胃、补中益气，充养胞宫、胞脉；三阴交是足三阴经之交会穴，为妇科要穴，能健脾、助阳、滋阴，互为对穴，起脾肾同补、滋养卵泡的作用，以提高卵泡质量。

（六）少则增泡

于排卵期前单侧卵泡数＜6 个，双侧卵巢内＜9 个，常见于卵巢功能减退、卵巢早衰。尤昭玲教授认为卵泡的数量与肾精关系密切，精血充盈为其重要的物质基础之一，卵泡数量过少，提示生殖之精不足，无法维持行经、怀子、育胎的生理功能。治以补肾健脾，育卵增泡，常配三阴交-太溪，三阴交为足太阴脾经穴位，通于足厥阴肝经、足少阴肾经，为补肾调经之要穴；太溪为足少阴肾经原穴，是脏腑原气行经、留止之处，为肾经气血的本源，二者成对穴，起脾肾同治、填精增泡之功效。

（七）扁则充泡

扁卵泡是指卵泡长短径差＞3 mm，多见于多囊卵巢综合征。卵泡乃生殖之精与天癸所化，卵泡饱满，说明其中所滋养的气血精津液充足，反之，卵泡形态扁而欠充，说明内含营养物质不足，张力不够，会导致卵泡质量差、卵泡排出障碍。治以补肾填精，滋阴充泡，常配太溪-水泉，肾藏精，精血同源，太溪穴输出之经水为肾经气血的本源；水泉为足少阴肾经之郄穴，输送肾经水液之要穴，二者均为足少阴肾经穴位，组为对穴起补益肾精、增液充泡之功效。

（八）位异移泡

尤昭玲教授认为卵泡位置异常多因气血瘀滞，卵泡移动受阻，导致虽成熟但因位置异常，无法移向卵巢表面而难以离巢。治以宣散脉络，调气活血，促移助排，常配太冲-合谷，太冲为足厥阴肝经之输、原穴，为理气之主穴，调血之要穴；合谷为手阳明大肠经之原穴，有宣通气血的功效，二者配伍又称"四关穴"，属于上下配穴法，合用以调气血，通经络，助移泡。

五、调膜对穴

"卵膜论"是尤昭玲教授从中西合参角度，立足生殖链终端，辨治卵泡和子宫内膜提出的创新性生殖理论，其针对卵泡、内膜异变创新性地提出"调泡八法""调膜十法"。根据调膜十法及内膜异常变化，采用相应穴位，从而实现精准理论指导、合理调泡调膜。临床研究也表明，合理的选穴、恰当的配伍是发挥腧穴功效并提高针灸疗效的关键，尤昭玲教授认为结合卵膜理论，抓住疾病核心病机，针灸对穴在调治内膜异变中起重要作用，并针对内膜发育过程中各种异常提出了具体的调膜方法以供临床参考。

（一）病则疗膜

子宫内膜结构异常，如 3D-TVS 下出现高、强回声，无回声暗区等，或因他病累及到子宫内膜时，尤昭玲教授认为应治以调膜除病。明代著名的医家张景岳认为"阳动而散，故化气，阴静而凝，故成形"，内膜囊性增生者属"阴成形"太过，宜健脾益气以助脾阳，固肾收敛肾阴，常配脾俞-肾俞等涩敛囊积，所取对穴同"大则敛泡"，充分体现了中医异病同治的理念。子宫内膜息肉者，本病多为本虚标实，虚实夹杂，尤昭玲教授提倡先活血化瘀，后调补脾肾，治以活血消癥，固本培元，常配血海-关元，血海为足太阴脾经穴位，为活血之要穴；关元为任脉穴位，又称"丹田"，是巩固根本、培补元气之要穴。宫腔积液者，是子宫附件在超生理激素水平或炎性刺激下产生大量积液，导致子宫内膜容受性下降，宫腔微环境被破坏，治以清热、健脾、化湿，常配中极-阴陵泉健脾化湿散液，中极属任脉穴位，位临胞宫，能清热祛湿；阴陵泉为足太阴脾经合穴，是健脾化湿的重要穴位，二者配伍相得益彰。伴子宫内膜炎者，如内膜免疫组化 CD38/138 阳性，治以扶正益气，清热消炎，常配关元-中极，二者均为任脉与足三阴经之交会穴，关元为一身元气之所在，强壮之要穴，能培元固本，扶正清热；中极是治疗妇科炎症的常用穴，能清热利湿，以助炎症消散。

（二）压则松膜

针对瘤体推压内膜，如子宫肌瘤、子宫腺肌瘤等子宫占位性病灶与内膜距离＜3 mm，或声像上提示内膜受压、宫腔线偏移、扭曲。尤昭玲教授治以缩癥舒压，如为子宫肌瘤者，常配太冲-地机以疏肝解郁，消癥理膜，太冲穴是调节情绪容易冲动、抑郁的常用穴位；阴经郄穴为治疗血证之要穴，地机穴为足太阴脾经之郄穴，能调经活血，软坚散结。如为子宫腺肌瘤者，常配血海-地机等缩瘤通络，二者均为活血之要穴，此对穴配伍似珠联璧合，能协同增效。内膜受压重在疏肝与消癥瘤，以松解对内膜的压迫，使内膜正常生长。

（三）厚则敛膜

如子宫内膜异常增生而致过厚，或内膜薄的患者突然内膜过厚，提示内膜结构不良，针对子宫内膜增厚，如为内膜囊性增生，尤昭玲教授治以收敛调膜，常配肾俞-大赫以固肾收敛以调膜，肾俞为常用补肾之穴，大赫为局部取穴，归属于足少阴肾经，互为对穴起固肾、收敛、调膜之效。如伴有子宫内膜病变者按"疗膜法"加减；热盛者配行间-侠溪等清肝凉血，解毒调膜，二穴分别为足厥阴肝经、足少阳胆经上穴位，均属荥穴，荥穴主要应用于各种热证，两穴均能祛除肝火治疗肝火旺盛，以凉血调膜。伴有经期延长、月经过多、崩漏者以脾气虚不统血，无法摄血，常配隐白-三阴交等穴止血调经，二者均为脾经穴位，能健脾统血，脾具有统摄血液的功能，针灸该对穴能使血液在经脉中运行而不溢于脉外；伴肝郁气滞者，肝可疏泄情志、调节月经功能，治以疏肝解郁，调理冲任，常配肝俞-太冲，肝俞为肝之背俞穴，太冲属足厥阴肝经原穴，二者配伍能使精神舒畅、气血流通。尤昭玲教授认为重在调理子宫内膜至正常结构，或"收敛"恢复至正常厚度，消除炎症、恢复血液供应，让胚胎舒适着床。

（四）薄则增膜

内膜是月经正常来潮和胚胎营养供应的重要物质基础和来源，内膜过薄不仅影响月经量，更影响胚胎着床，若子宫内膜过薄，则如贫瘠之地无草生稼长。尤昭玲教授认为应治以益肾填精，养血增膜，肾精不足则胞宫生血乏源，精血俱虚则成子宫内膜菲薄之患，常配太溪-肾俞，二者均有益肾填精的作用，组为对穴相辅相成。气血不足者，常配气海-血海，气海为补气之要穴，血海为补血之要穴，二者配伍能补益气血，以助子宫内膜茁壮长养至正常厚度，也是正常月经量的前提。

（五）断则修膜

当子宫内膜连续性欠佳，甚至中断或多处中断，片状缺失，说明子宫内膜受损，导致内膜的完整被破坏。针对子宫内膜中断，应治以补脾益肾，养血生精，常配足三里-肾俞，选足三里以健脾，脾为后天之本，能资先天，化生精微养膜，肾主藏生殖之精，选肾俞以补肾，肾气推动脾主运化功能，脾运化之水谷精微能充实肾精之不足，脾肾同治，互资互助，共同培补先后天。夹瘀者，配膈俞-血海以活血化瘀，膈俞为八会穴之血会，血海为足太阴脾经穴，二穴善治血证，互为对穴以防内膜创面积瘀成癥，进一步形成粘连、加速瘢痕化。尤昭玲教授认为重在修复既往手术对内膜的损伤，修桥补路，恢复内膜完整连续性。

（六）缺则补膜

完整的子宫内膜能给胚胎提供完整、良好的内环境。当出现内膜片状缺失，与内膜连续性欠佳或中断不同，可详至缺失的大小、多少、部位、范围等，明确内膜损伤程度。依据"阳化气，阴成形"，内膜缺失乃"阴成形"不足，应治以益气补血，以助阴长。常配脾俞-足三里，脾胃乃气血生化之源，促进内膜成功塑形；或配合谷-太冲，调畅气机，补而不滞。

（七）僵则动膜

内膜在特定时间段内正常蠕动，有助于精-卵-胚的运输，精子与卵子如期结合，受精胚胎按时回到宫腔卧床发育，正常情况下，围排卵期时，内膜由宫颈向宫底较强蠕动，有助于精子运输，当内膜蠕动微弱甚至无蠕动，则提示内膜僵硬，尤昭玲教授认为，可治以益气理血，调膜增蠕，常配气海-子宫，气海为聚气之所，生气之源，推动子宫内膜-肌层结合带的气血运行，促进内膜的蠕动；子宫穴属经外奇穴，是活血化瘀之要穴，理络中之瘀血，二穴相配，起载血宣络，动膜蠕膜之功。

（八）乱则抚膜

排卵后期，内膜应宜静勿动，有利于胚胎正常着床，当出现子宫内膜逆向反常蠕动，或强乱蠕动，常提示子宫内膜蠕动紊乱。尤昭玲教授认为子宫内膜蠕动太过或紊乱，乃肝风作祟，治当疏肝息风，安宫抚膜。常配太冲-行间，太冲为足厥阴肝经原穴，能平肝息风，疏肝解郁；行间为足厥阴肝经之荥穴，能清泄肝火，疏肝理气，息风潜阳，二者配伍共奏清肝缓急，安宫抚膜之功。

（九）阻则宣膜

当子宫动脉血流阻力过大时，提示气血精津无法抵达内膜，尤昭玲教授认为应治以散瘀宣络，常配膈俞-血海，二者是活血之要穴，共奏活血化瘀之效以降低子宫动脉血流阻力，并能补充有养分之血液充分灌注至子宫内膜，以供月经来潮或胚胎发育所需。膈俞-血海与"断则修膜"中夹瘀者所选对穴相同，尽管疾病不同，但其病机相同，故选用相同对穴进行治疗。

（十）失则润膜

当舒张期子宫动脉血流缺失时，提示子宫内膜血流灌注不足，或阻力过大，或血流不充分。尤昭玲教授针对内膜动脉血流血灌匮乏情况，治以理气散瘀，宣络润膜，常配子宫-太溪，子宫穴为局部取穴，距离女性生殖器-子宫的位置很近，是治疗妇科疾病之要穴，能调经理气活血；太溪能补肾填精补血，二者互为对穴能补、能行，可改善子宫动脉血流，润泽子宫内膜，恢复正常月经量，为怀子、育胎提供足够的养分。

六、调经促孕十八穴

胞宫是女性独有的生殖器官，卵巢、卵泡、卵膜均归属于"胞宫"范畴，其孕育胎儿的功能依赖于精、气、血等精微物质滋养，而精气血主要由脏腑化生、储存，再由经络输送到胞宫。尤昭玲教授团队通过多年临床实践，根据生殖"双环"网络理论总结凝练出调经促孕十八穴，通过调节生殖内环以养巢呼卵以改善卵巢功能，从而助巢长泡及养卵调经；调节生殖外环以疗膜纳胎以改善子宫内膜容受性，从而达到理膜纳胎助孕。具体取穴为：心俞、肾俞、百会、阴交、列缺、公孙、子宫、卵巢、神门、太溪、太冲、肝俞、脾俞、中脘、足三里、三阴交、气海、关元。

（一）调节生殖内环以养巢呼卵调经：心俞、肾俞、公孙、列缺、百会、阴交、子宫、卵巢

《妇科玉尺·求嗣》载："男子以精为主，女子以血为主，阳精溢泻而不竭，阴血时下而不愆，阴阳

交畅，精血合凝，胚胎结而生育滋矣。"由此可见生殖的根本是肾气、天癸、男精女血。女性月经生殖的阴阳消长转化必须在"心-肾-冲任督-胞宫"之生殖内环的作用下完成。心藏神，主血脉，为君主之官，主宰肾精（卵）的发育和排出，亦有主宰子宫的作用，可主导调控整个生殖过程。肾藏精，主生殖，为天癸之源，肾气的强弱亦会对冲任二脉产生影响，对女性卵巢功能起决定性作用。胞之络脉上通于心，下通于肾，脉道血海的通达盈满受心气主宰；生殖之精卵亦来源于肾。故选用心肾脏腑精气汇注之背俞穴心俞、肾俞穴，两穴相配同调心肾，使心肾相交，水火既济，促卵发育，从而达到调经助孕功效。冲、任、督脉同起于胞宫，一源三歧，总领一身阴阳气血。阴交为任脉、冲脉、足少阴肾经交会穴，隶属任脉，可促任督二脉经气相通，补肾填精；公孙为八脉交会穴之一，通冲脉，针刺公孙可活血调经，同时公孙为足太阴脾经之络穴，沟通脾胃二经，可健脾理气，益气理血；列缺为手太阴肺经络穴，肺主气、调百脉，可调节一身之气，气血双调，通经活血；亦通于任脉，发挥总揽诸阴经脉气之用，调宫理经。再加上督脉之百会穴，为诸阳之会、百脉之宗，与任脉相交，具有调畅气机，聚神敛气，通达协调阴阳之效。四穴同用，冲任督三脉同调，共司女子的调经孕育功能。最后局部选取位于少腹部的子宫、卵巢穴，为胞宫之外应，是调理胞宫的主要穴位，有助于改善子宫、卵巢血液循环。诸穴合用，共同发挥养巢呼卵调经的作用，使经调孕顺。

（二）调节生殖外环以理膜纳胎助孕：神门、太溪、太冲、肝俞、脾俞、中脘、足三里、三阴交、气海、关元

胞宫为"奇恒之腑"，得奇经八脉护佑，主持月经和孕育胎儿，五脏六腑、十二经脉、奇经八脉皆可影响胞宫。心主血、肝藏血、脾生血、肺行血、肾化血等脏腑功能正常，经络气血蓄积于奇经八脉，溢于胞脉胞络，滋养于胞宫，冲脉血海充盈，藏泻有序，从而维持胞宫正常的生理功能，有助于产生月经和孕育胎儿。

原穴是脏腑原气经过和留止的腧穴，选用手少阴心经原穴神门，养血安神，心由胞脉与胞宫相连，精血溢于胞脉，濡养胞宫，从而使胞宫发挥正常功能。心神内守，心气通畅，则气运血调，月经按时来潮。选取足少阴肾经原穴太溪，滋肾益精，肾精充盈，天癸才能激发，冲任得以通畅，胞宫得以濡养。二穴相配，交通心肾，水火既济，则胎孕有时。肝肾精血同源，母子相生，选用足厥阴肝经原穴太冲，疏肝理气、调畅气血，气机畅达，月经才能顺利来潮和排卵。同时太冲、太溪相配，肝肾同调，相互滋生、相互为用，使藏泄有序。足厥阴肝经与任督二脉及冲脉相交，从而与胞宫之气血相通，对妇女月事有调节作用。选取肝之背俞穴肝俞，此穴汇聚肝之元气，刺之有疏肝理气调血之效。通过后天滋养先天，以脾胃之精以补养先天之肾精，以求养巢唤泡，调膜纳胎助孕，故取足阳明胃经合穴足三里，补益气血滋养胞膜、卵泡；配合脾之背俞穴脾俞，加上胃之募穴、腑会中脘，为胃气所聚，又为手太阳小肠经、手少阳三焦经、足阳明胃经、任脉之交会穴，六腑精气所会，前后配伍，使健脾益气、调和气血之功相得益彰，为胞宫行使胎孕功能提供物质基础；三阴交为足太阴脾经穴，又为足厥阴肝经、足太阴脾经、足少阴肾经与冲任交会穴，有调补三阴、调节冲任之效，四穴共奏健脾理膜纳胎之功。再取关元穴，为任脉之经穴和小肠募穴，其内应胞宫，是"肾间动气"之所，同时也是足厥阴、足太阴、足少阴三条阴经与任脉所会之处，加上任脉调经要穴之气海穴，有调理胞宫、补肾填精、培元固本的作用。诸穴合用调理冲任、脏腑气血，意在宁心补肾填精以养巢呼卵调经；疏肝健脾益气以理膜纳胎助孕。心肾相交，冲任协调，精盛血足，阴阳平和，故能经水调畅，从而实现"怀得上，保得住，长得好，生得顺，能再生"的好孕目标。

七、周期序贯针灸治疗

月经具有周期性、节律性，是女性生殖生理过程中阴阳消长、气血盈亏规律性变化的体现。根据其气血阴阳特点分为月经期、经后期、经间期、经前期4个不同的生理时期，构成完整的月经周期。尤昭玲教授团队依据中医基础理论，结合胞宫周期藏泻的生理规律，总结出周期序贯针灸治疗，它是在充分认识了解月经周期各个阶段的生理特征基础上，根据月经各期阴阳消长、转化的特点，通过对病理状态

下引起的气血阴阳变化进行辨证分析，因势利导，顺势而为，取穴针灸后以期恢复生殖"双环"网络的生理功能，推动月经周期的正常转化，从而实现规律月经周期，协调气血阴阳，以达经调孕顺的目的。

（一）月经期

正处于"重阳必阴"阶段，此时太冲脉盛、血海盈溢、任脉及胞脉胞络通畅，推动经血的下行，此期若阳虚推动无力致经行不畅、瘀血停滞，可取以温阳通脉、温养胞宫之穴，如肾俞、命门、次髎等，帮助胞宫排出瘀血。

（二）经后期

此期体内出现"阴长阳消""不足于血，有余于气"血气偏颇的状态，结合"冰山论"，以滋阴养血、培补肾精为要，辅以补脾，宜取引脾补肾、补益气血、宁心安神之穴实现心肾相交，恢复阴分，促进阴长，如心俞、肾俞、脾俞、足三里、神门等，为卵泡发育成熟、血海充盈奠定物质基础。

（三）经间期

此阶段处于"重阴必阳"，这个时期卵泡成熟，阳气渐生促进卵泡的排出，故此期仍重疏肝补脾，重取疏肝健脾补肾、活血通络之穴，如肝俞、三阴交、合谷、太冲、列缺、公孙等，协调冲任，以促卵顺利排出。

（四）经前期

此期处于"阳长阴消"阶段，这时期肾中阳气逐渐旺盛，随着时间的推移，阳气下泄，重阳转阴，排出月经，故治疗需补肾助阳，以维持阳长的顺利，重取穴位以使阳气盛极，阴血生成，如大椎、至阳、肾俞、命门等，使血海充盈，暖宫待孕。

第五节　女性生殖疾病的时间针灸疗法

在孕育的关键阶段中，着床与妊娠按时间先后发生，在孕前可提前针对性提高内膜容受性，在着床期、妊娠早期适时择选培补脾肾以助纳胎、养胎，提高子宫内膜容受性、改善宫腔内着床环境是中医药提高着床妊娠率切入的关键点。"纳胎论"便是尤昭玲教授为了提高胚胎着床率及妊娠成功率所提出有异于传统中医安胎方法在时间上的一种突破创新。在治疗女性生殖疾病中，尤昭玲教授注重生殖链终端中各链生长发育的时间特性，按照不同阶段，膳药针结合，养疗并重，从而提高疗效。

一、因时施膳

因时施膳是依据胚胎发育的不同时期给予相应药膳，且在服用时间上细化到胚胎移植的第几日。着床期即月经周期 17～26 日，尤昭玲教授主张在此期间服用"着床煲"，提出了在巳时（9～11 时）服用能更加有效地发挥其功效；早孕期即月经周期 26 日，确认妊娠以后，尤昭玲教授主张此期服用"安胎煲"，并提出了在酉时（17～19 时）服用能更有效地发挥药物作用。"着床煲"与"安胎煲"服药时间的不同是根据十二经脉气血流注的时间规律所提出的。在巳时，此时脾经当令，脾经气血处于最充沛的状态，此时服药可增强脾气，鼓舞脾经经气，使气达病所，更能达到益气健脾之效，故着床煲于巳时（9～11 时）服用；在酉时，肾经气血最为充盛，胎系于肾，肾主藏精，为先天之根，酉时（17～19 时）为肾经"开经"之时，服用养胎煲或安胎煲，与肾精旺时相辅相成，能发挥其最大疗效。

二、子午流注与纳胎论

子午流注是把人的十二条经脉在十二个时辰中的盛衰规律，有序地联系起来，又通过人体的五脏六腑与十二经脉相配的关系，随着时间先后的不同，阴阳各经气血的盛衰也有固定的时间，气血迎时而至为盛，气血过时而去为衰，泻则乘其盛，补则随其去，逢时为开，过时为阖，定时开穴，以调阴阳，纠正机体的偏盛偏衰来治疗疾病。按照气血的盛或衰来进行治病养生，从而达到事半功倍的效果。由此可见针灸中的"子午流注"学说与"纳胎论"不谋而合。并且子午流注学说是中医时间医学的重要组成部分，针灸治疗在其理论指导下能更加有效地治疗女性生殖疾病。

三、选穴参考依据

原穴是各个脏腑的原气经过和留止的部位，原穴在当令时辰中气血最为活跃，选取各时辰当令经的原穴来配合治疗，大有裨益。根据尤昭玲教授"纳胎论"中"脾主安营在前，肾主扎寨在后"，着床前期，在上午9～11时，着床煲服用期间，可选用太白穴。太白穴为足太阴脾经原穴，此时脾经当令，能益气健脾，开窗纳胎；早孕期，在下午17～19时，安胎煲服用期间，可选择太溪穴。太溪穴为足少阴肾经原穴，此时肾经当令，能补肾益精，系固养胎。

在此基础之上，还可根据实则泻其子、虚则补其母的开穴原则，选取穴位。若本经为虚证，在气血流经本经的时辰，本经气血最虚，取母穴用补法，可以扶正补虚，使气血通畅。例如在着床前期，根据临床症状辨为脾虚证，结合此原则，可在足太阴当令时，选取本经母穴大都，健脾益气养血；早孕期，肾虚者，亦可在足少阴当令时，选取本经母穴复溜，补肾填精。抑或选用按时循经取穴法，即并不限定在某一时辰内取限定的穴位，而是在这个时辰内当令经脉自起点到终点的穴位均可酌情使用。例如在酉时，足太阳膀胱经在涌泉穴交接至足少阴肾经，选取涌泉穴可填精益肾，从而达到补肾安胎之效。冲任督三脉皆起源于胞宫，可依据灵龟八法推算，在合适的时辰选取公孙、后溪、列缺等穴，调理冲任督三脉，继而调理胞宫气血，使其胎孕功能如常。

时间针灸疗法可运用于"纳胎论"的临床实践中，更能广泛应用于各种女性生殖疾病中。针灸在治疗女性生殖疾病上有其一定的优势，根据时间针灸疗法，进行辨证选穴与依时选穴，能增强其针灸治疗效果，从而保证临床疗效，改善妊娠结局。

第六节　女性生殖疾病针灸治疗适应证、禁忌证及相关注意事项

一、女性生殖疾病针灸治疗适应证

女性生殖系统疾病主要包括"经、带、胎、产、乳"五个方面的疾病，具体概括为月经病、妊娠病、产后病、带下病及妇科杂病等。大量临床实践证明，针灸对女性生殖系统疾病具有显著的临床疗效，不仅有良好的镇痛消炎作用，而且具有安全、副作用小、费用相对较低等优势，因此被广泛应用到如原发性痛经、不孕症、月经不调、子宫肌瘤、子宫腺肌病、子宫内膜异位症、多囊卵巢综合征、卵巢功能减退、早发性卵巢功能不全、卵巢早衰、子宫肌瘤等各种影响女性生殖类疾病的治疗中。

二、女性生殖疾病针灸治疗禁忌证

（一）行经期的禁忌

针刺施术时，根据平素月经情况，以及疾病与月经的不同关系，应区别对待。

1. 避开月经期

患者平素月经正常，疾病与月经互不影响，行经期可不予治疗。

2. 不避开月经期

患者原本月经异常，可酌情在行经期选用肢体远端穴位调理生殖双环气血以治疗疾病。包括疾病本身影响月经情况，如患者原发病症影响月经情况（如子宫肌瘤、卵巢肿瘤、多囊卵巢综合征等），可通过行经期针灸治疗以调经，利于原发疾病的治疗；若原发疾病本身不影响月经，但调节月经可治疗患者原发疾病，如患者平素月经正常，但有痼疾无法根治，经辨证发现患者内有痰、郁、瘀等聚结（如输卵管堵塞、带下异常等），此时可行针灸治疗，有利于清除痼疾，帮助原发疾病的治疗。

3. 可避开或不避开月经期

疾病与月经互不影响，如患者疾病不影响月经，且调经亦无法帮助疾病治疗（如颈椎病、肩周炎

等），可视疾病急重程度选择治疗与否。

（二）病情性质的禁忌

根据病情程度决定是否采用针灸，以及根据疾病性质不同，采取不同的针灸方法。

1. 病情程度

形、肉、血、气、津液严重亏损的"五夺"病症，例如新产、大出血、崩漏者；孕妇尤其有习惯性流产史者慎用针刺，酌情应用灸法。

2. 疾病性质

病邪留滞于体表忌深刺，留滞于深部忌浅刺，深浅失宜，不仅不能治病还可能致病；阴虚内热之证慎用灸法，恐重伤其阴更助其热而加重病情；阳证不宜灸。

（三）施术部位的禁忌

针灸施术时，应避开特殊部位和脏器，以免发生意外。

避开子宫等重要女性器官组织及脏器；妊娠期妇女的腰骶部和下腹部，乳头和阴部均不可施灸；腹部宜深，背部宜浅，最好使患者仰卧，让五脏垂于背部，以免刺伤五脏。

（四）患者状态的禁忌

根据患者精神和体质状态权衡针灸应用。

1. 精神状态

对针灸疗法恐惧者，不应强行使其接受，不宜应用针灸，古人云："恶于针石者，不可与言至巧。"患者有大悲大怒等情志活动时禁用针灸。

2. 体质状态

患者在大饥、大饱、大劳、大汗、重度虚弱时，忌用针灸；形盛体壮的患者应当深刺多留针，而对形体瘦弱的患者应当浅刺不留或少留针。

三、女性生殖疾病针灸治疗的注意事项

（一）选择合适穴位以及操作手法

1. 精简取穴，合理配伍

女性在月经及妊娠期前后对外界刺激较为敏感，应当采用平和精简的治疗方案，在选穴上应做到精准精简，重视穴位的配合运用。

2. 恰当运用，多法同施

女性在生殖系统疾病中，体质多弱，应避免单纯使用攻伐之法，可配以补益之法，针、灸、罐等并用，攻补兼施。

（二）注意患者孕求

1. 有孕求

当疾病影响胎孕，如患者有孕求，在经期当以通为主，给予胎孕良好的内环境，并注意滋补肝肾、暖巢养泡、助膜长养，使胚胎顺利着床。

2. 无孕求

如患者无孕求，则可以着重于祛除病机，需要调经时优先调经。

参考文献

［1］ 马宝璋. 中医妇科学［M］. 上海：上海科学技术出版社，2006：29－34.

［2］ 张贝贝，闫明，贾红玲. 排卵障碍性不孕症针灸治疗研究进展［J］. 陕西中医学院学报，2015，38（04）：106－108.

［3］ 李沛，吴荔琼，徐文倩，等. 针刺对健康女性生殖内分泌影响的实验研究［J］. 中国针灸，2003（05）：44－45.

[4] 李亚东, 高洪泉, 朱梅, 等. 针刺老年大鼠"足三里""关元"穴对 NO、SOD、MDA 以及免疫影响的实验研究 [J]. 中国针灸, 2002 (11): 52-54.

[5] 李春华, 任晓暄, 郭孟玮, 等. 电针对类痛经模型大鼠血浆血栓素 B_2、六酮前列腺素 F (1α) 的影响 [J]. 针刺研究, 2011, 36 (05): 347-352.

[6] 余谦, 黄泳, 张和媛, 等. 针刺调补冲任法对女性内分泌轴功能的影响——附 25 例临床分析 [J]. 中国针灸, 2001 (03): 41-43.

[7] 卓缘圆, 吴家满, 林婉珊, 等. "调任通督针刺法"治疗多囊卵巢综合征不孕症的临床疗效观察 [J]. 中国针灸, 2016, 36 (12): 1237-1241.

[8] 辛欣, 连方, 吴海萃, 等. 电针在多囊卵巢综合征患者辅助生殖领域中的应用及相关机制研究进展 [J]. 中医杂志, 2022, 63 (04): 391-396.

[9] 孙文萍, 王树林, 李永平. 电针对原发性痛经模型大鼠镇痛作用的实验研究 [J]. 青海医药杂志, 2017, 47 (10): 1-3.

[10] 王越, 王昕. 温针灸对盆腔炎性疾病后遗慢性盆腔痛患者细胞因子及 Th1/Th2 平衡调节作用的临床研究 [J]. 辽宁中医杂志, 2022, 49 (02): 161-165.

[11] 苏文武, 田菊升, 高修安. 温针灸对优质冻融胚胎移植失败者宫腔血流灌注的影响 [J]. 中国针灸, 2020, 40 (05): 498-502.

[12] 梁芳妮, 马燕辉, 刘红玉, 等. 揿针主要临床应用研究进展 [J]. 中医药导报, 2019, 25 (11): 122-124.

[13] 李虹虹, 林雯雯, 张丽霞. 三阴交、合谷穴揿针联合关元穴灸法对药物流产患者的临床疗效研究 [J]. 中国性科学, 2021, 30 (11): 125-128.

[14] 陈英, 周琦, 何婷, 等. 揿针联合耳穴压贴治疗卵巢储备功能低下的临床疗效观察 [J]. 贵州医药, 2021, 45 (07): 1124-1126.

[15] 王丽平, 薄智云. 薄氏腹针疗法临床体会 [J]. 中国针灸, 2004 (03): 55-57.

[16] 吕九亨, 王建岭, 潘丽佳, 等. 基于数据挖掘技术的腹针疗法应用特点研究 [J]. 针刺研究, 2020, 45 (03): 237-242.

[17] 赵铭峰, 王聪, 陈秀华. 薄氏腹针治疗原发性痛经 34 例临床观察 [J]. 新中医, 2014, 46 (10): 175-177.

[18] 李慰, 李兴花, 严春红, 等. 消异方联合腹针治疗子宫腺肌病临床研究 [J]. 新中医, 2020, 52 (11): 69-72.

[19] 周娟. 浮针配合中药热敷治疗原发性痛经疗效观察 [J]. 上海针灸杂志, 2014, 33 (09): 826-828.

[20] 吴杨, 胡红霞, 王娟. 红藤煎剂联合浮针治疗盆腔炎腹痛的临床研究 [J]. 中医药学报, 2021, 49 (06): 86-89.

[21] 占丽芳, 赵素珍, 林艳芳. 腕踝针在妇科腹腔镜全麻术后患者中的应用效 [J]. 中国妇幼保健, 2021, 36 (21): 5112-5113.

[22] 王洪彬, 赵舒, 孙娜, 等. 腕踝针治疗大学生原发性痛经疗效观察 [J]. 中国针灸, 2013, 33 (11): 996-999.

[23] 施长征, 沈华. 固肾养胎汤结合隔姜灸治疗复发性流产疗效观察 [J]. 四川中医, 2021, 39 (07): 166-169.

[24] 罗清平, 林咸明. 经前隔姜灸治疗寒凝血瘀型原发性痛经疗效观察 [J]. 上海针灸杂志, 2014, 33 (11): 1033-1034.

[25] 张晓, 王强强. 隔盐灸神阙治疗寒凝血瘀型原发性痛经临床观察 [J]. 上海针灸杂志, 2016, 35 (02): 175-177.

[26] 李莎. 隔盐灸神阙穴为主治疗女性肾阳虚型压力性尿失禁的临床研究 [D]. 广州: 广州中医药大学, 2016: 11.

[27] 徐凤荣. 隔药饼灸治疗慢性盆腔炎 [J]. 中国针灸, 2011, 31 (07): 594.

[28] 杨艳, 吴嫣, 张艳涛, 等. 隔药饼灸治疗卵巢储备功能减退肾虚血瘀证的临床研究 [J]. 针灸临床杂志, 2021, 37 (12): 46-50.

[29] 毛强健, 吴德盛, 杨亚男, 等. 督脉灸疗法的临床研究现状及疾病谱文献分析 [J]. 中医杂志, 2022, 63 (08): 781-785.

[30] 朱现民, 丁润泽, 陈煦. 督脉铺灸的施术关键与运用特色 [J]. 上海针灸杂志, 2014, 33 (10): 948-950.

[31] 张方璐, 陈府芳, 沈国苗. 督脉灸联合穴位敷贴对改善痛经症患者经期疼痛和睡眠质量的效果分析 [J]. 中国妇幼保健, 2022, 37 (05): 812-815.

[32] 杨玉玲, 杨新鸣, 吴效科. 少腹逐瘀汤联合督脉灸治疗寒湿凝滞型慢性盆腔炎疗效及其对炎性因子影响 [J]. 辽宁中医药大学学报, 2021, 23 (02): 194-197.

[33] 杨冬梅，吴芳，孙晓吉，等．调冲益气补肾法联合任脉灸治疗薄型子宫内膜不孕症伴月经过少的临床观察 [J]．中国临床医生杂志，2021，49 (03)：358-360.

[34] 岳红，陈红梅，杨丽平，等．任脉火龙灸治疗原发性痛经临床观察 [J]．光明中医，2019，34 (24)：3778-3781.

[35] 王华，陈林伟，袁成业，等．雷火灸的研究现状及展望 [J]．中华中医药杂志，2019，34 (09)：4204-4206.

[36] 徐丽萍．雷火灸联合内异痛灵汤治疗子宫内膜异位症30例 [J]．广西中医药，2017，40 (03)：28-30.

[37] 阳秀芳．雷火灸治疗产后宫缩痛的临床疗效观察 [J]．中医临床研究，2017，9 (07)：35-36.

[38] 王凌燕，陈洪沛．麦粒灸治疗原发性痛经60例临床观察 [J]．新中医，2018，50 (07)：174-176.

[39] 陈周阳．麦粒灸联合针刺治疗寒瘀型痛经 [J]．临床医药文献电子杂志，2019，6 (23)：48.

[40] 刘茜，武燕，束芹．热敏灸联合右归丸治疗脾肾阳虚型卵巢功能早衰的疗效分析 [J]．重庆医学，2017，46 (18)：2497-2499.

[41] 曹淑华．热敏灸治疗早发性卵巢功能不全临床效果及对激素水平、卵巢功能的影响 [J]．医学理论与实践，2022，35 (05)：820-822.

[42] 陈梅，刘福水，刘佳欢，等．热敏灸治疗原发性痛经临床研究的Meta分析 [J]．中医药通报，2019，18 (01)：31-37.

[43] 朱丽萍．温经止痛汤联合热敏灸治疗寒凝血瘀型原发性痛经的临床研究 [D]．济南：山东中医药大学，2020.

[44] 保琼楠，周浩，印帅，等．热敏灸疗法在中医妇科学中的应用现状 [J]．中国中医基础医学杂志，2018，24 (06)：818-819.

[45] 常小荣，王军．筋膜灸疗学 [M]．北京：中国医药科学技术出版社，2022.

[46] 隋晓东．益肾助孕方治疗肾阳虚型排卵障碍性不孕的临床观察 [D]．哈尔滨：黑龙江中医药大学，2013.

[47] 张卫东．耳针 [M]．北京：科学出版社，2014：17.

[48] 许丹，闻姬．穴位埋线配合拔罐对肥胖型多囊卵巢综合征性不孕患者减肥的护理体会 [J]．实用临床护理学电子杂志，2018，3 (35)：126.

[49] 黄丽春．耳穴治疗穴 [M]．2版．北京：科学技术出版社，2017：4.

[50] 杨晗，李涓，罗廖君，等．基于文献计量学的穴位电敏现象与规律研究 [J]．中国针灸，2018，38 (06)：617-621.

[51] 李长青．耳痛的发生机制及分类 [J]．中国社区医师，2011，27 (18)：5.

[52] 姜文，李勇，孙军．耳穴贴压治疗经前期紧张综合征临床研究 [J]．中国针灸，2002 (03)：165-167.

[53] 杜亚丽．耳针干预自然分娩50例 [J]．陕西中医，2013，34 (10)：1392-1393.

[54] 贾淑华，柴红梅．中药配合耳穴疗法治疗抗精子抗体阳性不孕症肿瘤坏死因子-α的作用研究 [J]．中医临床研究，2021，13 (16)：84-86.

[55] 卢春霞，邓雪皎，陈苗，等．不同方法刺激耳穴治疗原发性痛经：随机对照研究 [J]．中国针灸，2021，41 (07)：737-741.

[56] 洪寿海，刘阳阳，郭义．拔罐疗法作用机理的研究进展 [J]．河南中医，2012，32 (02)：261-263.

[57] 贾敬，刘龙亭．联用艾附暖宫丸加减方和拔罐疗法治疗虚寒型原发性痛经的效果研究 [J]．当代医药论丛，2016，14 (15)：140-141.

[58] 谭政．温针灸联合拔罐治疗原发性痛经临床分析 [J]．中国医学创新，2012，9 (25)：23-24.

[59] 唐李梅，丁晓红，夏书钰，等．序贯针灸联合补肾活血方对薄型子宫内膜厚度、形态及血流动力学的影响 [J]．上海针灸杂志，2021，40 (10)：1239-1243.

[60] 董筱静，谭桂云，莫颖茵．拔罐疗法配合健脾化痰中药治疗痰湿型多囊卵巢综合征的临床效果 [J]．国际医药卫生导报，2021，27 (03)：433-435.

[61] 王羽乔琳，秦元梅，钟远，等．虎符铜砭刮痧疗法的作用机制及临床应用进展 [J]．光明中医，2020，35 (21)：3475-3478.

[62] 陆静波，潘文军，吕青青，等．铜砭刮痧疗法治疗寒凝血瘀型原发性痛经30例临床观察 [J]．浙江中医杂志，2021，56 (02)：111-112.

[63] 丛慧芳，于洋，李阳，等．铜砭刮痧联合桂香温经止痛胶囊治疗寒凝血瘀型子宫内膜异位症痛经的临床观察 [J]．中医药学报，2020，48 (02)：7-11.

[64] 王艳萍，张国忠，李艳红，等. 艾灸疗法结合刮痧治疗寒湿凝滞型慢性盆腔炎的临床观察 [J]. 现代中西医结合杂志，2015，24 (20)：2197 - 2199.

[65] 朱瑜琪，王金荣. 穴位注射疗法研究现状及展望 [J]. 中医临床研究，2014，6 (10)：6 - 9.

[66] 任善洁，鹿洪秀，苏帆. 不同组织层次穴位注射的作用、机制对比及研究进展 [J]. 中国医药导报，2022，19 (02)：29 - 32.

[67] 陈珊珊，陈晓勇. 中药联合穴位注射治疗盆腔炎性疾病后遗症疗效观察 [J]. 江西中医药，2017，48 (01)：45 - 46.

[68] 邓云志. 穴位埋线治疗无排卵不孕症 41 例 [J]. 中国针灸，2012，32 (04)：349 - 350.

[69] 蔡晓纯，陈鑑强，许少敏. 穴位注射治疗多囊卵巢综合症不孕不育的疗效观察 [J]. 中医临床研究，2017，9 (11)：30 - 32.

[70] 左冬冬，韩凤娟，彭艳，等. 穴位埋线对肾虚血瘀型子宫内膜异位症患者 IL-1β、TNF-α、VEGF 和 MMP-2 水平的影响 [J]. 针灸临床杂志，2020，36 (04)：44 - 49.

[71] 吴家满，卓缘圆，覃晓玲，等. 穴位埋线联合芬吗通治疗早发性卵巢功能不全的临床疗效及对子宫容受性的影响 [J]. 中医药临床杂志，2020，32 (03)：503 - 508.

[72] 马桂芝，胡智海，施茵，等. 穴位埋线联合二甲双胍对肥胖型多囊卵巢综合征患者糖脂代谢的影响 [J]. 上海针灸杂志，2020，39 (09)：1123 - 1127.

[73] 黄奕涵，黄舒娥，李素荷. 穴位埋线法治疗抗精子免疫性不孕临床研究 [J]. 光明中医，2014，29 (05)：1008 - 1010.

[74] 刘梦，谢萍. 试论女子性生殖轴 "肝肾-天癸-冲任-胞宫" [J]. 光明中医，2017，32 (20)：2931 - 2932.

[75] 古文华，邢玉瑞. 女性生殖轴的古今认识 [J]. 现代中医药，2017，37 (1)：56 - 58.

[76] 范素，杨会生，房繁恭，等. 针灸在美国辅助生殖领域的应用现状与思考 [J]. 中国针灸，2022，42 (2)：237 - 240.

[77] 宫艺，李建，刘承东，等. 针灸在辅助生殖技术中的应用 [J]. 中国中西医结合杂志，2020，40 (9)：1144 - 1149.

[78] 周莉，夏有兵，马翔，等. 针灸序贯疗法在辅助生殖中的应用、优势与展望 [J]. 中华中医药杂志，2016，31 (7)：2476 - 2478.

[79] 夏桂成. 夏桂成实用中医妇科学 [M]. 北京：中国中医药出版社，2009.

[80] 李武，危威，葛云鹏，等. 带脉的循行特点、生理功能和临床应用探析 [J]. 辽宁中医杂志，2021，48 (8)：29 - 32.

[81] 宋琳奕，俞超芹. 从肝郁肾虚论治多囊卵巢综合征性不孕症 [J]. 中医杂志，2020，61 (21)：1927 - 1929.

[82] 李若晨，杜小利，吴晓婷. 从脾胃论治不孕症 [J]. 中医药临床杂志，2021，33 (8)：1465 - 1468.

[83] 吴姝雯，贾一凡. 隔姜灸子宫穴治疗原发性痛经的临床疗效观察 [J]. 针灸推拿医学 (英文版)，2017，15 (6)：446 - 450.

[84] 阎乐法，左凤英. 针刺卵巢穴治疗卵子滞留症 38 例临床观察 [J]. 中国针灸，1998 (10)：9 - 10，4.

[85] 付思思，岳增辉. 子宫穴考 [J]. 河南中医，2021，41 (3)：346 - 348.

[86] 朱玉强，叶兰欣，王伊伊，等. 《针灸大成》中脘穴临床应用规律探析 [J]. 中医药临床杂志，2021，33 (4)：605 - 609.

[87] 于智敏. 丹田名实考 [J]. 中国中医基础医学杂志，2013，19 (1)：6 - 7，12.

[88] 吴松，严江天. 足三里、关元温针灸联合八髎穴隔姜灸治疗卵巢早衰的临床观察 [J]. 中国针灸，2018，38 (12)：1267 - 1271.

[89] 杜鑫，王慧丹，韩旭，等. 针灸治疗育龄期女性卵巢功能减退选穴规律及对生殖轴的影响 [J]. 时珍国医国药，2019，30 (11)：2784 - 2786.

[90] 陈子琴，陈松，王华，等. 神庭穴临证探讨 [J]. 中国中医基础医学杂志，2021，27 (7)：1153 - 1155.

[91] 朱四会，牛淑平. 百会穴 "顶中央旋毛中" 考释 [J]. 中医学报，2021，36 (9)：2032 - 2034.

[92] 王芝，张君. 大椎穴的穴性及其临床运用 [J]. 中医研究，2019，32 (7)：50 - 51.

[93] 罗睿，王子敬，徐一可，等. 带脉穴的临床应用 [J]. 中国临床医生杂志，2021，49 (7)：878 - 880.

[94] 万小曼，吴松. 列缺穴临床应用探析 [J]. 中国中医基础医学杂志，2021，27 (11)：1790 - 1792，1830.

［95］　孙洁，赵继梦，施茵，等. 公孙穴在妇科病中的临床应用［J］. 针灸临床杂志，2013，29（3）：63-66.

［96］　黄龙祥. 国家标准腧穴名称与定位挂图［M］. 北京：人民卫生出版社，2009.

［97］　刘未艾，刘恋，尤昭玲，等. 宫腔粘连求子的二段分期针灸序贯治疗思路——全国名中医尤昭玲学术思想与临床经验研究（四）［J］. 湖南中医药大学学报，2022，42（10）：1612-1616.

［98］　龙子临，刘志顺. 刘志顺电针治疗卵巢储备功能低下性不孕经验［J］. 中国针灸，2022，42（3）：307-310.

［99］　杨莉，许焕芳，勾明会，等. 调经促孕针法治疗卵巢功能衰退性疾病的应用探析［J］. 中国针灸，2022，42（10）：1200-1204.

［100］　李晓彤，房繄恭，尚洁，等. 卵巢早衰的针灸治疗思路与探讨［J］. 中华中医药杂志，2016，31（8）：3170-3172.

［101］　曾倩. 尤氏女科临证心悟［M］. 北京：中国中医药出版社，2017.

［102］　高希言主编. 中国针灸辞典［M］. 郑州：河南科学技术出版社，2002：11.

［103］　石学敏. 针灸学［M］. 2版. 北京：中国中医药出版社，2007：114.

［104］　马伊磊，刘希茹. 刘希茹主任针刺治疗不孕症经验总结［J］. 光明中医，2021，36（22）：3781-3783.

［105］　鲁琳，许丽绵，严英，等. 中医标本同治法治疗不同证型输卵管阻塞性不孕症的疗效分析［J］. 辽宁中医杂志，2012，39（06）：1009-1013.

［106］　李静，张烨. 尤昭玲运用调泡七法治疗卵巢功能不良的临证经验［J］. 湖北中医杂志，2020，42（9）：25-27.

［107］　刘奇英，黄高艳，丁正香. 尤昭玲教授运用"阳化气，阴成形"治疗不孕症的经验［J］. 中医药导报，2018，24（8）：130-131.

［108］　OCTAVIA D E，BUDIHASTUTI U R，MELINAWATI E，et al. The Effectiveness of Letrozole-Electroacupuncture Adjuvant Therapy in Reducing Resistance and Pulsatility Indices in Women with Polycystic Ovarian Syndrome［J］. Masters Program in Public Health，Sebelas Maret University，2020，05（04）：422-429.

［109］　MAUGHAN T A，ZHAI X P. The Acupuncture Treatment of Female Infertility——with Particular Reference to Egg Quality and Endometrial Receptiveness［J］. Journal of Chinese Medicine，2012（98）：13-21.

［110］　吴阳，邢艺璇，游卉，等. 尤昭玲辨治子宫内膜功能障碍不孕经验浅析［J］. 中华中医药杂志，2019，34（5）：2302-2305.

［111］　LIU X，SHI W，LIU Z，et al. Effects of Acupuncture on Luteinized Unruptured Follicle Syndrome：a Meta-analysis of Randomized Controlled Trials［J］. Complementary Therapies in Medicine，2020，49（8）：102319.

［112］　ZHENG M Q，WENG C，HU W，et al. Efficacy assessment of acupuncture in improving symptoms of uterine fibroids：A randomized controlled trial［J］. Medicine，2020：99（18）：e20016.

［113］　QI Y，WANG X，HOU S，et al. Intracavitary physiotherapy combined with acupuncture mediated AMPK/mTOR signalling to improve endometrial receptivity in patients with thin endometrium［J］. Eur J Obstet Gynecol Reprod Biol. 2022，277：32-41.

［114］　周夏芸，游卉，周俊兰，等. 基于"尤氏生殖四论"构建针刺疗法助孕诊疗策略［J］. 中国中医药信息杂志，2023，30（02）：166-169.

［115］　邢艺璇，唐诗，刘未艾，等. 基于"冰山论"辨治卵巢储备功能减退性不孕症——全国名中医尤昭玲学术思想与临床经验研究［J］. 湖南中医药大学学报，2023，43（05）：775-779.

［116］　沈雪勇. 经络腧穴学［M］. 北京：中国中医药出版社，2016：22-28.

［117］　马宝璋，齐聪. 中医妇科学［M］. 北京：中国中医药出版社，2012：18.

［118］　景双为，郎娟，肖洋，等. 王茵萍针灸序贯疗法治疗不孕症经验浅探［J］. 中医药临床杂志，2019，31（05）：859-863.

［119］　宋雨晖，何雨函，邱懿，等. 行经期针灸治疗刍议［J］. 中医药临床杂志，2023，35（03）：468-471.

［120］　王宇恒，常存库，黄寅焱. 针灸疗法禁忌证的历史探究［J］. 针灸临床杂志，2005，021（007）：49-50.

下篇 疾病篇

第八章　生殖链终端疾病——子宫篇

第一节　子宫腺肌病

子宫腺肌病（adenomysis）是子宫内膜腺体及间质组织侵入子宫肌层中，随月经激素水平发生周期性增生、出血的病理改变。典型临床表现为疼痛、月经异常，甚至不孕。《女科证治准绳》载："为血瘕之聚，令人腰痛不可以俯仰，横骨下有积气，牢如石，小腹里急苦痛，背脊疼，深达腰腹……月水不时，乍来乍不来，此病令人无子。"与子宫腺肌病的临床表现高度接近。本病多发于 30～50 岁的经产妇，约有半数患者合并子宫肌瘤，约 15％ 的患者合并子宫内膜异位症。根据临床表现，子宫腺肌病属中医学中"痛经""癥瘕""月经不调"等范畴。

一、病因病机

本病病因繁多，或因素体禀赋不足、情志失调、经行同房或受金刃损伤后，寒、湿、热、毒之邪，内传或直中胞宫，冲任受损，胞宫脉络瘀滞，血不归经而溢于脉外，侵蚀胞宫。基本病机为瘀血阻络，冲任失调。

（一）气滞血瘀

素性抑郁或恚怒伤肝，使肝气郁结，疏泄失司，气机郁滞，血行不畅，瘀血内生，阻滞冲任、胞宫为患。

（二）寒凝血瘀

经期、产后胞脉空虚，血室正开，余血未净，若摄生不慎，或冒雨涉水，或经时贪食生冷，内伤于寒，血遇寒则凝，寒凝血瘀，则经脉凝滞，阻滞冲任胞宫为病。

（三）湿热瘀阻

素体湿热内蕴，或经期、产后摄生不慎，感受湿热之邪，与血相搏，流注冲任，蕴结胞中，气血失畅，在经前、经期气血下注时，子宫、冲任气血壅滞更甚，湿热阻滞不通。

（四）痰瘀互结

素体脾虚痰盛，或饮食不节，劳倦过度，思虑过极，损伤脾气，脾虚生湿，湿聚成痰，痰湿下注冲任胞脉，阻碍血行，可导致痰瘀互结。

（五）气虚血瘀

素体脾虚，中气不足，或饮食不节，劳倦过度，忧愁思虑所伤，或大病久病，损伤脾气，气虚运血无力，血行迟滞，则冲任瘀阻。

（六）肾虚血瘀

先天禀赋不足，或大病久病、房劳多产、堕胎小产，损伤肾气，肾气亏损，阳气不足，阴寒内盛，冲任虚寒，血失温煦推动而致血瘀；或肾阴不足，虚火内生，内热灼血亦可致瘀。

二、辨证

（一）辨证分型

1.气滞血瘀证

经前、经行小腹胀痛、拒按，甚或前后阴坠胀欲便；经血紫暗有块，块下痛减，经量或多或少，腹中积块，固定不移，胸闷乳胀，或不孕。舌紫暗或有瘀点、瘀斑，脉弦或涩。

2. 寒凝血瘀证

经前或经行小腹冷痛、绞痛，拒按，得热痛减，经行量少，色紫暗，或经血淋漓不净，或月经延期，不孕，下腹结块，固定不移，形寒肢冷，面色青白。舌紫暗，苔薄白，脉沉弦或紧。

3. 湿热瘀阻证

经前或经期小腹灼热疼痛、拒按，得热痛增，或下腹结块，月经量多，色红质稠，有血块，或经血淋漓不净，带下量多，色黄质黏，味臭；身热口渴，周身困重，或伴腰骶胀痛，小便不利，便溏不爽。舌质紫红，苔黄而腻，脉滑数或涩。

4. 痰瘀互结证

下腹结块，经前、经期小腹掣痛，拒按，婚久不孕，平素形体肥胖，头晕沉重，胸闷纳呆，呕恶痰多，带下量多，色白质黏，无味。舌淡胖而紫暗，或舌边尖有瘀斑、瘀点，苔白滑或白腻，脉细。

5. 气虚血瘀证

经行腹痛，喜按喜温，经量或多或少，色淡质稀，婚久不孕，面色少华，神疲乏力，纳差便溏，盆腔结节包块。舌淡暗、边有齿痕，苔薄白或白腻，脉细无力或细涩。

6. 肾虚血瘀证

经行腹痛，痛引腰骶，月经先后不定期，经量或多或少，色淡暗质稀，或有血块，不孕或易流产，头晕耳鸣，腰膝酸软，性欲减退，盆腔可扪及结节或包块。舌淡暗、有瘀点，苔薄白，脉沉细而涩。

（二）脏腑经脉辨证

本病与足三阴经、足阳明经、任脉、冲脉相关，与肝、脾、肾、女子胞等脏腑关系密切。

三、治疗策略

本病治疗重在活血化瘀，调经止痛。辨病与辨证相结合，针灸并用，标本兼治。

四、治疗方案

（一）治则

以活血化瘀，调经止痛为主。瘀久成癥者，又当散结消癥。以足太阴脾经、足阳明胃经、任脉经穴为主。

（二）主穴

中极、子宫、足三里、三阴交、血海、地机、次髎、十七椎。

（三）配穴

气滞血瘀型：加太冲、合谷；寒凝血瘀型：加关元、归来；湿热瘀阻型：加归来、曲池、支沟；痰瘀互结型：加丰隆、脾俞；气虚血瘀型：加关元、气海；肾虚血瘀型：加太溪、肾俞。

（四）操作

毫针常规针刺。按补虚泻实原则选用针刺手法。留针 20～30 分钟。每日或隔日 1 次，10 次为 1 个疗程，疗程间休息 3～5 日，再行下 1 个疗程。开始重建月经周期后，继续治疗 3 个月经周期。

（五）方义

中极为任脉经穴，与足三阴经交会，具有活血化瘀、通络止痛之功效；子宫为经外奇穴，能调理气血，调经止痛；足三里为足阳明胃经穴，功擅补益气血；三阴交为足太阴脾经穴，又为足三阴经交会穴，肝藏血、脾统血、肾藏精，精血同源，因此为治血之要穴，三阴交可调补肝、脾、肾三经的气血，三经气血调和，瘀血得通；血海为足太阴脾经穴，又名百虫窠、血郄，为气血归聚之海，是补血活血、活血化瘀的重要穴位；地机是足太阴脾经的郄穴，阴郄主血，具有疏导气血、通经止痛之功；次髎、十七椎为治疗痛经的经验效穴，能有效止痛。

五、其他疗法

（一）灸法

操作：选择于月经前一周开始艾灸，直至月经结束。可用温和灸、无瘢痕灸或隔物灸（隔姜、附子饼等，根据证型选用），每次可选用2～4穴，每穴施灸15分钟或5～7壮，每日或隔日治疗1次，10次为1个疗程，每疗程间隔3～5日。或用温针灸，每次选用3～5穴加灸，每穴灸20～30分钟，每日1次。

（二）耳穴疗法

操作：选用内生殖器、内分泌、肝、脾、肾、神门、交感，每次选用3～4穴，常规消毒后刺入，留针20～30分钟，期间施以捻转中等刺激2次，每日或隔日1次，两耳交替针刺。也可埋针或贴王不留行籽，每日按压3～5次，左右交替。

（三）穴位埋线

操作：选择施术穴位处的皮肤进行消毒，将一段1～2 cm长的无菌PGLA高分子聚合线，一头放在针管的前端，另一头接针芯。左手食指与拇指捏紧穴位的皮肤，右手拿针，刺到所需要深度，推入线体。一般选择在月经结束后治疗，2周埋线1次，1个月经周期为1个疗程，连续治疗3个疗程，同时嘱患者当日内勿洗澡，避风寒。

（四）火针疗法

操作：每次选4～6个穴位，交替选用。患者根据施针要求选择相应的体位，暴露施针部位，局部予0.5%碘伏常规消毒，取常规的火针，将针尖烧至通红发白，针刺相应的穴位（要求快且准），随即出针，火针提离皮肤后，用干棉球迅速按压针孔，以减轻疼痛。月经前1周开始治疗直至月经结束，每周2次，1个月为1个疗程。

（五）穴位注射

操作：月经结束后，根据临床辨证配穴，选用合适的具有活血化瘀功效的注射液，局部皮肤常规消毒，用5 ml注射器加7或8号针头抽吸注射液后，在预选的穴位上刺入，边进针边左右旋转注射器针头并进退针以反复刺激，得气后，回抽无血，每穴推注注射液0.5～1 ml。每次选取2～3个穴位，每日或隔日1次，1个月经周期为1个疗程，疗程间隔3～5天，一般治疗3个疗程。

（六）穴位贴敷

操作：将七厘散用黄酒调匀，置于穴位胶布固定。也可直接用血竭巴布贴进行贴敷治疗。每次月经干净后开始治疗，每周2～3次。

（七）刺络拔罐疗法

操作：选次髎、十七椎。患者俯卧位，在穴位附近寻找瘀积的小血管，用左手拇食指提捏穴位附近，使局部血液循环增加，常规消毒后，用一次性采血针对准已消毒的部位，快速刺入5～8次，拇食指挤压出血部位后，再将火罐置于放血部位，出血量控制在5 ml以内。月经期间进行放血治疗1～2次。

六、注意事项

1. 注意经期的护理，避免经期同房、倒立、剧烈运动，注意卫生护理。
2. 月经前、月经期避免饮食生冷、酸涩之品，调节情志，舒缓压力，保证合理休息和充足的睡眠。
3. 调理治疗期间应遵医嘱严格采取有效避孕措施。
4. 避免不必要的妇科手术，减少医源性创伤风险。
5. 应与宫颈狭窄、宫颈粘连、子宫颈闭锁、生殖道畸形等导致的腹痛鉴别诊断。
6. 积极配合中药间歇式治疗，或联合西药脉冲式治疗。
7. 子宫腺肌病备孕患者如发现怀孕应尽早干预保胎，密切观察，避免发生流产。

8. 经期、排卵期和盆腔充血期要注意针刺的选穴和刺激量。

第二节　子宫肌瘤

子宫肌瘤（uterine myoma）是女性常见的生殖系统良性肿瘤，好发于育龄期女性，常与甲状腺、乳腺结节并见。子宫肌瘤早期可无明显症状，但可能随时间发生进展，并在孕早期受激素水平刺激增大。根据子宫肌瘤大小、部位及其与内膜的距离、关系可能会造成不同程度的临床表现，如压迫子宫内膜引起月经量多、经期延长，同时可能影响子宫内膜血流、蠕动等，降低子宫内膜容受性，则导致不易受孕，或反复流产、早产等。子宫肌瘤可视为胞宫之"肉积"，关于本病相关表述常见于"癥瘕""石瘕"等范畴中。

一、病因病机

子宫肌瘤是具有包膜的有形结块，质韧或硬，系有形实邪拘于胞宫筋肉之间，故可视为"肉积"。常见禀赋异常，或情志失调、外感六淫、饮食不节等，导致脏腑功能失调，气机不畅，痰、湿、瘀等有形之邪凝聚结于胞宫，日久形成的坚韧"肉积"。积聚影响冲任、胞宫气血运行，发为月经不调、不孕等症。本病的基本病机为实邪壅滞，冲任失调。

（一）气滞血瘀

素性抑郁或情志不畅，肝失疏泄，气机不畅，血瘀而滞于冲任、胞宫，则为癥瘕。

（二）痰湿内蕴

素体脾虚痰盛，或饮食不节，劳倦过度，思虑过极，损伤脾气，脾失健运，痰浊内生，留滞于胞宫，渐成肉积。

（三）痰瘀互结

素体脾虚痰盛，或脾为湿困，运化失司，痰湿凝聚，与血搏结，流注下焦，结于冲任胞宫，阻滞气血，日久成癥。

（四）气虚血瘀

素体气虚，或大病久病耗伤气血，或劳倦过度耗伤中气，气虚血运无力，血行迟滞，瘀积冲任胞宫，日久成癥。

二、辨证

子宫肌瘤的病机为痰、湿、瘀等有形实邪阻滞胞宫，或见气机失调、气虚等。故根据气血、脏腑辨证，可以分为气滞血瘀、痰湿内蕴、痰瘀互结、气虚血瘀四大常见证型。

（一）辨证分型

1. 气滞血瘀证

少腹部可扪及包块，质偏硬，胀痛拒按，月经量或多或少，色暗，伴有血块；情志不畅，经前胸胁、乳房胀痛，少腹胀痛或刺痛。舌质暗红或紫，或见有瘀点或瘀斑，苔薄白，脉弦涩。

2. 痰湿内蕴证

少腹部可扪及包块，疼痛拒按，月经不调或量少不畅，质黏稠，少腹闷胀不舒，带下量多，胸闷脘痞。偏寒者腰骶少腹畏寒酸痛，形寒肢冷，大便溏，舌淡胖，苔白腻，脉沉细；偏热者带下黄、稠、臭，尿黄或尿赤，大便不爽、臭秽，肛门灼热，舌红，苔黄腻，脉弦滑数。

3. 痰瘀互结证

少腹部可扪及包块，疼痛拒按，月经不调或量少不畅，伴有血块，腰骶疼痛、少腹坠胀或刺痛时作，或伴见乳房结块，见胸胁胀痛、刺痛。舌暗，或见有瘀点或瘀斑，苔腻，脉弦涩。

4. 气虚血瘀证

少腹部可扪及包块，疼痛喜按，月经提前、量多或经期延长、崩漏，血块多，伴见神疲乏力，气短懒言，头晕头痛，心悸，纳少腹胀，舌暗淡，或见有瘀点或瘀斑，舌边齿痕，苔白，脉细涩或弦细。

（二）脏腑经脉辨证

本病为痰、湿、瘀有形实邪积于胞宫，导致足三阴经、足阳明胃经及冲任二脉壅滞不畅。与肝、心、肺、女子胞等脏腑关系密切。

三、治疗策略

较小的子宫肌瘤未引起临床症状不需要过度治疗，当引起胞宫月经、孕育功能异常时，以辨证论治为依据，予以对症治疗。

本病以"消法"为治疗原则，软坚消积，调理冲任。针对瘀血、痰湿、气滞等予以活血、祛痰、理气等治法，佐以补气、养血，标本兼治，随证加减穴位。

四、治疗方案

（一）治则
调理气血，软坚消积。以任脉和足太阴脾经、足阳明胃经经穴为主。

（二）主穴
气海、关元、三阴交、子宫、足三里、天枢、归来。

（三）配穴
气滞血瘀型：加血海、中极、合谷；痰湿内蕴型：加阴陵泉、丰隆、中脘；痰瘀互结型：加血海、丰隆、阴陵泉；气虚血瘀型：加肾俞、膈俞、脾俞。

（四）操作
毫针常规针刺。按补虚泻实原则选用针刺手法，留针 20～30 分钟。每日或隔日 1 次，10 次为 1 个疗程，疗程间休息 3～5 天，连续治疗 3～4 个疗程。

（五）方义
气海属任脉经穴，能益肾培元固本，行气散滞；关元为足三阴经与任脉交会穴，能培元固本、补虚益损、理气和血；三阴交为足三阴经之交会穴，可调理肝、脾、肾三脏，补肾疏肝健脾，行气活血祛瘀；子宫穴邻近胞宫，针刺子宫可直达病所，活血通脉；足三里为足阳明胃经合穴，能健脾益胃，调气和血；天枢为足阳明胃经穴，为大肠募穴，主治奔豚、泄泻、妇人癥瘕等，是治疗子宫肌瘤的要穴；归来为足阳明胃经穴，位于下腹部，可调理冲任、活血化瘀。

五、其他疗法

（一）灸法
操作：可用温和灸或隔物灸（隔姜、附子饼等，根据病情选用），每次可选用 2～4 穴。①温和灸：将艾条点燃后悬于穴位上方约 3cm 处，固定不动，每穴施灸 15 分钟左右，以局部温热适宜为度。②隔物灸：每穴施灸 5～7 壮，每日或隔日治疗 1 次，10 次为 1 个疗程，每疗程间隔 3～5 日。

（二）耳穴疗法
操作：选内生殖器、内分泌、肝、脾、肾。每次选用 3～4 穴，常规消毒后刺入，留针 20～30 分钟，期间施以捻转中等刺激 2 次，每日或隔日 1 次，两耳交替针刺。也可以埋针或贴王不留行籽，每日按压刺激 3～5 次，左右交替。

（三）穴位埋线
操作：选择施术穴位处的皮肤进行消毒，将一段 1～2 cm 长的无菌 PGLA 高分子聚合线，一头放在针管的前端，另一头接针芯。左手食指与拇指捏紧穴位的皮肤，右手拿针，刺到所需要深度，推入线体。避开月经期操作，2 周埋线 1 次，1 个月经周期为 1 个疗程，连续治疗 3 个疗程，同时嘱患者当日内勿洗澡，避风寒。

（四）火针疗法

操作：每次选 4～6 个穴位。患者根据施针要求选择相应的体位，暴露施针部位，局部予 0.5% 碘伏常规消毒，取常规的火针，将针尖烧至通红发白，速进速出，后用干棉球迅速按压针孔，以减轻疼痛。每 5 日 1 次，连续治疗 3～5 次。

（五）穴位贴敷

操作：选取三棱、莪术、大黄等中药材研制成药膏，外敷于上述穴位，每次 3～4 穴，每周 1～2 次，交替选用，1 个月为 1 个疗程，连续治疗 2～3 个疗程。

六、注意事项

1. 合理饮食，营养均衡，勿过食肥甘、含激素、过于滋补之品。
2. 调畅情志，及时调整不良情绪，勿多虑、动怒。
3. 如出现月经量多、经期延长或崩漏，应及时就医。
4. 子宫肌瘤患者有一定的流产风险，如发现怀孕，应在医师指导下密切观察、保胎。
5. 子宫肌瘤患者常伴有乳腺、甲状腺结节，注意定期查体排除相关疾病可能。

第三节　子宫切口憩室

子宫切口憩室（cesarean scar diverticulum，CSD），是指剖宫产术后子宫切口愈合不良，子宫瘢痕处肌层变薄，形成与宫腔相通的凹陷或腔隙，导致部分患者出现一系列相关的临床症状，是剖宫产术后常见的远期并发症之一。其临床症状为经期延长、月经淋漓不尽、不规则阴道流血、痛经、慢性盆腔痛等，再妊娠可继发不孕、子宫瘢痕妊娠、子宫破裂、流产等不良结局，严重影响女性生殖健康及家庭幸福。中医称子宫切口憩室为"子宫切口假腔"，根据其症状表现，将其归属为"经期延长""崩漏""月经过多""不孕症"等范畴。

一、病因病机

本病的基本病因为金刃损伤，病位在胞宫。剖宫产术后直接损伤胞宫及其脉络，致气血运行受阻，脉络瘀滞，瘀血难以排出，瘀积日久，冲任不固，出现经血淋漓不尽。其主要病机为胞宫脉断络伤、瘀热互结，其病性多属虚实夹杂。

（一）气虚血瘀

素体脾虚，或忧思不解，或饮食劳倦，损伤脾气，加之产妇失血伤气，气血亏虚愈甚，气虚下陷，统摄无权，运血迟滞，以致经期延长。

（二）肾虚血瘀

先天禀赋不足，或房劳过度，或产多乳众，肾气受损，气血虚衰，血海亏虚，冲任失调，胞宫蓄溢，经期延长。

（三）瘀热互结

剖宫产术后假腔已成，瘀血未净，新血未生，瘀滞于内，瘀久蕴热，热瘀互结，经血难止；或阴血亏耗日久，阴虚内热，热扰冲任，血海不宁，经血妄行，而致经期延长。

二、辨证

（一）辨证分型

1. 气虚血瘀证

经行时间延长，量多，经色淡红，质稀，肢倦神疲，气短懒言，不思饮食，或伴小腹坠胀，面色白，舌淡胖，苔薄，脉缓或细涩。

2. 肾虚血瘀证

经行时间延长，经量或多或少，色淡暗质稀，或有血块，腰膝酸软，或伴少腹疼痛，舌淡，苔薄，脉沉细而涩。

3. 瘀热互结证

经行时间延长，量少，经色鲜红，质稠夹有血块，咽干口燥，或潮热颧红，手足心热，或小便黄，大便燥结，舌暗红，苔黄，舌下脉络紫暗迂曲，脉细数。

（二）脏腑经脉辨证

本病与足三阴经、督脉、任脉、冲脉相关，与肝、脾、肾、女子胞等脏腑关系密切。

三、治疗策略

本病治疗重在祛瘀通络、敛腔止血，固经调冲，按辨病与辨证结合，针灸并用，标本兼治。

四、治疗方案

（一）治则

固经调冲，敛腔止血。以足太阴脾经、任脉经穴为主。

（二）主穴

关元、气海、三阴交、血海、隐白、子宫。

（三）配穴

气虚血瘀型：加脾俞、足三里；肾虚血瘀型：加太溪、肾俞；瘀热互结型：加行间、地机。

（四）操作

毫针常规针刺。按补虚泻实原则，手法宜轻柔，切忌峻补重泻，留针30分钟。月经当日开始针刺，10次为1个疗程。

（五）方义

关元、气海均属任脉经穴，关元又与足三阴经交会，有调冲任、理经血的作用；气海为元气汇聚之处，可大补元气、调气益元；三阴交为足三阴经之交会穴，可疏调足三阴之经气，以健脾胃、益肝肾、补气血、调经水；血海为足太阴脾经所生之血在此聚集，可助脾统血，止血调经；隐白为足太阴脾经之井穴，可调经统血，健脾回阳；子宫为经外奇穴，针刺可促进局部血液循环，可达疏通胞宫、化瘀消滞之效。

五、其他疗法

（一）妇科外敷包

操作：于月经周期第1～3天使用，取枳实、没药、茵陈、艾叶、虎杖、萆薢、荞麦、姜黄、茴香根等粗碎后200 g制成的妇科敷包，放置于下腹部，每包可用3日，每日敷2次，每次间隔6小时，每次敷30分钟。

（二）隔姜灸

操作：选择月经周期第1～3天，行隔姜灸，每次选用2～4穴，每穴施灸15分钟或5～7壮，每日或隔日治疗1次，10次为1个疗程。

（三）耳穴疗法

操作：选内生殖器、内分泌、肝、膈、脾、肾。每次选用3～4穴，常规消毒后刺入，留针20～30分钟，期间施以捻转中等刺激2次，每日或隔日1次，两耳交替针刺。或于相应耳穴埋针或贴王不留行籽，每日按压3～5次。

六、注意事项

1. 加强营养，避免过食生冷、精神刺激和过度劳累。
2. 针灸治疗后，可指导患者体位疗法，假腔偏右，经期左侧卧位，假腔偏左，经期右侧卧位。
3. 对剖宫产术后长期月经淋漓不尽的患者，应尽早做彩超及宫腔镜检查以明确诊断，及早治疗。

第四节　宫腔粘连

宫腔粘连（intrauterine adhesions，IUA）是指因子宫腔手术操作、子宫腔感染等因素导致的子宫内膜基底层受损，致使子宫内膜组织纤维化、粘连，子宫腔形态部分或完全闭塞，以月经量减少、闭经、不孕、反复流产、周期性腹痛等为临床表现。由于子宫内膜受损，容受性下降，导致出现临床受孕率低、生化妊娠、流产、早产率高、活产率低的生殖困境，严重影响女性生殖健康与安全。根据临床表现，可归属于中医"月经过少""不孕""滑胎"等范畴。

一、病因病机

本病的基本病因是金刃损伤，病机为胞宫受损、络断脉伤，病位在胞宫。胞宫通过胞脉胞络与心、肾密切相关，与奇经八脉紧密相连，涉及肝、脾、肺。IUA为金刃损胞，络断脉伤，从而累及各脏腑及经脉，如脉不属心、肾不系络、脾不统血、肝不藏血、冲不能润、任不主胞宫、带脉不可维系，奇经无力护佑，遂致胞宫不能维持其正常行经、怀胎、育子的功能，出现月经量少、闭经甚或不孕。

（一）肾虚

肾精不足，无以化生气血，血海不盈，冲任血虚，以致胞宫血少或无血以下而致月经过少或闭经。

（二）血瘀

瘀血内停阻滞胞宫，血行不畅，滞涩冲任，出现月经异常、不孕。

（三）气滞

情志不畅，或多忧思虑，体虚易感，邪气与血相搏阻于胞宫，日久化而成癥，气血瘀滞胞宫，出现腹痛或周期性腹痛。

二、辨证

（一）辨证分型

1. 肾虚精亏证

经行量少，经色淡暗；伴面容憔悴，头晕耳鸣，腰骶酸软，小腹凉，夜尿多。舌淡暗，苔薄白，脉沉细。

2. 气血两虚证

月经逐渐后延，量少，经色淡而质薄，继而停闭不行；头晕眼花，或心悸气短，神疲肢倦，食欲不振，毛发不泽或易脱落，身体羸瘦，面色萎黄。舌淡，苔少或薄白，脉沉缓或虚数。

3. 肾虚血瘀证

下腹疼痛或经血有结块，经期疼痛加重，月经量少或多，经色紫暗有块，带下量多质稀；腰酸膝软，头晕耳鸣，口干不欲饮。舌暗或有瘀点，脉弦细。

4. 痰湿血瘀证

月经量少，色暗，有血块，月经周期延后，甚则闭经，经前、经期下腹坠胀、刺痛；带下量多，色白质稠；面色黯淡，脘痞胸闷，纳食欠佳，口干不喜饮，大便溏稀。舌有瘀点、瘀斑，苔白腻，舌底脉络迂曲，脉弦滑或弦涩。

5. 气滞血瘀证

婚久不孕，月经先后不定期，或数月不行，量或多或少，色暗，有血块；经前胸胁、乳房胀痛，或经行腹痛；平素精神抑郁，或烦躁易怒。舌边紫暗，或有瘀点，脉沉弦或沉涩。

（二）脏腑经脉辨证

本病与足三阴经、任脉、冲脉、督脉相关，与肝、脾、肾、心、女子胞等脏腑关系密切。

三、治疗策略

本病治疗重在调理脾肾，调畅冲任，理气活血通脉，清理阻滞胞宫脉络之瘀血，调膜理络。辨病与辨证治疗相结合，分期论治，针灸并用，标本兼治。

四、治疗方案

（一）治则

分期论治，调补脾肾，调理冲任，理气活血通脉。以足太阴脾经、任脉经穴为主。顺应女性月经周期阴阳气血变化规律，按月经期（月经周期第1~6日）、月经后期（月经周期第7~13日）、经间期（月经周期第14~15日）和月经前期（月经周期第16~28日）四期分期制订治疗方案。

（二）主穴

1. 月经期

此期以通为贵，重在祛瘀泄热、疗癥疾，旧血除方可新血生，予以活血化瘀、清热解毒、通络调膜。

取穴：膈俞、血海、十七椎、次髎、合谷、曲池、行间。

方义：膈俞为八会穴之血会，血海为足太阴脾经穴位，二者配伍可以活血化瘀，养血生血，通经活络；十七椎乃治疗月经病之效穴，次髎为足太阳膀胱经穴，局部取穴不仅能通经活血，还能益肾助孕；行间为足厥阴肝经之荥穴，荥主身热，可以泄热调畅气机；合谷、曲池乃手阳明大肠经之原穴与合穴，大肠与肺相表里，脏腑之间相互影响，肺能主持调节各脏腑之气，二者配伍可以清热通络，行气活血，促进血运。上述穴位合用可以调胞宫之气机，疏泄胞宫之瘀与热，瘀血去则胞络通、胞膜复，使新血生、经血至。

2. 月经后期

此期为阴长期，血海空虚，调理以"补血为主，补气为辅"，予以滋阴养血，以阴扶阴。

取穴：脾俞、肾俞、次髎、中脘、天枢、大赫、关元、气海、中极、足三里、三阴交。

方义：脾俞为脾之背俞穴，中脘为腑会，胃之募穴，天枢为足阳明胃经经穴，足三里为足阳明胃经合穴，可以健运脾胃，助其运化水谷，补益脾胃气血；肾俞为肾之背俞穴，大赫为足少阴肾经经穴，可补肾填精益髓；三阴交是足三阴经交会穴，可以调补肝肾，健脾益气，养血调经；关元、中极、气海为任脉经穴，可养育肾气，培补元气，调理冲任，改善胞膜的气血运行，助孕固脱。以上穴位配伍使用，可调理脾胃，补肾培元，健脾益气，使补而不滞，同时调理冲任气血，活血化瘀通络，清理阻滞胞宫之瘀血。

3. 月经间期

此期即西医学中的排卵期，"阴转阳，阳气内动"，是氤氲的候之时，予以补肾温阳活血，兼以疏肝理气。

取穴：在经后期基础上加取肝俞、合谷、太冲、子宫、卵巢。

方义：肝之背俞穴肝俞和四关穴（合谷、太冲）以疏肝行气活血，并取局部经外奇穴子宫、卵巢予以电针治疗，以通经活血、促卵排出。

4. 月经前期

此期为阳长期，阴精已充，阳气旺盛，"阴盛阳动"，予补肾助阳。

取穴：在经后期基础上加大椎、命门、百会。

方义：加督脉经穴大椎、命门和诸阳之会百会以补肾温阳，同时配合温针灸或任督阴阳调理灸以滋阴助阳，阴阳并调。

配穴：肾虚精亏型：加太溪、复溜；气血两虚型：加气海、血海、天枢；肾虚血瘀型：加地机、太溪、大赫；痰湿血瘀型：加丰隆、中脘、阴陵泉、地机；肝郁血瘀型：加太冲、期门、血海。

操作：毫针常规针刺。按补虚泻实原则，手法宜轻柔，切忌峻补重泻，留针 20～30 分钟。可在月经间期加以电针治疗，在月经前期适当加温针灸或任督阴阳调理灸。一般隔日 1 次，1 个月经周期为 1 个疗程，治疗 3 个疗程。

五、其他疗法

（一）耳穴疗法

操作：选内生殖器、内分泌、交感、皮质下、肾、肝、脾，每次选 2～4 穴，皮肤常规消毒、毫针刺入，中等强度捻转刺激法，每日或隔日 1 次，每次留针 20～30 分钟，两耳交替针刺。也可埋针或贴王不留行籽，每日按压 3～5 次。

（二）穴位埋线

操作：选择施术穴位处的皮肤进行消毒，将一段 1～2 cm 长的无菌 PGLA 高分子聚合线，一头放在针管的前端，另一头接针芯，左手食指与拇指捏紧穴位的皮肤，右手拿针，刺到所需要深度，推入线体。2 周埋线 1 次，避开月经期操作，3～5 次为 1 疗程，同时嘱咐患者埋线当日内勿洗澡，避风寒。

（三）中药保留灌肠

操作：大血藤、莪术、赤芍、玄胡、垂盆草、香附、仙鹤草、薏苡仁、紫草、枳壳，浓煎成 100 ml 药汁，温度保持在 37 ℃～39 ℃，晚上临睡前保留灌肠，每日 1 次，10 次为 1 个疗程，经期停用。

（四）中药外敷

操作：艾叶、制乳香、制没药、细辛、肉桂、透骨草、鸡血藤、忍冬藤、地龙、路路通，蒸热用毛巾包裹外敷，每日 1～2 次，每次 20～30 分钟。

（五）穴位注射

操作：根据临床辨证配穴，选用合适的具有活血化瘀功效的注射液，分别取 2 个腰背部和肢体穴位，交替进行治疗。每穴注入药物 0.5～1 ml，隔日 1 次，1 个月经周期为 1 个疗程。

（六）电针疗法

操作：针刺得气后，选 4 穴连接电针仪，用疏密波，强度以患者能够忍受为度，每日或隔日 1 次，每次治疗 20～30 分钟，1 个月经周期为 1 疗程。

六、注意事项

1. 注意经期卫生和保暖，避免过食生冷、过度劳累。月经期避免性生活和不必要的生殖道检查。
2. 调畅情志，减轻工作压力，避免恐惧、焦虑、抑郁及强烈的精神刺激。
3. 避免婚前和计划外妊娠，防止多次人工流产，性生活适度。
4. 注意外生殖器卫生，积极治疗阴道炎、盆腔炎等原发病。
5. 加强营养，合理饮食。避免不适当的节食减肥。
6. 适当体育锻炼，注意劳逸结合。

第五节　子宫内膜炎性病变

子宫内膜炎性病变（endometritis）是指细菌等病原体侵袭，导致子宫内膜发生炎性改变的一类疾病，好发于性活跃、子宫腔操作频繁的育龄期女性，包括子宫内膜息肉、子宫内膜增生、子宫内膜结核或内膜活检提示内膜炎性病变。轻度、慢性炎性病变可无临床症状，较重者临床常见下腹疼痛、白带增多、月经异常等，甚至导致不孕。此病分类繁多，根据临床症状，在中医妇科学中可归于"带下""经期延长""经间期出血""崩漏"等范畴。

一、病因病机

本病常因金刃损伤、外感六淫、情志失调等导致湿、瘀结于胞宫，邪聚之处，其气必虚。故热、湿、瘀、虚为本病的主要病理改变，基本病机为邪结胞宫，冲任失调。

（一）血热

素体阳盛，或忿怒抑郁，肝郁化火；或感受热邪；或过食辛辣助阳之品，火热内盛，热扰冲任，迫经妄行。素体阴虚，或久病、失血伤阴，阴虚水亏，虚火内炽，扰动血海，经血失约为患而出血。

（二）血瘀

经期产后，余血未尽，又感寒热湿邪，邪与血结，或七情内伤，气郁血瘀，瘀阻冲任，血不循经。

（三）脾虚

素体脾虚，或忧思不解，或饮食劳倦，损伤脾气，气虚下陷，统摄无权，冲任不固，经血溢于脉外。

（四）肾虚

先天不足，肾气不足；或房劳多产，损伤肾气，以致封藏失职，冲任失摄，经血妄行。若偏肾阴虚者，为元阴不足，虚火妄动，血不守舍；偏肾阳虚者，为命门火衰，不能固摄。

二、辨证

（一）辨证分型

1. 血室瘀结证

阴道下血，量多或少，色紫红，下血不畅，有大血块，或阴道下血日久淋漓不净，或小腹疼痛拒按，胸闷烦躁，口渴不欲饮，舌质紫暗或有瘀斑，脉弦涩。

2. 血室热结证

（1）血室热毒证：阴道流血量多势急或者淋漓不断，血色红，质黏稠，或有小血块，伴有赤白带下量多、有臭味，面红，心烦，口干喜凉饮，腹痛拒按，大便干结，小便黄赤，舌红，苔黄，脉数。

（2）血室热涸证：阴道流血或多或少，或淋漓不断，或闭经，或婚后久不受孕，色鲜红，质稠，时有异味，颧红，潮热盗汗，手足心热，口干，头晕，耳鸣，舌红，苔少，脉细数。

（3）血室郁热证：阴道下血，量偏多或时多时少，色紫红，有血块，乳房作胀，心烦易怒，善太息，夜寐多梦，口苦咽干，舌质红，苔薄黄，脉弦数。

（4）血室瘀热证：阴道下血，淋漓不净，量或多或少，色暗红，质黏稠，有血块，小腹胀痛或不适，胸闷烦躁，口渴咽干，夜寐不安，尿黄便艰，舌质紫暗有瘀点，苔黄或腻，脉数或弦涩。

（5）血室湿热证：阴道下血，量少，淋漓不净，色粉红或红白相兼，质黏稠，或夹小血块，或赤白带下量多质黏、有腥臭味，小腹胀坠，或伴有腹痛，肢体倦怠困重，纳谷不香，舌质红，苔黄腻，脉细濡。

3. 血室虚证

（1）脾虚血崩证：阴道下血，量多如崩，血色淡红，质清稀，无血块，头昏神疲，气短懒言，纳差，大便稀溏，小腹空坠，舌质淡，苔薄而润，脉虚大无力。

（2）肾虚漏血证：阴道下血，量少淋漓不净，色淡红，质稀无血块，腰酸头昏，神疲乏力，或有畏寒，小便频，夜寐不佳，舌质淡红，苔薄白，脉沉细。

（二）脏腑经脉辨证

本病与足三阴经、足阳明经、任脉、冲脉相关，与肝、脾、肾、女子胞等脏腑关系密切。

三、治疗策略

本病的辨治需明确虚实，标本兼顾，扶正祛邪，以恢复冲任、胞宫之气血安宁，恢复正常月经周期。针对不同的病因、病机，采用针灸与其他刺灸技术结合治疗。

四、治疗方案

（一）治则

出血期澄源塞流，针对病因止血为先，血止后澄源复旧固本，补肾调周善后。以足太阴脾经、足阳明胃经、任脉经穴为主。

（二）主穴

关元、中极、隐白、三阴交、足三里。

（三）配穴

血室瘀结型：加气海、冲门；血热加血海、水泉；气郁加太冲、支沟、大敦；血室热结型：加气海、石门；实热加太冲、曲池；虚热加然谷；郁热加太冲、支沟、间使；瘀热加气冲、地机；湿热加中极、阴陵泉；血室虚型：加肾俞、交信；气虚加气海、脾俞、膏肓；阳虚加气海、命门、神阙；阴虚加复溜、阴谷。

（四）操作

毫针常规针刺。按补虚泻实原则，留针 30 分钟。一般隔日针 1 次，10 次为 1 个疗程，疗程间休息 3～5 日，再行下 1 个疗程。重建月经周期后，继续治疗 3 个月经周期。

（五）方义

关元为任脉经穴，具有调理冲任，益气固摄之功；中极为任脉与足三阴经交会穴，亦能调理冲任，制约经血妄行；隐白为足太阴脾经井穴，妇人止血要穴，健脾止血；三阴交为足三阴经交汇处，足三里为足阳明胃经合穴，两穴相配，健脾益气以统血，且有行气活血之效，止血而不致瘀。

五、其他疗法

（一）灸法

操作：一般多在经前 5～7 日开始治疗，连续 3～5 个月，直到病愈。若行经时间不能掌握，可于月经干净之日起针灸，隔日 1 次，直到月经来潮时为止，连续治疗 3～5 个月。可选用温和灸或无瘢痕灸或隔物灸（隔姜、附子饼等，根据证型选用），每次可选用 2～4 穴，每穴施灸 15 分钟或 5～7 壮，每日或隔日治疗 1 次，10 次为 1 个疗程，每疗程间隔 3～5 日。或选用温针灸，每次选用 3～5 穴加灸，每穴灸 20～30 分钟。

（二）耳穴疗法

操作：选内生殖器、内分泌、神门、交感、皮质下、肾上腺，每次选 2～4 穴，常规消毒后刺入，留针 20～30 分钟，期间施以捻转中等刺激 2 次，每日或隔日 1 次，两耳交替针刺。也可埋针或贴王不留行籽，每日按压 3～5 次。

（三）穴位埋线

操作：选择施述穴位处的皮肤进行消毒，将一段 2～3 cm 长的无菌 PGLA 高分子聚合线，一头放在针管的前端，另一头接针芯。左手食指与拇指捏紧穴位的皮肤，右手拿针，刺到所需要的深度，推入线体。2 周埋线 1 次，避开月经期操作，1 个月经周期为 1 个疗程，连续治疗 3 个疗程，同时嘱患者当日内勿洗澡，避风寒。

（四）火针疗法

操作：每次选4～6个穴位。患者根据施针要求选择相应的体位，暴露施针部位，局部予0.5％碘伏常规消毒，取常规的火针，将针头烧至通红发白，速进速出，后用干棉球迅速按压针孔，以减轻疼痛，1周1～2次，连续治疗3～5次。

（五）穴位注射

操作：根据临床辨证配穴，每次选取2～3穴，局部皮肤常规消毒，用5 ml注射器加7号或8号针头抽吸具有活血化瘀功效的注射液后，在预选的穴位上刺入，边进针边左右旋转注射器并进退针以反复刺激，得气回抽无回血后，将注射液推注入穴位，每穴每次0.5～1 ml。每天1次，7次为1个疗程，疗程间隔为3天。

（六）刺络拔罐疗法

操作：选腰阳关、八髎，局部皮肤常规消毒，用三棱针重刺3～5下，然后用大号火罐重拔之出血5～10 ml，一般需留罐5～15分钟，以皮肤出现紫黑色尚未起泡为最佳。

六、注意事项

1. 重视经期卫生，尽量避免或减少宫腔手术。
2. 饮食忌辛辣刺激之品。注意补充营养，防止继发贫血等疾病。加强锻炼，以防复发。
3. 主要注意月经情况，如果出现月经不规律，阴道不规则出血等症状应该及时去医院进行检查，排除子宫内膜肿瘤等相关疾病。
4. 保持精神愉快，避免精神刺激和情绪波动。放松心态，避免精神的长期紧张，规律作息时间，适当的运动，戒烟酒。

参考文献

[1] 刘巧玲，滕辉，王俊玲，等. 火针治疗子宫内膜异位症临床观察 [J]. 上海针灸杂志，2014，33（08）：734-735.
[2] 万荷天一. 丹红穴位注射对气滞血瘀证雌性大鼠血清NO、子宫组织VEGF/KDR表达的影响 [D]. 贵阳：贵州医科大学，2020.
[3] 夏桂成. 夏桂成实用中医妇科学 [M]. 北京：中国中医药出版社，2009：184-222.
[4] 连方. 中西医结合生殖医学 [M]. 北京：人民卫生出版社，2017：169-210.
[5] 杜惠兰. 中西医结合妇产科学 [M]. 北京：中国中医药出版，2016：118-386.
[6] 陈俊志. 针灸治疗子宫肌瘤的临床文献规律研究 [D]. 广州：广州中医药大学，2016.
[7] 陈志霞，黄健玲. 黄健玲基于血瘀辨治子宫肌瘤经验 [J]. 广州中医药大学学报，2020，37（11）：2223-2226.
[8] 周清莲，刘静，杜艳军，等. 针药结合治疗子宫肌瘤随机对照研究 [J]. 河北中医，2018，40（08）：1245-1247，1271.
[9] 周永胜. 针灸治疗子宫肌瘤的文献研究 [D]. 广州：广州中医药大学，2015.
[10] 王跃梅. 近30年针灸治疗子宫肌瘤的文献研究 [D]. 广州：南方医科大学，2012.
[11] 任聪，刘大胜，王凤，等. 中医药治疗子宫肌瘤的研究进展及述评 [J]. 中国中医基础医学杂志，2019，25（01）：135-138.
[12] 曾倩. 尤氏女科临证心悟 [M]. 北京：中国中医药出版社，2017：27-29.
[13] 杨永琴. 尤昭玲"三期三法"治疗胞宫假腔临床经验 [J]. 中医药导报，2015，21（21）：81-82.
[14] 尤昭玲，邢艺璇，唐诗，等. 宫腔粘连求子中医诊疗方案的构建与临证实践-全国名中医尤昭玲学术思想与临床经验研究（一）[J]. 湖南中医药大学学报，2022，42（10）：1597-1601.
[15] 刘未艾，刘恋，邱玲，等. 宫腔粘连求子的二段分期针灸序贯治疗思路-全国名中医尤昭玲学术思想与临床经验研究（四）[J]. 湖南中医药大学学报，2022，42（10）：1612-1616.
[16] 邢艺璇，吴阳，唐诗，等. 尤昭玲辨治宫腔粘连求子经验 [J]. 中国中医药信息杂志，2021，28（01）：133-136.

［17］唐诗，邢艺璇，吴阳，等．尤昭玲宫腔粘连——求子临证认知与诊疗策略［J］．中华中医药杂志，2021，36（01）：256－259．

［18］杨蕊，陈欣敏，曾薇薇，等．宫腔粘连的中医诊疗进展［J］．河北中医，2022，44（02）：333－340．

［19］高树中，杨骏．针灸治疗学［M］．4版．北京：中国中医药出版社，2016：7－8．

［20］王蓓茹，许越，吴建军．中医角度认识宫腔粘连病因病机及临床诊治［J］．医学理论与实践，2021，34（10）：1656－1658．

［21］郑凌琦．宫腔粘连中医证型及认知度相关调查分析［D］．北京：北京中医药大学，2018．

［22］冯亚莉，姬霞．针灸隐白穴为主治疗崩漏36例［J］．河北中医，2004（01）：20．

第九章 生殖链终端疾病——卵巢篇

第一节 多囊卵巢综合征

多囊卵巢综合征（polycystic ovarian syndrome，PCOS）是生育年龄妇女常见的一种复杂的内分泌及代谢异常所致的疾病，以慢性无排卵（排卵功能紊乱或丧失）和高雄激素血症（妇女体内男性激素产生过剩）为特征，主要临床表现为月经周期不规律、不孕、多毛和/或痤疮等。其病机至今尚未阐明，目前研究表明，其可能是由于某些遗传基因和环境因素相互作用所致。据相关资料统计，PCOS在育龄妇女中的发病率为4％～12％，不孕症中约1/3为排卵障碍性不孕，其中90％为PCOS患者。中医学中对本病虽无明确的病名记载，但根据其临床症状，可归属于"不孕症""月经后期""闭经""癥瘕"等病症范畴。

一、病因病机

本病中医病机以肾虚冲任失调为本，气血痰瘀阻滞为标。

（一）肾虚型

先天禀赋不足，肾气未盛，天癸亏乏不能应时泌至；冲任失养，精血无从而生，血海难以充盈，可导致闭经、月经稀少等。

（二）肝郁型

素性抑郁，或郁怒伤肝，肝气郁结，疏泄失常，郁久化火；或肝气犯脾，脾虚生湿，湿热蕴结冲任胞脉，冲任失调，气血不和，致月经停闭或失调、不孕等。

（三）瘀血型

七情内伤，气机阻滞，血行不畅，或血虚不能充盈脉道，血中之气衰少，脉涩而血行缓慢，均可导致瘀血阻滞胞宫、胞脉，导致闭经、不孕、癥瘕等。

（四）痰湿型

素体肥胖或过食膏粱厚味，或饮食失节，损伤脾胃，运化失职，痰湿内生；冲任气血受损，痰湿、脂膜壅塞，血海不得满盈，故月经闭止或失调、体胖、多毛、卵巢增大等。

二、辨证

（一）辨证分型

1. 肾虚型

月经量少色淡，头晕耳鸣，腰膝酸软，或畏寒肢冷，性欲淡漠，尿频，舌淡，苔薄白，脉沉细；或五心烦热，失眠，盗汗。舌红，少苔，脉细数。

2. 肝郁型

月经后期，或前后不定期，月经量少，乳房胀痛，毛发浓密，精神抑郁，善太息，或烦躁不安。舌红，苔黄，脉弦。

3. 瘀血型

月经后期，量少，色紫暗，夹血块，行经时腹痛，块下痛减。舌紫暗，脉弦涩或细。

4. 痰湿型

经期延后，量少，甚至闭经。带下量多，婚久不孕，形体肥胖多毛，面部油脂分泌较多，呕恶痰多，四肢倦怠，疲乏无力。舌淡胖，苔白腻，脉滑。

（二）脏腑经脉辨证

本病与足三阴经、足阳明经、任脉、冲脉相关，与肝、脾、肾、女子胞等脏腑关系密切。

三、治疗策略

本病治疗上以补肾、调理冲任为主，兼以活血、化痰、疏肝等治疗，以调整及恢复月经周期，按辨病与辨证结合，针灸并用，标本兼治。

四、治疗方案

（一）治则

调理冲任，补肾健脾。以足少阴肾经、足太阴脾经、任脉经穴为主。

（二）主穴

关元、大赫、肾俞、太溪、三阴交。

（三）配穴

偏肾阳虚型：加命门、神阙；偏肾阴虚型：加复溜、照海；肝郁型：加期门、太冲；血瘀型：加子宫、中极；痰湿型：加中脘、丰隆；气血不足型：加足三里、气海。

（四）操作

毫针常规针刺，按补虚泻实原则。关元、大赫位于小腹部，针刺时应注意针刺深度，可适当配用灸法，亦可采用温针灸。每日或隔日 1 次，每次 30 分钟，每 10 分钟行针 1 次。10 次为 1 个疗程，每个疗程休息 3～5 日。

（五）方义

肾藏精主生殖，肾气充盛，冲任调和，胞宫方可恢复正常生理功能。故选取肾之背俞穴肾俞、足少阴肾经原穴太溪，补益肾之精气以治其本；关元为任脉与足三阴经的交会穴，亦位于两肾之间，先天精气汇聚之处，刺之可培肾固本，通调冲任；大赫为足少阴肾经与冲脉交会之处，刺之通调下焦，补肾调经；三阴交为足三阴经气血交汇之处，刺之可健脾化湿，补益肝肾，调经止带。

五、其他疗法

（一）耳穴疗法

操作：取肾、内生殖器、皮质下、神门、交感。每次选用 2～3 穴，两耳交替采用压籽法，或埋针法、毫针刺法。每日或隔日 1 次。

（二）皮肤针

操作：取相应的背俞穴、夹脊穴及腰骶部、下腹部任脉、肾经等。循经叩刺，中等刺激（局部出现明显潮红），重点叩击腰骶部、下腹部穴。每次叩刺 10～15 分钟，隔日 1 次，7 次为 1 个疗程，每疗程间隔 3 日。

（三）隔物灸

操作：选用熟附子、肉桂、五灵脂、乌药、大青盐、冰片等温肾助阳、活血行气类中药，研磨至细粉，用黄酒调和制成药饼，置于神阙穴，上置中等大小艾炷，灸 8～10 壮，每周治疗 1～2 次。

（四）穴位埋线

操作：选择合适穴位处的皮肤进行消毒，将一段 1～2 cm 长的无菌 PGLA 高分子聚合线，一头放在针管的前端，另一头接针芯。左手食指与拇指捏紧穴位的皮肤，右手拿针，刺到所需要深度，推入线体。2 周埋线 1 次，连续 3 次为 1 个疗程。

六、注意事项

1. 体重过胖者，保持运动以控制体重，通过运动使身体脂肪减少，有助于恢复排卵和改善 PCOS 患者的代谢异常。

2. 生活起居要有规律。早睡早起，避免熬夜。

3. 保持心情舒畅。避免情绪焦虑，树立治疗信心。

4. 调整饮食。少食含糖量高的碳水化合物，减少脂肪和单糖的摄入，忌食富含雄激素的动物器官，加强营养，清淡饮食。

第二节 卵巢储备功能减退

卵巢储备功能减退（decreased ovarian reserve，DOR），是由于卵母细胞的数量减少和/或质量下降，导致卵巢功能不足，引起生育能力下降，同时伴有抗缪勒管激素（anti-mullerian hormone，AMH）水平降低、窦卵泡数（antral follicle count，AFC）减少、基础卵泡刺激素（follicle stimulating hormone，FSH）水平升高。DOR 分为与高龄相关的生理性 DOR 和与年龄不相符的病理性 DOR 两类。

早发性卵巢功能不全（premature ovarian insufficiency，POI）：指女性在 40 岁以前出现月经异常（闭经或月经稀发＞4 个月）、FSH＞25 U/L（连续 2 次，测定间隔超过 4 周）、雌激素水平波动性下降。

卵巢早衰（premature ovarian failure，POF）：指女性 40 岁以前出现闭经、促性腺激素（gonadotropins，Gn）水平升高（FSH＞40 U/L）和雌激素水平降低，并伴有不同程度的围绝经期症状，是 POI 的终末阶段。POI/POF 的诊断标准较严格，存在年龄的限制，而 DOR 是根据异常的卵巢储备功能参数进行诊断，无年龄限制，如＞40 岁的女性可能被诊断为 DOR，但不会被诊断为 POI 或 POF。

中医学古籍中没有"卵巢储备功能减退""早发性卵巢功能不全"及"卵巢早衰"的病名记载，结合其临床表现，可归属于"月经过少""月经后期""血枯""闭经""经水早断""绝经前后诸证""不孕症"等病症范畴。

一、病因病机

本病发病机制主要为脾肾两虚，先天精血不足，后天水谷精微运化不足，导致精亏血少，冲任气血不足，经血乏源。且脾虚可导致气不行血，则血瘀阻滞。

（一）肾虚型

禀赋不足，或房劳过度，或产多乳众，肾气受损，精血不充，冲任血海亏虚，经血化源不足，以致经行量少。

（二）脾肾两虚型

肾中精气不足，加之脾胃素虚，或饮食劳倦；或忧思过度，损伤脾运，则气血生化乏源，冲任空虚，血海不能满盈，致使月经停闭。

（三）血虚型

素体血虚，或久病伤血、营血亏虚，或饮食劳倦、思虑过度伤脾，脾虚化源不足，冲任血海不充，遂致月经量少。

（四）血瘀型

脾气虚，无力推动血行，邪与血结成瘀；或素多忧郁，气滞血瘀，瘀阻冲任，血行不畅，致经行量少。

二、辨证

（一）辨证分型

1. 肾虚证

经量素少或渐少，色暗淡，质稀；腰膝酸软，头晕耳鸣，足跟痛，或小腹冷，或夜尿多；舌淡，苔薄白，脉沉弱或沉迟。

2. 脾肾两虚证

月经停闭数月；神疲肢倦，食少纳呆，脘腹胀满，大便溏薄，面色淡黄；腰膝酸软，耳鸣，记忆力减退，舌淡胖有齿痕，苔白腻，脉缓弱。

3. 血虚证

经来血量渐少，或点滴即净，色淡，质稀；或伴小腹隐痛，头晕眼花，心悸怔忡，面色萎黄；舌淡红，脉细。

4. 血瘀证

经行涩少，色紫暗，有血块；小腹胀痛，血块排出后胀痛减轻；舌紫暗，或有瘀斑、瘀点，脉沉弦或沉涩。

（二）脏腑经脉辨证

本病与足三阴经、足阳明经、督脉、任脉、冲脉相关，与肝、脾、肾、女子胞等脏腑关系密切。

三、治疗策略

本病治疗重在补脾肾、养巢通经，恢复自主排卵，按辨病与辨证结合，针灸并用，标本兼治。

四、治疗方案

（一）治则

健脾补肾，内外共治，调气血通经。以足太阴脾经、足阳明胃经、任脉经穴为主。

（二）主穴

足三里、三阴交、关元、气海、子宫、卵巢、次髎、太冲。

（三）配穴

肾气虚型：加肾俞、大赫、太溪；肾阴虚型：加肾俞、太溪；肾阳虚型：加肾俞、命门；脾虚型：加脾俞、胃俞；精血亏虚型：加神门、足三里、悬钟；气滞血瘀型：加合谷、太冲、肝俞、血海、膈俞；寒凝血瘀型：加命门、膈俞；痰湿内阻型：加丰隆、阴陵泉、脾俞。

（四）操作

毫针常规针刺。按补虚泻实原则，手法宜轻柔，切忌峻补重泻，留针30分钟。一般隔日1次，10次为1个疗程，疗程间休息3～5日，再行下1个疗程。开始重建月经周期后，继续治疗3个月经周期。

（五）方义

足三里为多气多血的足阳明胃经之合穴，有调补气血的作用；三阴交为足三阴经之交会穴，可调肝补肾、健脾和血；关元、气海均位近胞宫，关元补益元气、调理冲任，气海大补元气、疏通下焦；子宫、卵巢穴均为经外奇穴，可通经调宫、活血行瘀；次髎为足太阳膀胱经穴，靠近胞宫，任督冲三脉均起于胞宫，可通调冲任两经；太冲具有调和血气、理气疏肝之效。

五、其他疗法

（一）灸法

操作：选择于月经周期的第4～6日，经量开始减少时开始艾灸。

（1）可用温和灸或无瘢痕灸或隔物灸（隔姜、附子饼等，根据病情选用）每次可选用2～4穴，每穴施灸 15 分钟或 5～7 壮，每日或隔日治疗 1 次，10 次为 1 个疗程，每疗程间隔 3～5 日。

（2）可用温针灸，每次选用 3～5 穴加灸，每穴灸 20～30 分钟，隔日 1 次。

（3）可于巳时（9～11 时）行督脉灸、任脉灸等治疗，同时配合加以母子补泻理论取穴；于酉时（17～19 时）交替予以艾灸和脐灸、三角灸、命门灸。

（二）耳穴疗法

操作：取内分泌、交感、皮质下、心、肝、脾、肾。每次选用 3～4 穴，常规消毒，常规针刺，留针 30 分钟，期间施以捻转中等刺激 2 次，每日或隔日 1 次，两耳交替针刺。也可以埋针或贴王不留行籽，每日按压刺激 5 次。

（三）穴位埋线

操作：选择施术穴位处的皮肤进行消毒，将一段 1～2 cm 长的无菌 PGLA 高分子聚合线，一头放在针管的前端，另一头接针芯。左手食指与拇指捏紧穴位的皮肤，右手拿针，刺到所需要深度，推入线体。每间隔 15 日治疗 1 次。避开月经期操作，3 个月经周期为 1 个疗程。

（四）火针疗法

操作：月经第 5 日开始，选关元、三阴交、子宫、次髎。取常规火针，将针尖烧至通红发白，速进速出，术后干棉球按压针孔，以减轻疼痛。隔日 1 次，连续治疗 3～5 次。

（五）穴位注射

操作：每次选 1 穴，末次月经第 7、第 9、第 11、第 13 日用促性腺激素 1000 IU 注入穴位，或可选用益气活血功效注射液。针刺入局部有胀感或向下放射感时回抽无血后注入药物。或 B 超监测卵泡直径达到一定大小时，予维生素 B_1 2 ml、维生素 B_{12} 1 ml 混合，每次选择 2～4 个穴位。每穴每日注入 0.5 ml，每日或隔日 1 次，5～10 次为 1 疗程。

（六）刺络拔罐疗法

操作：选大椎、命门。于行经期或经间期，三棱针或一次性采血针点刺上述穴位。速进速出，然后用抽气罐或玻璃罐拔罐放血，1～2 次即可。

六、注意事项

1. 首先要排除妊娠及妊娠病和绝经的问题。

2. 调畅情志，避免恐惧、焦虑、抑郁及强烈的精神刺激。

3. 平时要做好避孕措施，减少人工流产和避免手术损伤。

4. 注意经前及经期的保护，保暖防寒，避免冒雨涉水、过食寒凉生冷及辛辣之物，注意某些药物所导致的经量减少如性激素类药物、肾上腺皮质类激素、胃肠动力药等；及时治疗某些可能导致经闭的疾病，如结核、糖尿病、甲状腺疾病。

第三节　卵巢型子宫内膜异位症

卵巢型子宫内膜异位症（endometriosis，EMT）是子宫腺肌病的同类型疾病，是子宫内膜组织出现在子宫体以外的部位，好发在卵巢、宫底韧带、盆腔腹膜等，常多处并发，与子宫腺肌病并见。异位的内膜在卵巢皮质内生长并形成单个或多个囊肿，随月经周期的激素变化而发生周期性出血，陈旧性血液呈咖啡色黏稠液体，似巧克力样，故又称"卵巢巧克力囊肿"（chocolate cyst of ovary），是 EMT 最常见的类型。临床表现以疼痛、不孕或月经异常为主，疼痛表现为下腹部及盆腔深部疼痛，伴或不伴肛门坠胀痛，性交、月经前及经期加重，如伴有囊肿破裂，可伴见疼痛急性发作、剧烈，伴恶心、呕吐、阴道流血等。其发病与临床表现与子宫腺肌病相似，属于"血瘕"，根据其临床表现，可归属于中医学"妇人腹痛""不孕"等范畴。

一、病因病机

卵巢型子宫内膜异位症多与先天禀赋异常、情志不畅有关，导致脏腑功能失调，冲任瘀滞，或外邪侵袭，内传或直中胞宫，胞宫脉络瘀滞，血不归经，血溢脉外，积成血瘕，病位在胞宫（卵巢）、冲任。基本病机为瘀血阻络，冲任失调。

（一）气滞血瘀

素性抑郁或情志不畅，使肝经郁滞，气血不畅，则冲任、胞宫瘀滞不畅。

（二）寒凝血瘀

素体脾肾阳虚，内寒凝滞胞宫；或经期、产后胞脉空虚，血室正开，若冒寒涉水，或饮食生冷，寒邪直中胞宫，寒凝血瘀，则冲任、胞宫脉络瘀滞不畅。

（三）湿热瘀阻

素体湿热内蕴，胞宫受湿热所侵；或外感湿热之邪，内传营血，与血相搏，流注冲任，蕴结胞中，导致气血运行失常，阻滞不通。

（四）痰瘀互结

素体脾虚痰盛，或饮食不节，劳倦过度，思虑过极，损伤脾气，水湿运化、升清失司，湿聚成痰，痰湿内蕴血行不畅，久则痰瘀搏结，滞于冲任、胞宫。

（五）气虚血瘀

素体脾虚，中气不足，或饮食不节，劳倦过度，忧思所伤，或大病久病，损伤脾气，脾气虚则不足以推动血行，而致血瘀，阻滞冲任、胞宫。

（六）肾虚血瘀

先天禀赋不足，或大病久病、房劳多产、堕胎小产，损伤肾气，肾气亏损，无力运血，血液运行缓慢，致使血液瘀滞；或肾阳气不足，下焦虚寒，而凝滞致瘀；或肾阴不足，虚火煎熬精血，血虚失养，脉道不畅而致瘀，冲任、胞宫瘀滞不畅。

二、辨证

卵巢型子宫内膜异位症以血瘀为基本病机，或夹寒、痰、虚。根据气血、脏腑辨证可分为气滞血瘀、寒凝血瘀、湿热瘀阻、痰瘀互结、气虚血瘀、肾虚血瘀六大常见证型。

（一）辨证分型

1. 气滞血瘀证

少腹结块，固定不移，坠胀疼痛拒按，伴肛门坠胀感，情绪波动，经前加重；经血紫暗有块，块下痛减，经量或多或少，胸闷乳胀，或婚久不孕。舌紫暗或有瘀点、瘀斑，脉弦或涩。

2. 寒凝血瘀证

少腹结块，疼痛时作，呈冷痛、刺痛感，遇寒加重，得热痛减，经行量少，色紫暗，或经血淋漓不净，或月经延期，婚久不孕，下腹结块，固定不移，形寒肢冷，面色青白。舌紫暗苔薄白，脉沉弦或紧。

3. 湿热瘀阻证

少腹结块，灼热疼痛、拒按，经前、性交时痛剧，得热痛增，或月经量多，色红质稠，有血块，或经血淋漓不净，带下黄稠，味臭；身热口渴，周身困重，或伴腰骶胀痛，小便不利，便溏不爽。舌质紫红，苔黄而腻，脉滑数或涩。

4. 痰瘀互结证

少腹结块，经前、经期少腹掣痛或刺痛，拒按，婚久不孕，平时形体肥胖，头晕沉重，胸闷纳呆，呕恶痰多，带下量多，色白质黏，无味。舌淡胖而紫暗，或舌边、尖有瘀斑、瘀点，苔白滑或白腻，脉弦涩。

5. 气虚血瘀证

经后少腹疼痛，痛处固定，喜按喜温，经量或多或少，色淡质稀，婚久不孕，面色少华，神疲乏力，纳差便溏，盆腔结节包块。舌淡暗、边有齿痕，苔薄白或白腻，脉细无力或细涩。

6. 肾虚血瘀证

少腹结块刺痛时作，部位固定，入夜加重，痛引腰骶，或伴肛门坠胀，或伴下腹冷痛，月经先后不定期，经量或多或少，色淡暗质稀，或有血块，不孕或易流产，头晕耳鸣，腰膝酸软，性欲减退。舌淡暗、有瘀点，苔薄白，脉沉细而涩。

（二）脏腑经脉辨证

本病系寒、湿、痰、热之邪内传或直中，或肾气不足或脾虚气弱，瘀血阻滞，导致足三阴经、足阳明经、任脉、冲脉滞而不畅，与肝、脾、肾、女子胞等脏腑关系密切。

三、治疗策略

本病重在活血化瘀，调经止痛，按病症结合，针灸并用。

四、治疗方案

（一）治则

活血化瘀，调经止痛。以足三阴经、任脉经穴为主。

（二）主穴

中极、归来、子宫、卵巢、地机、三阴交、血海、次髎。

（三）配穴

气滞血瘀型：加合谷、太冲；寒凝血瘀型：加关元、命门；湿热瘀阻型：加曲池、行间；痰瘀互结型：加合谷、丰隆；气虚血瘀型：加脾俞、气海、足三里；肾虚血瘀型：加肾俞、太溪。

（四）操作

毫针常规针刺，按补虚泻实原则。针刺中极、归来，宜用连续捻转手法，使针感向下传导。寒凝血瘀、气血虚弱、肾气亏损，可加灸法。疼痛发作时可用电针。发作期每日治疗 1～2 次，非发作期可每日或隔日 1 次（一般在月经来潮前 5～7 日开始治疗）。

（五）方义

中极为任脉经穴，与足三阴经交会，可活血化瘀，通络止痛；归来为足阳明胃经穴位，其穴近于胞宫，具有活血调经的作用；子宫、卵巢均为经外奇穴，可通经调宫、活血行瘀；地机为足太阴脾经郄穴，足太阴脾经循于少腹部，阴经郄穴治血症，可调血通经止痛；三阴交为足三阴经的交会穴，可调理肝、脾、肾；血海为足太阴脾经穴位，善治妇女血证，可活血化瘀，通经止痛；次髎是治疗痛经的经验效穴，单用即效。

五、其他疗法

（一）灸法

操作：可行温和灸或雷火灸，每次选用 3～5 穴，每穴每次灸 10～20 分钟，每日 1 次；也可隔姜灸，每穴 5～7 壮，每日 1 次。一般于月经前 5 日开始艾灸，至月经来潮。

（二）耳穴疗法

操作：选内分泌、内生殖器、肝、肾、皮质下、神门。穴区常规消毒，快速刺入相应穴位，留针20～30 分钟，留针期间捻转 2～3 次，每日或隔日 1 次。也可以采用埋针或压籽法，每天按压刺激 3～5次。两耳交替使用。

（三）皮肤针疗法

操作：选下腹部任脉、肾经、胃经、脾经；腰骶部督脉、膀胱经、夹脊穴。常规消毒，腹部从肚脐向下叩刺到耻骨联合，腰骶部从腰椎到骶椎，先上后下，先中央后两旁，叩刺刺激强度以患者耐受、皮肤潮红为度，每次叩刺 10～15 分钟，隔日 1 次，7 次为 1 个疗程，每疗程间隔 3 日。

（四）穴位埋线

操作：常规消毒，常规操作，每间隔 15 日治疗 1 次，3 次为 1 个疗程。

（五）火针疗法

操作：选次髎、地机、三阴交。常规消毒，用细火针，常规操作。在月经前 7～10 日开始治疗，隔日 1 次，至月经来潮为止，连续治疗 2～3 个月经周期。

（六）放血疗法

操作：于次髎穴周围找瘀络点刺放血，然后加拔火罐 5～10 分钟，于月经开始前 1 周开始治疗，隔日 1 次。

（七）穴位注射

操作：取三阴交、地机、足三里、归来。每次选用 1～2 穴，选用具有活血化瘀功效的注射液。每穴注入药液 0.5～1 ml，每日或隔日 1 次，5～10 次为 1 个疗程。

六、注意事项

1. 针刺治疗痛经有着显著的疗效，绝大多数经过 2～3 个疗程的治疗就能痊愈，调理治疗期间应遵医嘱严格采取有效避孕措施。但对于某些复杂原因所致者，如西医所言的继发性痛经，治疗过程比较漫长，需要一定的时间。因此在治疗前须先明确诊断。

2. 平时注意精神调养，尤其在经前期更应注意，保持良好的心态。

3. 切忌做剧烈、扭体运动，避免囊肿破裂，注意日常调护，起居有常，休作有时，防寒保暖。尤其注意经期合理调护，经期禁生冷寒凉或刺激性饮食，经期禁同房，注意个人卫生。

4. 避免不必要的妇科手术，减少医源性创伤风险。

5. 定期检测妇科 B 超、肿瘤标志物等，了解病情进展及安全性。

第四节　黄素化未破裂卵泡综合征

黄素化未破裂卵泡（luteinized unruptured follicle，LUF）是指正常月经周期或促排卵周期，卵巢有卵泡发育，但到排卵期（luteinizing hormone，LH）峰后卵泡不破裂、卵细胞未排出，而颗粒细胞已发生黄素化，形成黄体，分泌孕激素，卵泡维持存在数天的一种现象，而当此现象反复多次出现，引起不孕，则称为黄素化未破裂卵泡综合征（luteinized unruptured follicle syndrome，LUFS）。是女性排卵障碍性不孕原因之一，是无排卵性月经的一种特殊类型。

中医学无 LUFS 的对应病名，根据其临床症状，多归属于"不孕""全不产""断续"等范畴。

一、病因病机

本病的主要病机为肾虚、肝郁，或痰、湿、瘀阻，冲任气血失调。

（一）肾虚

先天不足，或房劳多产，或久病大病，或年逾五七，肾气亏虚，精不化血，则冲任虚衰，难以受孕；素体阳虚或寒湿伤肾，肾阳不足，胞宫失煦，则冲任虚寒，不能成孕；肾阴素虚，或久病耗损真阴，天癸乏源，胞宫失养，冲任血海空虚，或阴虚内热，热扰冲任，乃致不孕。

（二）肝气郁结

情志不畅，或盼子心切，肝郁气滞，疏泄失常，气血失调，冲任失和，胎孕不受。

（三）痰湿内阻

思虑劳倦，或肝木犯脾，伤及脾阳，健运失司，水湿内停，湿聚成痰，冲任壅滞，而致不孕；或素体肥胖，嗜食肥甘，躯脂满溢，痰湿内盛，胞脉受阻，致令不孕。

（四）瘀滞胞宫

经行产后，摄生不慎，邪入胞宫致瘀；或寒凝血瘀，或热灼血瘀，或气虚运血无力致瘀，瘀滞冲任、胞宫，以致不孕。

二、辨证

（一）辨证分型

1. 肾气虚证

婚久不孕，月经不调或停闭，经量或多或少，色暗。头晕耳鸣，腰膝酸软，或精神疲倦，小便清长。舌淡，苔白，脉沉细，两尺尤甚。

2. 肾阳虚证

婚久不孕，月经迟发，或月经延迟，或停闭不行，经色淡暗，性欲淡漠，小腹冷，带下量多，清稀如水。或子宫发育不良，头晕耳鸣，腰膝酸软，夜尿多，眼眶暗，面部暗斑，唇暗。舌质淡暗，苔白，脉沉细尺弱。

3. 肾阴虚证

婚久不孕，月经常提前，经量少或月经停闭，经色较鲜红。或行经时间长，甚则崩中或漏下不止。形体消瘦，头晕耳鸣，腰膝酸软，五心烦热，失眠多梦，眼花心悸，肌肤失润，阴中干涩。舌质稍红略干，苔少，脉细或细数。

4. 肝气郁结证

婚久不孕，月经或先或后，经量多少不一。或经来腹痛，或经前烦躁易怒，乳房胀痛。精神抑郁，善太息。舌暗红或舌边有瘀斑，脉弦细。

5. 瘀滞胞宫证

婚久不孕，月经多延迟或周期正常，经来腹痛，甚或呈进行性加剧。经量多少不一，经色紫暗，有血块，块下痛减。经行不畅、淋漓难净，或经间期出血。或肛门坠胀不适，性交痛。舌质紫暗，或舌边有瘀点，苔薄白，脉弦或脉细涩。

6. 痰湿阻滞证

婚久不孕，多自青春期始即形体肥胖。月经常延迟、稀发，甚则停闭不行，带下量多，色白，质黏无臭。头晕心悸，胸闷泛恶，面目虚浮。舌淡胖，苔白腻，脉滑。

（二）脏腑经脉辨证

本病与足三阴经、冲脉、任脉、督脉相关，与肝、脾、肾、女子胞等脏腑关系密切。

三、治疗策略

本病重在补肾健脾、宣通脉络。按病症结合，针灸并用。

四、治疗方案

（一）治则

补肾健脾，活血化瘀通脉，以足阳明胃经、足三阴经、任脉经穴为主。

（二）主穴

关元、中极、三阴交、肾俞、次髎、合谷、足三里、优势卵泡侧子宫、卵巢。

（三）配穴

痰湿内阻型：加丰隆、中脘；肝气郁结型：加太冲、肝俞；瘀滞胞宫型：加章门、血海；肾气虚型：加肾俞、气海；肾阳虚型：加命门、肾俞；肾阴虚型：加太溪。

（四）操作

毫针常规针刺，按补虚泻实原则，可上电针，除肾阴虚证外其他证型可加灸法。

（五）方义

关元大补元气、培元固本、调理冲任；中极为任脉经穴，与足三阴经交会，可活血化瘀，通络止痛；三阴交为足三阴经的交会穴，可调理肝、脾、肾；肾俞位于足太阳膀胱经，肾之背俞穴是肾气输注之俞穴，可培补肾精，补充肾气；次髎是治疗痛经的经验效穴；合谷为手阳明大肠经原穴，可通经止痛；足三里为多气多血的足阳明胃经之合穴，有调补气血的作用；子宫、卵巢均为经外奇穴，可通经调宫、活血行瘀。

五、其他疗法

（一）灸法

操作：选择于月经周期的第 4～6 日，经量开始减少时开始艾灸。取神阙、关元、气海、子宫、足三里。每穴用艾条悬灸 15～20 分钟，每日 1 次。阴道 B 超监测卵泡发育情况，当最大卵泡直径为 18 mm 时确认排卵后停止。

（二）耳穴疗法

操作：选肾、肝、脾、膈、脑点、内分泌。每次选用 3～4 穴，穴区常规消毒，快速刺入相应穴位，留针 20～30 分钟，留针期间捻转 2～3 次，每日或隔日 1 次，也可采用埋针或压籽法，每天按压刺激 3～5 次，两耳交替使用。

（三）穴位埋线

操作：常规消毒，常规操作，每间隔 15 日治疗 1 次。避开月经期操作，3 个月经周期为 1 个疗程。

（四）穴位注射

操作：末次月经第 7、9、11、13 日用促性腺激素（HMG）1000 IU 注入上述穴位，每次选 1 穴。或 B 超监测卵泡直径达到一定大小时，予维生素 B_1 2 ml、维生素 B_{12} 1 ml 混合，每次选择 2～4 个穴位。上述穴位各注入 0.5 ml，每日或隔日 1 次，5～10 次为 1 个疗程。

（五）火针疗法

操作：月经第 5 日开始，选 3～4 穴，用常规火针点刺，速进速出，隔日 1 次，连续治疗 3～5 次。

（六）刺络拔罐疗法

操作：取次髎、命门。于行经期或经间期，三棱针或一次性采血针点刺上述穴位。速进速出，然后用抽气罐拔罐放血，1～2 次即可。

六、注意事项

1. 注意情志调节，保持良好的心态，切忌抑郁生气，尤其当婚后久不孕者，调畅情志十分重要，放松心情，减少心理负担，充满治疗信心，正确对待。

2. 加强运动，增强体质，劳逸适度，起居有常，积极治疗劳伤病疾。

3. 本病的治疗要掌握适宜的时机，根据患者的病情需求，选择于经前或经后适宜的时间治疗，具有事半功倍的作用。

参考文献

［1］　夏桂成. 夏桂成实用中医妇科学［M］. 北京：中国中医药出版社，2009：241 - 249.

［2］　杜惠兰. 中西医结合妇产科学［M］. 北京：中国中医药出版社，2020：135 - 140.

［3］　辛欣，连方，吴海萃，等. 电针在多囊卵巢综合征患者辅助生殖领域中的应用及相关机制研究进展［J］. 中医杂志，2022，63（04）：391 - 396.

［4］　申怡，王静. 针灸调节下丘脑-垂体-卵巢轴治疗多囊卵巢综合征的研究进展［J］. 中国中西医结合杂志，2022，42
　　　 （05）：625 - 632.

［5］　黄守强，徐海燕，熊俊，等. 针灸治疗多囊卵巢综合征不孕症有效性的系统评价［J］. 中国循证医学杂志，2021，
　　　 21（04）：431 - 437.

［6］　席琳琳，刘玉，郭东霞，等. 针刺联合米非司酮治疗巧克力囊肿气滞血瘀型痛经临床研究［J］. 上海针灸杂志，
　　　 2021，40（12）：1470 - 1474.

［7］　陈亚蓓，冷静，林博杰，等. 雷火灸联合米非司酮治疗肾虚血瘀型卵巢巧克力囊肿痛经：随机对照研究［J］. 中
　　　 国针灸，2021，41（02）：161 - 164.

［8］　范芳，孔蓓娜. 针刺配合 GnRH-a 治疗卵巢巧克力囊肿剥除术患者的疗效观察［J］. 中国性科学，2021，30（01）：
　　　 112 - 115.

［9］　焦亚男，蔡平平. 未破裂卵泡黄素化综合征中西医诊疗进展［J］. 中国中西医结合杂志，2019，39（09）：1148 -
　　　 1152.

第十章　　生殖链终端疾病——输卵管篇

输卵管性不孕（tubal factor infertility，TFI）是指由于输卵管阻塞、粘连等因素造成输卵管功能障碍异常引起的不孕，占女性不孕的25%～35%。其发病机制主要包括结构畸形、细胞因子、炎性损伤等方面。引起TFI除了由于先天性输卵管发育异常、子宫内膜异位症外，大多数为各类病原体导致的慢性输卵管炎所致，并发输卵管积水者占3%～12%。输卵管炎性不孕症在中医学方面虽无明确的病名，但根据其临床症状可归属为"不孕""带下病""妇人腹痛""癥瘕"等范畴。

输卵管积液（hydrosalpinx）常继发于输卵管急、慢性炎症，因输卵管远段粘连或闭锁，导致输卵管上皮黏液细胞分泌液体积聚在管腔，造成输卵管管壁扩张，液体聚积；或因输卵管积脓，管腔内脓细胞被吸收后最终成为水样液体而形成。输卵管积液影响输卵管正常的拾卵、运输功能；对胚胎具有一定的毒性作用；积液逆流宫腔降低子宫内膜容受性以及机械冲刷作用影响着床窗子宫内膜稳定性是引起输卵管炎性不孕的常见因素之一。

一、病因病机

本病以六淫之邪，或金刃损伤，或房事不洁为外因，加之素体禀赋，内伤七情，饮食不洁，劳逸失度，内生痰湿、瘀血，滞于奇经八脉，内犯脏腑，导致脉不属心，肾不系络，进而肺不朝脉、肝不藏血、脾不统血，五脏受累，气血津液，运行失常。若内外合邪，胞宫则络伤脉滞，奇经八脉不司其职，五脏受累，痰湿瘀阻胞宫，胞宫孕育失职，发为此病。本病病位在胞宫双歧，与五脏、奇经八脉相关，基本病机为胞宫双歧络伤脉滞，病性为虚实夹杂。

（一）肾虚血瘀

先天失养，先天禀赋不足或早婚多产，或房事不节，损伤肾中气血阴阳，久之瘀血停滞，肾不系络，冲任虚损，胞脉失养，不能摄精成孕。

（二）寒凝血瘀

感受寒湿之邪，如冒雨涉水，感寒饮冷，或久居寒湿之地，血为寒湿所凝，冲任阻滞，胞脉阻滞，血行不畅，不能受孕。

（三）气滞血瘀

多由肝气郁滞发展而来，情志抑郁，导致肝失条达，气血失调，冲任瘀阻，不能相资，瘀滞胞脉，故不能受孕。

（四）痰湿瘀滞

素体肥胖，恣食膏粱厚味，痰湿内盛，阻塞气机，冲任失司，躯脂满溢，胞络受损，胞脉闭塞，难以成孕。

（五）湿热瘀结

思虑过度，思则伤脾，运化失司，脾阳不振，湿浊内停，或脾失健运，痰湿内生，下注冲任，壅阻胞脉，久则郁而化热，发展至湿热瘀结；或感受湿热之邪，湿热与血搏结，瘀阻冲任，难以受孕。

二、辨证

（一）辨证分型

1. 肾虚血瘀证

不孕，月经量或多或少或淋漓不净，或有月经后期，色暗淡，腰膝酸软或刺痛。神疲乏力，面色晦暗，性欲减退，头晕耳鸣。舌淡或有瘀斑，苔薄白，脉沉细，双尺尤甚。

2. 寒凝血瘀证

不孕，小腹冷痛，得温痛减，月经后期、量少，经色紫暗有血块。带下量多质稀，小腹冷痛，得温则舒，大便溏薄，小便清长。舌淡或紫暗，苔薄白，脉沉细或沉滑。

3. 气滞血瘀证

不孕，经期先后不定，经量或多或少，平素少腹胀闷，窜痛或刺痛，色紫有血块。经前乳房胀痛，块下痛减，胸胁不舒，或心烦易怒，精神抑郁。舌红或紫暗有瘀斑、瘀点，苔薄，脉弦。

4. 痰湿瘀滞证

不孕，经期推后，甚或闭经，带下量多，色白质黏，面色㿠白。经质粘稠，形体肥胖，胸闷泛恶，小便短，大便不爽。舌淡胖，苔白腻，脉滑。

5. 湿热瘀结证

不孕，或有腰腹胀痛，带下量多，色黄，有异味。月经不调，经质粘稠，量多或有不规则出血，可有低热、酸软无力，小便黄，大便干燥。舌红，苔黄腻，脉弦数或滑数。

（二）脏腑经脉辨证

本病与足三阴经、任脉、冲脉相关，与肝、脾、肾、女子胞等脏腑关系密切。

三、治疗策略

本病基本病机为胞宫双歧络伤脉滞，治疗上以活血化瘀祛湿为主，辅以疏肝、健脾、补肾等治疗，循经辨证取穴，针灸并用，疏通胞脉，以恢复胞宫胎孕。

四、治疗方案

（一）治则

活血化瘀，通经活络。以足太阴脾经、足少阴肾经、任脉经穴为主。

（二）主穴

中极、关元、子宫、三阴交、肾俞。

（三）配穴

偏肾阴虚型：加太溪、复溜；偏肾阳虚型：加命门、神阙；寒凝血瘀型：加命门、血海；气滞血瘀型：加期门、太冲；痰湿瘀滞型：加丰隆、中脘；湿热瘀结型：加阴陵泉、曲池、次髎。

（四）操作

毫针常规针刺，中极、子宫、关元均处于小腹部，针刺应注意深度，在针刺前先排空膀胱，针尖稍向下斜刺。余穴常规针刺，按补虚泻实原则，手法宜轻柔，切忌峻补重泻，留针 30 分钟，每 10 分钟行针 1 次，连续 10 次为 1 个疗程，共治疗 3 个疗程。

（五）方义

关元、中极同属任脉，与子宫均位于小腹部，属于近部取穴，关元又名丹田，为女子脏腑气血汇聚之处，足三阴经交会处，亦位于两肾之间，先天精气汇聚之处，可培肾固本。中极为任脉与肝、脾、肾三经交会穴，可活血化瘀，通调下焦，使胞络气血畅通，经水则依时而下。子宫为经外奇穴，针刺可促进局部血液循环，可达疏通胞宫、化瘀消滞之效。三阴交为足三阴经气血交汇之处，针刺可健脾化湿，调经止带。肾俞为肾中精气之所聚，刺之可补肾填精，直达病所。诸穴共用，孕育之桥自通，胎孕方成。

五、其他疗法

（一）灸法

操作：施以温和灸，每次选用 3～5 穴，每穴灸 20～30 分钟，隔日 1 次，15 次为 1 个疗程，每个疗程间休息 5 日。

（二）推拿疗法

操作：每次选取 3～5 穴，于月经干净后 5 天开始治疗，隔日 1 次，7～10 次为 1 个疗程，月经期间暂停治疗。

（三）耳穴疗法

操作：选内生殖器、皮质下、内分泌、脾、肾。常规消毒，用毫针斜刺或平刺，每日 1 次，每次留针 20 分钟，留针期间行针 2～3 次，15 次为 1 个疗程，每个疗程间休息 5 天。或用王不留行籽贴压，两耳交替使用。

（四）穴位埋线

操作：选择施术穴位处的皮肤进行消毒，将一段 1～2 cm 长的无菌 PGLA 高分子聚合线，一头放在针管的前端，另一头接针芯。左手食指与拇指捏紧穴位的皮肤，右手拿针，刺到所需要深度，推入线体。每间隔 15 日治疗 1 次，连续 3 次为 1 个疗程。

（五）火针疗法

操作：常规消毒，用细火针，选 3～4 穴，每周 2～3 次。连续治疗 3～5 次。

六、注意事项

1. 减少性伴侣，采取有效工具避孕，避免感染性传播疾病，减少药物流产、人工流产和盆腔手术。
2. 注意经期、产后卫生，预防感染性传播疾病，及时治疗各种妇科疾病。
3. 避免人工堕胎、药物流产等情况。
4. 本病一般需要较长时间的治疗，因此患者需密切配合，坚持治疗。

参考文献

[1] 连方. 中西医结合生殖医学［M］. 北京：人民卫生出版社，2017：113‑119.
[2] 沈佩. 针药结合加输卵管通液术治疗输卵管炎性不孕症 25 例［J］. 浙江中医杂志，2021，56（02）：125‑126.
[3] 康冰，孟鸿雁，闫清鑫，等. 温针灸治疗输卵管阻塞不孕症的临床疗效观察［J］. 上海针灸杂志，2021，40（02）：174‑179.
[4] 黄毅，洪金妮，黄锦华，等. 输卵管炎性不孕症的发病机制及治疗的中西医研究进展［J］. 实用中医内科杂志，2023：1‑4.

第十一章 辅助生殖助孕篇

第一节 体外受精-胚胎移植四期三法

近年来，随着女性生殖系统炎症、人工流产术、药物流产等发生率不断增加，以及人们精神心理状态、生活环境、生活观念等的改变，不孕症的发生率逐渐升高。体外授精-胚胎移植（In vitro fertilization-embryo transfer，IVF-ET）在提高妊娠率方面有一定优势，已成为治疗不孕症的主要手段。试管四期三法是在顺应 IVF-ET 医疗程序的前提下，用中医妇科对生殖生理、病理的理论知识和指导，以辨证论治为灵魂，病、证、症结合互参，构建的独具特色的中医辅治方案，从而增加 IVF-ET 的成功率。四期即降调期，促排期，移植期，安胎期四期论治；三法为中药治疗法，食疗煲汤法和针灸及耳穴贴敷等外治法。

一、病因病机

实施 IVF-ET 的不孕症患者多由卵巢、输卵管等因素导致，常见疾病如卵巢储备功能减退、输卵管功能障碍等，对于卵巢因素导致的不孕症患者，卵子往往难以发育成熟，其病机以肾虚为本，肝郁为关键。无论是何种因素的不孕症，其病位均在胞宫，与脾、肝、肾、心、肺及冲任二脉密切相关。反复取卵、长期使用激素等可造成肾虚、正气受损，复因情志不畅、外邪入侵等导致五脏功能失调，出现肾不系络、肝不藏血、脾不统血、脉不属心等，致精血无以滋养胞宫，胞宫不能维持正常孕育功能，出现不孕。

（一）肾阴虚

房劳多产，失血伤津，精血两亏，或素性急躁，嗜食辛辣，暗耗阴血等导致肾阴不足，冲任失滋，胞宫失养不能摄精成孕。

（二）肾阳虚

素体阳虚，或寒湿伤肾，或阴损及阳，均可导致肾阳虚弱，命门火衰，冲任不足，胞宫失于温煦，宫寒不能摄精成孕。

（三）肾气虚

先天禀赋不足，肾气不充，或后天房劳多产，大病久病损伤肾气，致冲任虚衰，不能摄精成孕。

（四）肝郁

长期忧思郁怒，导致肝气郁结，疏泄失常，气血不调，冲任失和，胞宫不能摄精成孕。

（五）血瘀

经期产后余血不净，或摄生不当，邪入胞宫，或寒湿及湿热邪毒久恋下焦，气血失和，瘀血内阻，冲任不通而不能成孕。

（六）血虚

体质素弱，阴血不足，或脾胃虚损，气血化生不足，或久病失血伤津，冲任血虚，胞脉失养，均不能摄精成孕。

二、辨证

（一）辨证分型

1. 肾阴虚证

婚久不孕，月经量少或量多，头晕耳鸣，腰膝酸软，形体消瘦，五心烦热。舌红少苔，脉细数。

2. 肾阳虚证

婚久不孕，月经量少，色淡，甚则闭经，面色晦暗，腰膝酸软，大便不实，小便清长。舌淡，苔白，脉沉细。

3. 肾气虚证

婚久不孕，月经量少或量多，头晕耳鸣，腰酸，神疲乏力。舌淡，苔薄，脉沉细，尺弱。

4. 肝郁证

婚久不孕，经前乳房胀痛，月经周期先后不定，情志抑郁不畅，或急躁易怒，胸胁胀满。舌暗，苔白，脉弦。

5. 血瘀证

婚久不孕，月经后期，量少或量多，色深，或有血块，经行腹痛。舌暗，或有瘀斑，苔白，脉涩。

6. 血虚证

婚久不孕，月经后期，量少色淡，面色萎黄，皮肤不润，形体瘦弱，头晕目眩，大便干结。舌淡，苔薄，脉细弱。

（二）脏腑经脉辨证

本病与足三阴经、任脉、冲脉、督脉相关，与肝、脾、肾、心、肺、女子胞等脏腑关系密切。

三、治疗策略

本病治疗重在分期随案治疗，针灸并用，标本兼治。

四、治疗方案

治则：分期随案治疗。以足少阴肾经、足太阴脾经、足厥阴肝经、任脉经穴为主。

（一）降调期

降调期主要目的是迫使卵巢进入安静状态，募集足够数量的卵泡，以达到期待降调的效果。重点在于"藏"，其实质是藏"精"，即肾中之天癸精气，强调安巢抚泡，宁宫息膜。重用宁心安神，辅以疏肝健脾之穴。

1. 取穴

心俞、内关、神门、太冲、肝俞、足三里、三阴交。

2. 方义

心俞为心之背俞穴，内关为手厥阴心包经络穴，神门属手少阴心经原穴，能宁心安神，使心神宁静。太冲为足厥阴肝经原穴，能疏肝解郁；肝俞为肝之背俞穴，二者相配协同增效，起疏肝理气、养润肝血的作用；足三里为足阳明胃经合穴，既能调理脾胃，又可调畅气机；三阴交为足三阴经之交会穴，可疏肝、理气、健脾，二者相配，使气血津液化生有源，培补后天脾胃化生精气以滋养卵巢，孕育募集优质卵泡。

（二）促排期

促排期主要目的是募集卵泡同步发育、获取量宜质优的卵泡，以达到最好的促排效果。此期重点在于"生、长"，其实质是助卵育泡，暖巢调泡。重用健脾益肾，辅以补肝敛肝之穴。

1. 取穴

心俞、肾俞、阴交、关元、脾俞、三阴交、命门、太溪、肝俞。

2. 方义

心俞、肾俞为心、肾之背俞穴，能养心安神、益肾气、滋肾阴、温肾阳、固精血，阴交为冲脉、任脉、足少阴肾之交会穴，能承接气海上注之气，调理冲任之气血、下元经血，关元为任脉与足三阴经之交会穴，关元是元气之所，与肾中阴阳相通，能培肾固本、补益精血，血可化为精以滋肾精，共达助卵育泡之功。脾俞为脾之背俞穴，三阴交为足三阴经交会穴，能健脾益气补血、通经活络、调理冲任，滋后天而助先天，以充养肾精，同时还能运化精微物质促进卵子发育成熟。命门属督脉穴位，督脉起于胞中，贯脊属肾，为阳脉之海，可温补肾阳；太溪为足少阴肾经原穴，与肾俞相配可益肾填精助阳，充盛肾精为卵子成熟提供物质基础，肾阳充盛才能温煦肾阴，并助其滋长，以保证卵子正常发育，配合肝俞为肝之背俞穴，可疏肝理气，敛肝补肝，助肝血资生充养肾精，有利于更好地暖巢调泡，促卵质优。

（三）移植期

移植期主要目的是助内膜开窗与纳胚，助胚胎穿入与植入胞宫的过程，以达到期待着床的效果。重点在于"化"，其实质是培土育膜，强调脾主"安营"在前，重视脾主肾辅，以健脾养膜、接纳胚胎为主，辅以滋肾宁心补肺。

1. 取穴

脾俞、公孙、足三里、太溪、水泉、心俞、神门、太渊、列缺。

2. 方义

脾俞属于脾之背俞穴，公孙为足太阴脾经之络穴，沟通脾胃两经气血，通冲脉，具有健脾益气摄胎之功；足三里属足阳明胃经穴位，能健运中焦、生发胃气，与脾俞、公孙相配，共奏健脾纳胎之效。太溪、水泉二穴配伍使用以滋肾；心俞为心之背俞穴，神门为手少阴心经原穴，能宁心安神；太渊为手太阴肺经原穴，为八会穴之脉会，可调血气、通血脉，列缺为手太阴肺经络穴，通任脉，与公孙相配通调冲任气血，共奏宁心安胎，补肺养肺之功，以助脉络宣畅，心火脾土相生，心火肾水相交，水火既济，心宁肺康则胎安易植。

（四）安胎期

安胎期为胚胎移植后确定已妊娠的过程。此期重点在于"收"，其实质是固胎摄胎，强调肾主"扎寨"在后，重视肾主脾辅，以益肾固胎、健脾载胎为主，辅以疏肝宣肺宁心。

1. 取穴

太溪、照海、血海、脾俞、心俞、神门、太冲、公孙、列缺、膻中。

2. 方义

太溪为足少阴肾经原穴，能益肾精、补肾气，以安胎元；照海为足少阴肾经穴位，属八脉交会穴，通阴跷脉，能补肾固肾，益肾固精，以固摄胎元，使肾精气血充沛，胞有所系，胎有所养，固肾安胎。血海为足太阴脾经穴位，可养血活血，脾俞属脾之背俞穴，有补脾益气载胎、生血养胎之效；心俞为心之背俞穴，神门为手少阴心经原穴，二者相配可宁心安神；太冲为足厥阴肝经原穴，可疏肝理气，列缺为手太阴肺经络穴，通任脉，能宣肺行气，公孙为脾经络穴，通冲脉，膻中为任脉经穴，心包之募穴和八会穴之气会，可补气行气，诸穴配伍，相得益彰，以增强固肾安胎、健脾载胎、疏肝宣肺、宁心养胎之功。

（五）配穴

肾阴虚型：加太溪、水泉；肾阳虚型：加命门、关元；肾气虚型：加肾俞、太溪；肝郁型：加期门、太冲；血瘀型：加膈俞、血海；血虚型：加血海、地机。

（六）操作

降调期普通针刺，刺激量宜轻；促排期刺激量稍重，配合电温针或灸法；移植期用揿针埋针或温和灸、回旋灸温补；安胎期予以手指点穴，手法宜轻柔。留针30分钟。每周针刺3～5次，10日为1个疗程，连续治疗2～3个疗程。

五、中药、食疗、耳贴法

（一）降调期

1. 中药治疗法

柴胡、白芍、当归、白术、珍珠母、酸枣仁、绿梅花、台乌、首乌藤、玳玳花、龙骨、葛根、薄荷、甘草等。自降调当日开始，每日1剂，水煎服，早晚2次分服，连服9日。

2. 食疗煲汤法

予降调煲（石斛、黄精、山药、百合等），于降调第2、第9日各服1煲，以养心安神，护卵养泡。

3. 耳穴贴敷法

心、肝、神门、内分泌。压籽法，轻柔按穴，每日2次，每次10分钟。

（二）促排期

1. 中药治疗法

熟地黄、百合、山药、莲子、桑蕉、覆盆子、菟丝子、枸杞子、玄参、石斛、玉竹、巴戟天、黄精、三七花、甘草等。自促排当日开始，每日1剂，水煎服，早晚2次分服，连服8日。

2. 食疗煲汤法

予促排煲（黄精、莲子、龙眼肉、石斛、大枣等），于打促排针第3日，服1煲，以暖巢填精，助卵养泡。

3. 耳穴贴敷法

脾、肾、肝、心。压籽法，轻柔按穴，每日2次，每次10分钟。

（三）移植期

1. 中药治疗法

党参、黄芪、白术、紫苏梗、山茱萸、山药、莲须、石莲子、川续断、甘草等。自移植当日起，每日1剂，水煎服，早晚2次分服，连服12日。

2. 食疗煲汤法

予着床煲（紫苏、黄芪、石斛、苦麻根、肉苁蓉等），于移植第2、第7日各服1煲，以护卵养膜，助胚着床。

3. 耳穴贴敷法

脾、肾、心、肺。压籽法，轻柔按穴，每日2次，每次10分钟。

（四）安胎期

1. 中药治疗法

菟丝子、山茱萸、山药、莲须、石莲子、桑寄生、川续断、甘草等。每日1剂，水煎服，早晚2次分服。

2. 食疗煲汤法

予着床煲（党参、枸杞、黄芪、龙眼肉、冬虫夏草等），于测红后每隔5日服1煲，以健脾补肾、养血安胎。

3. 耳穴贴敷法

肾、脾、肝、肺、心。压籽法，轻柔按穴，每日2次，每次10分钟。

六、其他疗法

（一）温针灸疗法

操作：待针刺入穴位得气后，于针柄尾端置入长度3cm、直径2cm的艾柱，在艾灸与皮肤之间垫小块隔板，防止温热感过强出现烫伤现象，与皮肤保持一定距离，自下而上点燃施灸，每穴1柱，隔日1次。

（二）电针

操作：用疏密波，以患者能够忍受最大强度为度，每日或隔日1次，每次治疗30分钟，连续治疗3个月经周期。

（三）穴位埋线

操作：选择施术穴位处的皮肤进行消毒，将一段1～2cm长的无菌PGLA高分子聚合线埋入穴位，每间隔 15 日治疗 1 次，避开月经期操作，连续治疗 3 个月经周期。

（四）穴位注射

操作：选用具有活血化瘀、益气功效的注射液交替进行，每次选择 2 个穴位，每穴注入药物 0.5～1 ml，隔日 1 次，经期停止治疗，1 个月经周期为 1 个疗程。

七、注意事项

1. 月经期避免性生活和不必要的生殖道检查。
2. 避免计划外妊娠，防止多次人工流产。
3. 注意外生殖器卫生，积极治疗阴道炎、盆腔炎等原发病。
4. 调畅情志，减轻压力。
5. 合理饮食，适当锻炼，避免不恰当的节食减肥。

第二节 内膜低反应

内膜低反应（poor endometria response，PER）是指子宫内膜的雌孕激素受体发生变化，采用传统的常规剂量甚至超常规剂量的激素、抗生素治疗均难以改善内膜菲薄、内膜炎性病变等内膜无应答、疗效不明显的临床现象。随着医学技术的进步，手术干预以及长期口服避孕药等原因，内膜低反应发病率越来越高，其影响主要表现在辅助生殖方面，尤其影响冻融胚胎移植前的内膜准备，导致子宫内膜容受性低下，胚胎着床率低，使生化妊娠、稽留流产率高。中医古籍中对于内膜低反应没有相关的阐述，可根据其临床症状，归属于中医学"不孕""月经过少""滑胎"等范畴。

一、病因病机

本病多因精血不足，冲任虚瘀，精血不能通过胞脉、胞络濡养胞宫，导致胞膜低应答；或金刃损伤，寒、湿、热、毒之邪趁虚直伤胞宫脉络，冲任瘀滞，复因劳逸、饮食、情志等失节，内外合邪，脏腑功能失调，气血生成及运行受阻，胞宫失养，藏泻失常。胞宫孕育功能障碍，出现月经过少、闭经或不孕等症状，基本病机为胞宫脉络邪滞瘀阻，藏泻失常。"胞脉者，属心而络于胞中"，而"胞络者系于肾"，故病位在胞宫胞脉胞络，与心、肾关系尤为密切，涉及肝、肺、脾。

（一）肾虚

房劳多产，失血伤津，导致阴精不足，冲任失滋，内膜生长乏源，塑形无力，或表现为内膜菲薄；素体阳虚，或寒湿伤肾，或阴损及阳，均可导致肾阳不足，无力鼓动内膜脱落，或内膜过度增生，发为本病。

（二）脾虚

素体脾虚，或忧思不解，或饮食劳倦，损伤脾胃，脾虚则无法运化转输水谷精微，精水无从滋养，胞宫失于润养，则内膜生长乏源，发为本病。

（三）心脉不畅

久病身体虚弱，或劳累过度等导致心阳不足，不能推动心血运行，心脉不畅，精血敷布失司，则无以滋养胞宫，发为本病。

（四）肝气郁结

长期情怀不畅，忧思易怒等导致肝气郁结，疏泄失常，血行不畅，气滞则血瘀，脉络不得通达，内膜失滋，发为本病。

二、辨证

（一）辨证分型

1. 肾虚证

经量少或略少，色红或淡红，神疲乏力，头昏腰酸，少腹有凉感，大便时溏，小便较频。舌淡红，苔薄白，脉细弦。

2. 脾虚证

经行小腹坠痛，月经量少，色淡红，神疲乏力，胃纳欠佳，腹胀矢气，大便溏泄，日行 2～3 次。舌淡红，苔白腻，脉细。

3. 心脉不畅证

经行不畅，色暗红，或夹血块，胸闷，大便干，小便正常或微黄，舌紫暗，或有瘀斑，脉细涩。

4. 肝气郁结证

经前乳房胀痛，月经周期先后不定，情志抑郁不畅，或急躁易怒，胸胁胀满，舌淡红，苔白，脉弦。

（二）脏腑经脉辨证

本病与足三阴经、足阳明经、冲任督脉等经脉相关，与肾、肝、脾、心、肺、女子胞等脏腑关系密切。

三、治疗策略

本病重在理血化瘀，宣畅脉络。肾虚者补之，心脉不畅者通之，脾虚者健之，肝郁者疏之，则胞宫、冲任脉络畅达，藏泻有时。根据四诊合参，辨证论治，针灸并用，虚实兼治。

四、治疗方案

（一）治则

补肾健脾，活血化瘀。以背俞穴、足太阴脾经、任脉经穴为主。

（二）主穴

肾俞、脾俞、关元、血海、三阴交、子宫。

（三）配穴

肾虚型：加太溪、照海；脾虚型：加关元、足三里；心脉不畅型：加神门、内关；肝气郁结型：加期门、太冲、膈俞。

（四）操作

毫针常规针刺，肾俞、脾俞、三阴交行补法，血海行泻法，子宫行平补平泻法，每周针刺 3～5 次，10 日为 1 个疗程，连续治疗 2～3 个疗程。

（五）方义

肾俞为肾之背俞穴，与关元同用补肾以治本；脾俞为脾之背俞穴，可健脾益气；血海为足太阴脾经腧穴，可调血气、理血室以活血祛瘀，亦可健脾；三阴交为足三阴经交会穴，可调理脾、肝、肾三脏，活血调经；子宫为经外奇穴，位临胞宫，可暖宫调经，疏通冲任督三脉经气，专治胞宫疾患。

五、其他疗法

（一）经皮穴位电刺激

操作：选 4 穴，在电极片与穴位处涂抹导电膏或生理盐水后，将电极片固定于穴位上，接通电源，注意勿使电极片直接接触，选择治疗频率 2 Hz，强度 20～25 mA，治疗时间 30 分钟，每周 2～3 次。

（二）耳穴疗法

操作：选内分泌、腹、肾、皮质下、内生殖器、心、脾。每次选 2～4 穴，两耳交替使用，毫针用中等刺激，经期停止治疗。也可选用压丸法，期间每日用手指按压耳穴 3～4 次，每次 5 分钟，以耳朵微微发热为佳。

（三）温针灸疗法

操作：待针刺入穴位得气后，于针柄尾端置入长度 3 cm、直径 2 cm 的艾柱，在艾灸与皮肤之间垫小块隔板，防止温热感过强出现烫伤现象，与皮肤保持一定距离自下而上点燃施灸，每穴 1 柱，隔日 1 次。

（四）火针疗法

操作：局部常规消毒后，用 1.5 寸细火针，刺入深度 1～2 mm，疾入疾出，出针后在针刺部位拔火罐，留罐 10 分钟，每周 1～2 次。

（五）穴位按摩法

操作：点揉腹部及腰骶部阳性反应点 5 分钟，在肾俞、八髎穴进行揉法、擦法，使局部微微发热为度；点按关元、足三里、三阴交各 5 分钟。每日或隔日按摩 1 次。

六、注意事项

1. 调畅情志，保持心情愉悦，积极、乐观面对 IVF-ET 中的成败。
2. 适当运动，养成良好的生活、作息习惯，劳逸结合。
3. 少食生冷、荤腥、刺激食物。
4. 避免不必要的妇科手术，减少医源性创伤风险。

第三节　卵巢低反应

卵巢低反应（poor ovarian response，POR）是卵巢对促性腺激素（gonadotropin，Gn）刺激反应不良的一种病理状态，以卵巢刺激周期生长的卵泡少、人绒毛膜促性腺激素（human chorionic gonadotropin，HCG）注射日血清雌二醇（estradiol，E2）峰值低、Gn 用量及天数增加、获卵数及优质胚胎数减少以及临床妊娠率低为主要表现。发生 POR 的人群约占接受 Gn 卵巢刺激或体外受精（in vitro fertilization，IVF）治疗妇女的 9%～24%，其治疗仍是当下 IVF 的难点之一。卵巢低反应根据其临床症状，可分别归属于中医学"月经过少""月经后期""闭经""不孕""妇人脏躁"等范畴。随着人工辅助生殖技术的广泛应用、POR 人群的不断增加，中医干预 POR 的临床研究逐渐增多。

一、病因病机

本病与肾、肝、脾、心四脏密切相关，肾精亏虚、肾气不足为本病的基本病机，肝郁脾虚、心肾不交是本病发病的重要环节，病位在卵巢，卵巢藏泄失常为其重要的发病机制。

（一）肾虚

先天禀受不足，或房事过多损伤肾气，或反复流产，精亏血少，冲任精血不盛，或肾气虚、肾阴虚、肾阳虚，致肾失封藏与固摄，冲任不固，卵巢与胞宫失于濡养或温养，藏泄功能紊乱，发为本病。

（二）肝郁脾虚

平素喜忧喜虑，情绪抑郁，或受外界因素刺激，或长期不孕，精神心理压力大，导致肝郁气滞，藏血失职，肾失滋养，封藏失司，天癸亏虚，胞宫失养，致卵巢储备功能下降，影响受孕；或肝气郁结，伤及脾胃，气血生化乏源，冲任虚损，不能为卵细胞生长发育提供精微物质，发为本病。

（三）心肾不交

先天不足，或后天受损，肾阴亏损，阴精不能上承，致心火偏亢，失于下降，心肾精神互依主宰，卵巢藏泄失常，以致月经后期、月经量少以及不孕不育。

二、辨证

（一）辨证分型

1. 肾虚证

月经后期，月经量少，色淡质稀，面色晦暗；头晕耳鸣，腰酸肢冷，或小腹冷；或小便清长。舌淡，苔白，脉沉弱或沉迟。

2. 肝郁脾虚证

月经后期，或先后无定期，月经量少，经行不畅，或有血块，或伴胸胁乳房胀痛，兼见心烦易怒，喜太息，食少纳呆，脘腹胀满，大便溏薄。舌淡，苔薄白，脉弦。

3. 心肾不交证

月经量少，月经延迟，心烦失寐，心悸不安，眩晕，耳鸣，健忘，五心烦热，咽干口燥，腰膝酸软。舌红，少苔，脉细数。

（二）脏腑经脉辨证

本病与足三阴经、足阳明胃经、督脉、任冲二脉等经脉相关，与肾、肝、脾、心、女子胞等脏腑关系密切。

三、治疗策略

本病重在调理冲任，调补肾气，疏肝理脾，交通心肾，依据四诊合参，辨证论治，发挥针灸优势，治标兼治本。

四、治疗方案

（一）治则

调理冲任，益肾固本。以任脉、督脉、足太阴脾经穴为主。

（二）主穴

关元、命门、肾俞、三阴交、子宫、卵巢。

（三）配穴

肾气虚型：加大赫；肾阴虚型：加太溪；肾阳虚型：加神阙；肝郁脾虚型：加太冲、期门、脾俞、足三里；心肾不交型：加太溪、心俞、神门。

（四）操作

毫针常规针刺，关元、命门、肾俞、三阴交行补法，子宫、卵巢行平补平泻法，每周针刺3～5次，10日为1个疗程，连续治疗2～3个月。肾虚胞寒者可加用灸法。

（五）方义

关元为任脉穴位，与肾俞配用可益肾固本，调理冲任；命门为督脉经穴，位于两肾俞之间，为元气之根本，可补肾壮阳，培元固本；三阴交为足三阴经交会穴，可健脾益气，补益肝肾，调理冲任；子宫、卵巢为经外奇穴，位临胞宫，能疏通冲任督三脉经气。

五、其他疗法

（一）穴位埋线（①关元、大赫、带脉、关元俞、三阴交；②中极、肓俞、归来、志室、足三里）

操作：从前次月经结束后第2日开始，选第一组穴位进行埋线；15日后选第2组穴位再次埋线；交替埋线至控制性超促排卵周期HCG注射日前1日停止治疗。

（二）电针疗法（①天枢、子宫；②肾俞、次髎）

操作：同侧天枢和子宫连一对电极，同侧肾俞和次髎连一对电极，两组穴位交替。采用连续波，强度20～25 mA，频率2 Hz，每次治疗30分钟，每周3次，至控制性超促排卵周期HCG注射日前1日停止治疗。

（三）耳穴疗法

操作：选内生殖器、内分泌、皮质下、肝、肾、盆腔、心、脾。每次选2～4穴，两耳交替使用，毫针用中等刺激，或用压丸法或埋针法。

（四）穴位注射法

操作：每次取2穴，选具有活血化瘀功效的药液，每穴注入药液1～2 ml。治疗从月经周期第12日开始，每日1次，连续5次。

（五）皮肤针法

操作：选腰骶部相应背俞穴及夹脊穴，下腹部任脉、肾经、胃经、脾经、下肢足三阴经。用皮肤针从上而下，用轻刺激或中等刺激，循经每隔1cm叩刺一处，反复叩刺3遍，隔日1次。

六、注意事项

1. 注意情绪调节，保持乐观豁达心态，加强体育锻炼，增强体质，劳逸结合及生活起居有规律。

2. 注意少食生冷、辛辣刺激食物及高糖、高脂肪类的食物，适当摄入新鲜蔬菜及水果，以及黑豆类的食物。

3. 积极接受检查和治疗，如果发现自己在生活中出现了卵巢低反应的情况，一定要注意接受积极的检查和治疗，要尽早地进行诊断，早期接受治疗。

第四节　卵巢过度刺激综合征

卵巢过度刺激综合征（ovarian hyperstimu lation syndrome，OHSS）是一种医源性的并发症，是指患者由于受到促性腺激素分泌的刺激，引起了卵巢过度发育，卵巢变大，从而产生过多的卵巢素，而造成患者出现胸腔积液、腹水、血栓、全身水肿等肾功能不全的表现，甚至危及生命。随着辅助生殖技术的发展以及促排卵药物的广泛应用，其发病率逐渐上升，目前发生率超过了20％。中医学尚无OHSS对应的病名，根据其临床表现，当属于中医学"子肿""恶阻""癥瘕""臌胀"等范畴。

一、病因病机

本病主要病机本虚标实，脾肾阳虚为本，气滞血瘀为标。主要病因包括肾虚、脾虚、气滞血瘀三个方面，导致水湿瘀滞发为本病。

（一）肾虚

素体肾虚，或后天受损，或手术所伤，或孕后阴血下聚养胎，有碍于肾阳化气行水，肾阳不布，关门不利，水湿泛溢四肢、肌肤，发为本病。

（二）脾虚

脾气素弱，或劳倦忧思，或食生冷，脾阳受损，运化失职，水湿停滞，发为本病。

（三）气滞血瘀

素多抑郁，肝失疏泄，气机郁滞，血行不畅，气血瘀滞冲任，带脉失司，致湿聚水停，发为本病。

二、辨证

（一）辨证分型

1. 肾阳虚证

面浮肢肿，下肢尤甚，按之没指；头晕眼花，腰酸无力，下肢逆冷，小便不利，面色晦暗；舌淡，苔白润，脉沉迟。

2. 脾虚证

面浮肢肿，甚则遍身俱肿，皮薄光亮，按之凹陷；脘腹胀满，气短懒言，口中淡腻，食欲不振，小便短少，大便溏薄；舌体胖嫩，边有齿痕，苔白润，脉沉缓。

3. 气滞血瘀证

肢体肿胀，皮色不变；经色暗夹有血块，经行小腹疼痛；精神抑郁，善太息，头晕胀痛，胸肋胀满，饮食减少，面色晦暗，肌肤不润；舌质暗，边见瘀点瘀斑，苔薄白，脉弦涩。

（二）脏腑经脉辨证

本病与足三阴经、足阳明胃经、任脉相关，与肾、脾、肝、女子胞等脏腑关系密切。

三、治疗策略

本病重在补肾利水，健脾化湿、活血行气相结合，辨证论治灵活加减。

四、治疗方案

（一）治则

补肾阳，健脾气，利水湿，理气机，化瘀血。以足少阴肾经、足太阴脾经、足阳明胃经、任脉经穴为主。

（二）主穴

太溪、三阴交、阴陵泉、水道、水分、关元、肝俞。

（三）配穴

肾阳虚型：加肾俞、命门；脾虚型：加脾俞、足三里、地机；气滞血瘀型：加合谷、太冲、血海。

（四）操作

毫针常规针刺；得气后留针，用平补平泻法针刺，每 10 分钟行针 1 次，留针 30 分钟，每周 3～5 次，连续治疗 2 个月。

（五）方义

太溪为足少阴肾经原穴，能滋阴益肾，温肾壮阳；三阴交为肝、脾、肾三经交会穴，可健脾化湿，补益肝肾，调和冲任；阴陵泉属足太阴脾经穴，能利水渗湿；水道属足阳明胃经穴，为利尿利水效穴；水分属任脉穴，利水行气；关元为任脉穴，能健脾益气利水；肝俞属足太阳膀胱经，肝之背俞穴，能疏理气机。

五、其他疗法

（一）灸法

操作：选 2～3 穴，用生姜切片如铜钱厚，中间用三棱针穿刺数孔，将其放在穴区，艾炷放在其上点燃，若局部有灼痛感时，轻提起姜片，或更换艾炷再灸，每次灸 6～9 壮，以皮肤局部潮红不起泡为度，借助生姜的温热效果起到健脾益肾，散寒祛湿的作用，或温和灸背部督脉，每次 20 分钟，以局部皮肤发红，背部有温热感为佳，此法可激发经络阳气，利水活血。

（二）耳穴疗法

操作：取三焦、肺、脾、肾、膀胱。每次选 2～3 穴，穴区常规消毒后，用毫针刺入穴位，留针 30 分钟，留针期间可间隔捻转数次以加强刺激，每日或隔日 1 次，连续 10 次为 1 疗程。两耳交替进行。或压丸法。

（三）皮肤针法

操作：取背部膀胱经第 1 侧线和第 2 侧线。常规消毒后，叩刺时动作要轻捷，正直无偏斜，自上而下叩刺至皮肤潮红为度，一般每日或隔日 1 次，10 次为 1 个疗程，疗程间可间隔 3～5 日。

（四）穴位敷贴

操作：取车前子 10 g 研为细末，与独头蒜 5 枚，田螺 4 个共捣成泥，敷神阙穴；或用蓖麻子 50

粒，薤白 3～5 g，共捣烂敷涌泉。每日 1 次，连敷数次。

六、注意事项

1. 避免过度、过量活动，起床、翻身等改变体位时动作要慢，尽量避免弯腰动作，不能剧烈活动，以防卵巢扭转及囊肿破裂。但也要适当活动以预防静脉血栓形成。

2. 注意卧床休息，摄入足够的水分，注意监测腹围、尿量、体重等。

3. 注意饮食习惯，饮食上以清淡容易消化的食物为主，多吃富含优质蛋白质食物，例如肉类、蛋类和豆制品，补充足够的营养和矿物质，多吃新鲜水果蔬菜，忌辛辣刺激食物和生冷食物。

4. 注意局部卫生，避免着凉，保持心情舒畅。

参考文献

[1] 曾倩. 尤氏女科临证心悟 [M]. 北京：中国中医药出版社，2017：12.

[2] 孙小鸥，李记泉，马铁明. 女性不孕症病因及针灸治疗的研究进展 [J]. 辽宁中医杂志，2003，50（03）：207 - 111.

[3] 夏桂成. 夏桂成实用中医妇科学 [M]. 北京：中国中医药出版社，2009：10.

[4] 张楚洁，刘慧萍，张韫玉，等. 尤昭玲运用中医药辅助体外受精-胚胎移植术经验 [J]. 中华中医药杂志，2020，35（09）：4442 - 4444.

[5] 程英龙，马晓荣，刘丽. 针灸治疗不孕症的研究进展 [J]. 针灸临床杂志，2020，36（04）：94 - 100.

[6] 尹香花，岑祥庚，尤昭玲. 针灸与中药在体外受精与胚胎移植中的助孕作用 [J]. 中国中医药信息杂志，2010，17（12）：81 - 82.

[7] 邹鉴男，尤昭玲，游卉. 尤昭玲辨治内膜容受性低下求子临证心悟 [J]. 亚太传统医药，2022，18（12）：116 - 121.

[8] 邱乐乐，谈珍瑜. 尤昭玲运用"疗膜七法"治疗内膜低反应 [J]. 河南中医，2021，41（07）：1025 - 1027.

[9] 赵小萱，陈璐，姜月蓬，等. 薄型子宫内膜的中西医研究进展 [J]. 湖南中医药大学学报，2017，37（12）：1425 - 1430.

[10] 姜丽娟，尤昭玲，张彩艳，等. 尤昭玲教授宫腔粘连-求子孕式临证策略 [J]. 中国中医药现代远程教育，2020，18（14）：28 - 31.

[11] 王茵萍，夏有兵. 针灸与辅助生殖 [M]. 北京：人民卫生出版社，2019.

[12] 王茵萍. 针灸妇科治疗学 [M]. 南京：东南大学出版社，2018：12.

[13] 王英姿. 卵巢低反应中医研究进展 [J]. 中华中医药杂志，2020，35（07）：3542 - 3544.

[14] 郑晨思，郝鸣昭，许焕芳，等. 卵巢低反应的诊断标准及中医治疗方法研究进展 [J]. 中华中医药杂志，2020，35（03）：1368 - 1372.

[15] 王肖，尤昭玲，刘文娥. 尤昭玲教授对卵巢低反应的认识及中医辅助治疗特色 [J]. 中国中西医结合杂志，2016，36（08）：1008 - 1009.

[16] 夏庆昌，孙振高，宋景艳，等. 针灸防治卵巢低反应临床研究进展 [J]. 时珍国医国药，2018，29（10）：2473 - 2475.

[17] 王英姿，刘兆平，杨帆，等. 穴位埋线联合电刺激对肾虚型卵巢低反应的影响 [J]. 上海针灸杂志，2021，40（02）：180 - 183.

[18] 雷薇，方茜，邹德庆. 针刺联合中药治疗辅助生殖技术致卵巢过度刺激综合征疗效观察 [J]. 上海针灸杂志，2021，40（05）：555 - 559.

[19] 曲一诺，谭奇纹，臧晓明. 妊娠期卵巢过度刺激综合征案 [J]. 中国针灸，2019，39（06）：643 - 644.

[20] 彭凤. 中药结合针灸治疗卵巢过度刺激综合征的临床效果分析 [J]. 实用妇科内分泌杂志（电子版），2018，5（20）：49 - 50.

[21] 郑倩华，黄梅芳，周思远，等. 针药结合干预卵巢过度刺激综合征的临床诊疗经验 [J]. 中华中医药杂志，2018，33（11）：4981 - 4983.

第十二章　女性不孕相关感染类疾病

第一节　盆腔炎

盆腔炎性疾病（pelvic inflammatory disease，PID）是女性上生殖道的一组感染性疾病，主要包括子宫内膜炎、输卵管炎、输卵管卵巢脓肿、盆腔腹膜炎等，最常见的是输卵管炎。前人的著述中虽无盆腔炎的记载，但其临床表现散见于中医学"带下过多""热入血室""癥瘕"等相关病症中，甚至"不孕""痛经"亦与此有关，辨治时可参考。

一、病因病机

本病主要病因为湿、热、瘀、寒、虚五个方面，邪正相争于胞宫、胞脉，湿瘀凝结滞于胞中，久而蕴积成脓。

（一）寒湿瘀滞

经行产后，余血未尽，冒雨涉水，感寒饮冷；或久居寒湿之地，寒湿伤及冲任、胞宫、胞脉，血为寒湿所凝，血行不畅，凝结瘀滞而发病。

（二）湿热瘀结

经行产后，血室正开，余血未净，若摄生不慎，或房事不禁，则湿热内侵，蕴结冲任、胞宫、胞脉，或留滞于少腹而发病。

（三）气滞血瘀

素性抑郁，肝失条达，气机不利，气滞而血瘀，阻滞冲任、胞宫、胞脉。

（四）气虚血瘀

素体虚弱，或大病久病，正气不足，余邪留恋或复感外邪，留着于冲任、胞宫、胞脉，血行不畅，瘀血停聚而发病。

二、辨证

（一）辨证分型

1. 寒湿瘀滞证

下腹冷痛或刺痛，腰骶冷痛，得温则减，带下量多，色白质稀；月经量少或月经错后，经色暗或夹血块，形寒肢冷，大便溏泄，或婚久不孕；舌质淡暗或有瘀点，苔白腻，脉沉迟或沉涩。

2. 湿热瘀结证

下腹胀痛，或伴腰骶部胀痛，发热，热势起伏或寒热往来，带下量多，色黄味臭；或经期延长或淋沥不止，口腻纳呆，小便黄，大便溏或燥结；舌红，苔黄厚，脉滑数。

3. 气滞血瘀证

下腹胀痛或刺痛，情志不畅则腹痛加重，经行量多有瘀块，瘀块排出则痛缓，胸胁、乳房胀痛，或伴带下量多，色黄质稠，或婚久不孕；舌紫暗或有瘀点，苔白或黄，脉弦涩。

4. 气虚血瘀证

小腹隐痛或坠痛，缠绵日久，或痛连腰骶，或下腹有块，拒按，带下量多，色白质稀；经期延长或量多，经血淡暗，伴精神萎靡，体倦乏力，食少纳呆；舌淡暗，或有瘀点，苔白，脉弦细或沉涩。

（二）脏腑经脉辨证

本病与足三阴经、足太阳经、任脉、冲脉、带脉相关；与肝、脾、肾、女子胞等脏腑关系密切。

三、治疗策略

本病治疗重在利湿活血止痛。采用辨证与辨病相结合，针灸并用，标本兼治。

四、治疗方案

（一）治则

利湿活血止痛，以足太阳膀胱经、任脉、足太阴脾经经穴为主。

（二）主穴

脾俞、次髎、带脉、水分、水道、中极、三阴交、太冲。

（三）配穴

寒湿瘀滞型：加关元、公孙；湿热瘀结型：加大椎、蠡沟、阴陵泉、血海；气滞血瘀型：加合谷、膈俞；气虚血瘀型：加气海、足三里。

（四）操作

毫针常规针刺，除关元、气海、足三里、脾俞用补法外，余穴均用泻法；除湿热瘀结证外均可用灸法。一般隔日治疗1次，10次为1个疗程，疗程间休息3～5日，再行下1个疗程，视情况治疗3个周期。

（五）方义

脾俞、次髎为足太阳膀胱经穴，有健脾化湿、活血止痛之功；带脉穴为足少阳胆经与带脉交会穴，可调冲任、理下焦；中极为任脉经穴，任脉所循行路线正是胞宫所在位置，其起源、循行、功能皆与胞宫相关，通于胞宫，配水分、水道有调冲任、利湿活血的作用；三阴交为足三阴经交会穴，可健脾、补肾、调肝，配足厥阴肝经原穴太冲增强理气、活血、祛湿之效。

五、其他疗法

（一）耳穴疗法

操作：取内分泌、膀胱、内生殖器、心、肝。局部皮肤消毒后，用镊子夹住皮内针针柄，轻轻刺入所选的穴位皮内，一般刺入针体的2/3，再用胶布固定。若用揿针，可直接将揿针的针垂直按在耳穴内。一般埋患侧单耳即可，必要时可埋双耳，埋针期间每日自行按压3次，留针3～5日。或耳穴压豆法每日按压刺激5次，适用于巩固治疗。

（二）穴位注射（带脉、水道、膀胱俞、肝俞、脾俞、阴陵泉）

操作：有热证者选用清热解毒功效注射液，无热证者用活血化瘀功效注射液。针刺入穴位局部有胀感或向下放射时回抽无血液再注入药物。每次选择2～4个穴位，每穴注入0.5 ml，每日1次。

（三）热敏灸

操作：取背部足太阳经、督脉和腹部任脉、肾经、脾经、胃经等。回旋灸、循经往返灸、雀啄灸和温和灸4种手法配合使用，先按上述前3种手法顺序，每种操作1分钟，反复重复上述手法，灸至皮肤潮红为度，2～3遍即可，然后再施行温和灸。适用于湿热瘀结证以外其他证型。

（四）隔药温针灸

操作：将附子、肉桂、乳香、没药、五灵脂、蒲黄、三棱、莪术、细辛打粉，按一定比例混合过80目筛，用20%乙醇溶液调制后制作成直径3 cm，厚1.5 cm的药饼（现做现用），取关元、子宫采用特制隔药温针灸装置，将制备好的药饼从中心穿过穴位处的针灸针并放置于皮肤上，将艾炷放置于药饼上，点燃艾炷，每次两壮。第1个月每周3次，第2、第3个月每周2次，连续治疗3个月。

六、注意事项

1. 盆腔炎性疾病近年发病率有所提高，主要与卫生不当及逆行感染有关，但正气虚弱是发病的根本。

2. 盆腔炎临证应当注意与阑尾炎、异位妊娠、子宫内膜异位症、盆腔淤血综合征、卵巢囊肿蒂扭转等疾病相鉴别，以免误诊。

3. 嘱患者注意性生活卫生，禁止经期性交。

4. 慢性盆腔炎是一种易于反复发作的疾病，应嘱患者适当锻炼身体，增强体质，加强营养，注意休息，避免再次发作。

第二节　阴道炎

阴道炎（vaginitis）是常见的妇科疾病之一，是由于患者阴道内生态平衡受到影响而失衡，造成某种致病菌成为优势菌而异常繁殖生长引起的阴道炎症。临床可分为细菌性阴道炎、滴虫性阴道炎、外阴阴道假丝酵母菌病等类型。该病没有明确的中医病名，按照其症状可归为"带下病""阴痒"等范畴。

一、病因病机

本类病多由产褥期、经期等不注意卫生，以致病邪入侵，损及冲任，波及肝肾而致功能失调。

（一）湿热下注

情志伤肝，肝气郁结，郁而化热，肝郁克脾，脾虚湿盛，湿热互结，流注下焦，日久生虫，虫毒侵蚀外阴肌肤，故痒痛不宁。

（二）肝肾阴虚

肾气衰弱，天癸衰竭，或素体肝肾不足，冲任虚衰，湿热之邪、虫毒入侵而致病。

（三）心脾两虚

忧思伤心，劳倦伤脾，或素体心脾两虚，脾虚运化失职，湿浊内生；若兼外邪侵犯，导致下焦湿浊。

二、辨证

（一）辨证分型

1. 湿热下注证

带下量多，白色黏稠呈豆腐渣状或色灰黄稀薄呈脓性泡沫状，伴有臭气，阴痒或剧痒难忍，可有灼热疼痛，心烦失眠，或有腰酸，舌苔黄白腻，脉细濡或细弦。

2. 肝肾阴虚证

高年带下，色黄质稀或黏，或夹血性分泌物，阴道灼热，阴痒颇剧，头晕心悸，烦躁易怒，夜寐甚差，腰腿酸软，口干尿黄，舌质偏红，脉细弦带数。

3. 心脾两虚证

高年带下较多，色白带黄，质黏腻，有臭气，阴痒，头昏心悸，神疲乏力，大便易溏，烦躁口苦，舌质偏红，苔黄白腻，脉细濡。

（二）脏腑经脉辨证

本病病位在阴部，任脉过前阴，肝经环阴器，故本病主要与任脉和足厥阴肝经相关，与肝、肾、脾三脏关系密切。

三、治疗策略

治疗以止痒为主，实者宜清热利湿，杀虫止痒；虚者宜滋阴养血止痒。治疗上着重调理肝、肾、脾三脏功能。

四、治疗方案

（一）治则

清热利湿止痒。取足厥阴肝经及任脉经穴为主。

（二）主穴

蠡沟、太冲、中极、三阴交。

（三）配穴

湿热下注型：加三焦俞、次髎、水分；肝肾阴虚型：加肝俞、肾俞；心脾两虚型：加脾俞、心俞、中脘、水道。

（四）操作

毫针常规针刺，按补虚泻实原则，留针 30 分钟，隔日治疗 1 次，10 次为 1 个疗程，疗程间休息 3～5 天，再行下 1 个疗程，治疗 3 个疗程。心脾两虚证可加灸法；湿热下注证可加刺络拔罐。

（五）方义

足厥阴肝经环阴器，足厥阴络脉结于阴器，蠡沟为足厥阴肝经的络穴，可疏泻肝胆湿热、杀虫止痒，为治疗阴痒的要穴；太冲为足厥阴肝经之原穴，既可清肝经湿热，又可补肝肾阴虚；中极为任脉与足三阴之交会穴，又为膀胱之募穴，可清下焦湿热、调带止痒；三阴交既可清湿热，又可滋补肝肾，不论虚实用之皆宜。

五、其他疗法

（一）耳穴疗法

操作：取外生殖器、神门、肝、脾、肾。毫针刺法，或埋针法、压籽法。消毒后直接将揿针或耳穴压豆置于耳穴处。一般埋患侧单耳即可，必要时可埋双耳，期间每日自行按压 3～5 次，留置 3～5 日。

（二）穴位注射

操作：每次选用 2～3 穴，消毒后，针刺入穴位局部有胀感或向下放射时，回抽无血液，再每穴注入药物维生素 B_{12} 注射液 0.5～1 ml，治疗时每日 1 次，穴位交替进行。

六、注意事项

1. 针灸对本病有一定的疗效。但阴道炎要查明病因，配合外用药治疗，必要时配偶亦应同时治疗。
2. 要注意日常卫生，治疗期间应禁止房事。

第三节　宫颈炎

子宫颈是抵御阴道内病原体进入宫腔的重要屏障，但其本身易受各种病菌的侵犯。子宫颈急性和慢性炎症统称为宫颈炎（cervicitis），临床上以慢性宫颈炎为多见。慢性宫颈炎有轻度、中度、重度之别，又有糜烂、息肉、肥大、宫颈腺体囊肿之不同。由于子宫颈的环境特殊，治疗虽有一定疗效，但常反复发作，有少数可发生恶变。中医学虽无"宫颈炎"这一病名，根据其临床症状可归属于"带下病"等范畴。

一、病因病机

本病多由于分娩、流产或手术损伤子宫颈，病原体侵入致任带二脉损伤，或产褥期、经期等不注意卫生，以致病邪尤以湿浊之邪入侵为甚，损及任带，波及肝肾而致功能失调。

（一）湿热下注

情志伤肝，肝气郁结，郁而化热，肝郁克脾，或素体脾虚不健，脾虚湿盛，湿热互结，流注下焦而致病。

（二）脾虚湿困

饮食不节，劳倦过度，或忧思气结，损伤脾气，脾阳不振，运化失职，湿浊停聚，流注下焦，任带不固而致病。

（三）肾阴亏虚

素禀阴虚，或年老久病，真阴渐亏，或房事不节，阴虚失守，下焦复感湿邪，伤及任带而致病。

（四）肾阳亏虚

素禀肾虚，或房劳多产，或年老体虚，久病伤肾，肾阳虚损，气化失常，水湿下注，任带失约而致病。

二、辨证

（一）辨证分型

1. 湿热下注证

带下量多，色黄或黄白相间，或赤白带下，质黏稠，呈脓样，阴痒；腰酸神疲，小腹坠痛，阴道作坠；或有性交出血，舌质偏红，脉细弦。

2. 脾虚湿困证

带下色白或淡黄，质黏稠，无臭气，绵绵不断，面色苍白或萎黄，四肢不温，精神疲倦，纳少便溏，两足浮肿，舌质淡，苔白或腻，脉缓弱。

3. 肾阴虚证

白带量多，质稍黏无臭，或伴阴部灼热，头晕目眩，面部烘热，五心烦热，舌红少苔，脉细数。

4. 肾阳虚证

白带量多，质稀薄无臭，伴腰酸如折，小腹冷感，小便多，大便溏，舌质淡，苔白，脉沉。

（二）脏腑经脉辨证

本病与足三阴经、足少阳经、带脉、任脉、督脉相关，与肝、脾、肾、胆、三焦等脏腑关系密切。

三、治疗策略

本病治疗上以健脾化湿止带为主。按病症结合，针灸并用，标本兼治。

四、治疗方案

（一）治则

健脾化湿止带，以足太阴脾经、足少阳胆经、任脉经穴为主。

（二）主穴

带脉、中极、白环俞、阴陵泉、足临泣。

（三）配穴

湿热下注型：加三焦俞、次髎、水分；脾虚型：加脾俞、足三里、中脘、水道；肝肾阴虚型：加肝俞、肾俞；肾阴亏虚型：加太溪、列缺、照海；肾阳不足型：加命门、肾俞、关元。

（四）操作

毫针常规针刺，按补虚泻实原则，留针30分钟，隔日治疗1次，10次为1个疗程，疗程间休息3～5天，再行下1个疗程，治疗3个疗程。脾虚证、肾阳虚证可加灸法；湿热下注证可加刺络拔罐。

（五）方义

带脉穴属足少阳胆经，为足少阳胆经、带脉二经交会穴，是带脉经气所过之处，可协调冲任，配足临泣通带脉，有理下焦、调经血、止带下的功效；中极可清理下焦、利湿化浊；白环俞属足太阳膀胱经，可调下焦之气，利下焦湿邪，有利湿止带的作用；阴陵泉健脾利湿止带。

五、其他疗法

（一）腹针疗法

操作：取引气归元（中脘、下脘、气海、关元）、水分、大横、外陵、下风湿点。毫针针刺，引气归元深刺，余常规刺法，留针 30 分钟，每日 1 次，10 天为 1 个疗程。适用于临床各证型。

（二）耳穴疗法

操作：取内生殖器、肾上腺、心、脾、肾、肝、三焦。用耳穴压丸法或揿针埋针法，适用于巩固治疗。

六、注意事项

1. 宫颈炎有急、慢性之分，急性期需要及时处理，慢性宫颈炎近年来认为有生理病理之分，且容易反复发作，经久不愈。

2. 慢性宫颈炎与宫颈癌发病有一定的关系，临床需要交代患者，注意定期进行宫颈刮片检查。

3. 嘱患者养成良好的卫生习惯，经常保持会阴部清洁干燥卫生。

参考文献

[1] 许能贵，符文彬. 临床针灸学 ［M］. 北京：科学出版社，2015：459 - 467.
[2] 高树中. 针灸治疗学 ［M］. 上海：上海科学技术出版社，2016：100 - 109.
[3] 夏桂成. 夏桂成实用中医妇科学 ［M］. 北京：中国中医药出版社，2009：351 - 378.
[4] 陈利芳，金晓飞，詹明洁，等. 隔药温针灸治疗盆腔炎性疾病后遗慢性盆腔痛的临床研究 ［J］. 上海针灸杂志，2021，40（4），464 - 469.
[5] 谈勇. 中医妇科学 ［M］. 北京：中国中医药出版社，2018：62 - 275.

附 录

附录一　针灸对女性生殖疾病治疗机制的研究进展

针灸是中医传统治疗方法，在治疗女性生殖疾病方面具有悠久的历史，近年来针灸技术广泛用于辅助生殖，具有安全经济、疗效确切的优点，深受医生和患者的青睐。

一、子宫性不孕

（一）子宫肌瘤

子宫肌瘤（uterine myoma）是女性生殖器最常见的良性肿瘤，多见于 30～50 岁妇女，其中 40～50 岁的发病率为 51.2%～60%。

针刺治疗子宫肌瘤的机制主要有以下 3 个方面：

1. 疏通经络，调治冲任督带

针灸治疗子宫肌瘤常选取任督带脉及脾肾肝经相关穴位，通过疏通经络、温经通脉，促使机体气血平衡、脏腑功能平和，益气理血，理气化滞，最终起到活血化瘀的目的。

2. 调节内分泌系统

现代医学认为子宫肌瘤主要由机体内高浓度雌激素引起，子宫局部组织中雌激素受体含量增高及其兴奋性功能过强，导致局部组织对雌激素的高度敏感，造成雌激素的过度作用，从而引发子宫肌瘤的发生与发展。通过刺激穴位可调节机体组织内分泌，降低雌激素水平，抑制子宫肌瘤的生长。

3. 改善血液流变学凝血机制

血液流变学可作为反映活血化瘀疗效、改善血液循环障碍、增加血液流量的一项评定指标。临床上采用火针疗法治疗子宫肌瘤，治疗后血液黏度、全血黏度、红细胞聚集指数、刚性指数及血细胞比容等血液流变学指标均有好转，表明火针疗法可改善血流变指标，达到化瘀消癥的目的。

针灸可疏通经络，调理五脏六腑，使机体恢复至阴平阳秘的状态，临床实践表明针灸治疗子宫肌瘤能达到药物与手术无法达到的疗效，非但不会损伤胞宫，而且还可以提高机体的免疫功能，是许多想保留子宫的育龄女性的首选疗法。此外，针刺疗法临床疗效好、创伤小、无副作用，已被广大患者接受。

（二）宫腔粘连

宫腔粘连常并发于子宫内膜损伤，患者可出现月经量减少甚至闭经，导致继发性不孕或流产，对女性正常生育功能及生活质量产生严重不良影响。研究表明，针刺治疗本病主要通过促进患者子宫内膜的修复，改善局部微循环发挥作用。

（三）子宫内膜病变

子宫内膜容受性是影响胚胎着床、生长发育的关键因素。针灸在辅助生殖技术方面可显著改善子宫内膜容受性因子水平以及血流参数水平，促进其生长发育，提高妊娠成功率。

二、卵巢性不孕

（一）多囊卵巢综合征

1. 内分泌代谢

针灸疗法可以通过抑制肿瘤坏死因子- α（TNF-α）以增强胰岛素敏感性间接抑制雄激素的合成，最终改善 PCOS 患者的胰岛素抵抗。匡洪影等研究认为针灸疗法可通过调节脂肪组织代谢因子以改善大鼠体内的血清激素水平及脂肪代谢。张俊新等发现针灸疗法联合中药人工周期疗法是通过减少胰岛

MAPK/ERK 传导通路的 ERK1、p-ERK1 及 p-ERK2 的表达，从而减弱 MAPK/ERK 通路异常强化，最终改善 PCOS 胰岛素抵抗。李威等指出电针治疗 PCOS 大鼠后血清激素水平及全身血清脂代谢的改善与大鼠卵巢局部 GLUT1、GLUT4mRNA 的表达和蛋白水平升高有关。岳进等发现朱琏针法可明显提高多囊卵巢综合征不孕症患者的排卵率，缓解患者抑郁与焦虑状态，调控大脑皮质神经内分泌脉冲模式，降低各激素水平。

2. 卵巢局部环境及卵泡发育

针刺可以改善卵巢周围环境和卵泡生长发育情况。其中针刺能调节 INHB 和 AMH 两者的水平，恢复包括卵巢雄激素受体（androgan receptor，AR）的间隙连接蛋白（connexin43，Cx43）、雌激素合成的关键酶 P450arom 和 P450c17α 在内的 mRNA 正常表达，增加 PCOS 样大鼠窦卵泡中新生血管的形成，调控卵巢神经支配，进而改善 PCOS 卵巢周围高雄激素环境，促进卵泡发育成熟。

郑艳华等研究提示电针可降低大鼠卵巢组织 BaxmRNA 及蛋白表达，降低 Bax/Bcl-2 比值，改善卵巢局部微环境，使排卵周期得以恢复。徐鸽等观察电针治疗多囊卵巢综合征大鼠的疗效，发现"关元穴"相比于其他穴位对 PCOS 大鼠卵巢的卵泡计数、典型的血清学病理改变、高促黄体素改变具有明显优势。尹萍等观察电针关元、中极和双侧三阴交治疗 PCOS 大鼠，除有效改善血清睾酮（T）、空腹胰岛素（FINS）、计算胰岛素敏感指数（ISI）外，还可观察到卵泡囊性变小，颗粒细胞层增加。余小乔等对 PCOS 大鼠行电针治疗后，治疗组大鼠血清 T、促黄体生成素（LH）水平及 LH/FSH 均较模型组明显降低，并认为提高血小板反应蛋白-1（TSP-1）的表达可调节血管抑制因子、减少卵巢组织中血管新生、改善微循环以提高 PCOS 的疗效。

3. 改善子宫内膜容受性

子宫内膜容受性是影响胚胎着床、生长发育的关键因素。针灸在辅助生殖技术中的应用可显著改善子宫内膜容受性因子水平以及血流参数水平，促进其生长发育，提高妊娠成功率。

4. 卵巢情况

卵巢多囊样改变一直是多囊卵巢综合征临床诊断的关键性指标，而卵巢多囊样改变通常表现为卵泡数量增多和卵巢体积的异常改变。针灸治疗后，PCOS 患者体内的卵巢体积缩小，卵泡数目较前改善。

5. 调节下丘脑-垂体-卵巢轴（hypothalamic pituitary ovarian axis，HPOA）的相关激素

针灸治疗 PCOS 常通过 HPOA 实现，而高雄激素血症、高胰岛素血症所引起的神经内分泌代谢紊乱最终会直接或间接地引起 HPOA 功能失调；此外，针灸还会影响 HPOA 的多种激素水平，如促性腺激素释放激素（gonadotrophin-releasing hormone，GnRH）、LH、FSH、E2 和孕酮（progesterone，P4）的血清水平发生影响，针刺可以正向调节 PCOS 中 GnRH 的血清水平。

（二）卵巢储备功能减退（diminished ovarian reserve，DOR）

DOR 是指卵巢内卵母细胞的数量减少和/或质量下降，同时伴有抗米勒管激素（anti-müllerian hormone，AMH）水平降低、窦卵泡计数（antral follicle count，AFC）减少、促卵泡激素（follicle-stimulating hormone，FSH）水平升高等。

周莉等依据月经周期阴阳消长转化，对 30 例行体外受精（IVF）的 DOR 患者在月经的不同时期分别施以刺络拔罐、温针灸、电针等针灸疗法，与单纯体外受精-胚胎移植（IVF-ET）的常规治疗方案对比，针灸序贯治疗组患者的受精数、获卵数、优质胚胎数均增加，且胚胎种植率、临床妊娠率都有明显提高，显示了针灸序贯疗法可明显改善卵巢储备功能。李晓彤等基于肾虚、冲任失调、情志不畅等基本病机，创立针刺调经促孕治疗 DOR 患者，通过前瞻性病例研究，结果表明针刺可以恢复 DOR 患者卵巢功能。

宋美铃等发现针灸可以改善患者子宫及卵巢的血流参数，改善患者性激素水平，增加卵巢体积和窦卵泡数量，有助于促进卵巢功能的恢复。罗玺等通过针灸治疗卵巢早衰的 Meta 分析，得出结论：针灸可以改善患者月经恢复率及降低患者血清促卵泡激素（FSH）水平。房緊恭等研究提示针刺疗法对 POF 患者的卵巢功能状态有着积极调整和改善作用，针刺可以显著下调患者血清 FSH 水平。

（三）卵巢巧克力囊肿

朱丽莉等发现针灸结合腹腔镜下促性腺激素释放激素类似物给药，可降低卵巢巧克力囊肿患者血清中白细胞介素-6（IL-6）和血清糖类抗原125（CA125）的水平。李德翠提出，针灸治疗卵巢巧克力囊肿的机制主要包括以下几个方面。①针刺可从多方面改善血瘀：首先，针刺可改变血液流变学、降低血液黏度；其次，针刺可使局部血管扩张、血液循环畅通；此外，针刺还可使组织细胞的通透性变大、改善局部营养状况。多元的作用机制，可使针刺在纠正机体血液循环障碍、祛除瘀血方面彰显疗效。②卵巢巧克力囊肿的盆腔疼痛是局部炎症反应的结果，针刺可以提高抗炎因子水平、降低促炎因子水平，从而有效控制炎症的发生发展；针刺可通过胆碱能抗炎通道迅速抑制促炎因子的合成及释放，并可通过下丘脑-垂体-肾上腺轴（hypothalamic-pituitary-adrenocorticalaxis，HPA）促进抗炎介质的生成，抑制促炎介质的产生，从而发挥持续的抗炎作用。

此外，针刺可通过激活脑内的内阿片系统，使具有抑制伤害性刺激传入作用的内啡肽和脑啡肽的分泌量增加，从而起到镇痛的作用。针刺通过调用整个神经系统来发挥镇痛作用，镇痛信号被发出后，首先要经过脊髓的初步处理，然后再经过脑干、丘脑的整合及分析，最后在边缘系统的协助下传到大脑皮质，大脑皮质为人体的最高指挥中枢，可通过双向调节来保持镇痛作用的动态平衡。③从现代医学角度分析，卵巢巧克力囊肿的发生多与机体免疫功能失常有关，当免疫监视及防御功能下降时，逆流经血中的内膜细胞不能及时被机体清除而种植于腹腔，此时，由于免疫系统功能紊乱，大量的免疫细胞相继分泌炎症介质、细胞因子等，进一步促进了异位内膜的分化及增长。于等在研究针刺治疗原发性高血压的机制时，发现针刺对自然杀伤细胞、调节性T细胞、白介素-6及细胞因子的水平有重要的调节作用，进而发挥提高人体免疫功能的功效。李淑萍等对造模成功的内异症模型鼠进行针刺，发现针刺后大鼠血清中的白细胞介素-1、白细胞介素-6，及免疫球蛋白IgA、IgG、IgM的水平均明显下降；T淋细胞CD3、CD4和自然杀伤细胞的活性均显著提高；从而从整体上有效地调节机体紊乱的免疫功能，提高机体的免疫能力。④卵巢巧克力囊肿为激素依赖性疾病，异位内膜在卵巢性激素的刺激下发生周期性出血、内膜细胞不断增殖与分化，导致病灶持续扩散，卵巢性激素是促使异位囊肿生长的直接刺激因素。现代研究表明针刺对性腺激素的分泌有调节作用，霍国敏等对子宫内膜异位症模型大鼠进行针刺治疗，实验结果显示，针刺可显著降低内异症大鼠体内性腺分泌的雌孕激素水平，有效抑制异位内膜的生长，防止异位病灶的转移与浸润。王少军等在实验时发现针刺卵巢敏感区所对应的穴位能够直接刺激卵巢、促进局部血液运行，从而对卵巢激素的分泌进行特异性调节，体现了针刺的近治作用。

（四）黄素化未破裂卵泡综合征（luteinized unruptured follicle syndrome，LUFS）

黄素化未破裂卵泡综合征（luteinized unruptured follicle syndrome，LUFS）是指卵泡发育成熟后不破裂、卵细胞未排出，而原位黄素化并形成黄体分泌孕激素，月经周期正常、基础体温呈双相，出现类似排卵的周期性变化，是导致不孕的原因之一，LUFS所导致的不孕属于卵巢性不孕。研究发现，LUFS的发生率为5%～10%，在不孕症妇女中发生率为25%～43%。该疾病的发生可能与以下因素相关：内分泌因素、局部机械性因素、卵巢血流动力学因素、药物诱发、精神心理因素等诱发，可单一因素致病，也可多因素相互作用共同导致本病的发生。

针刺可通过刺激脑内多巴胺系统，同时其还能够调节机体下丘脑-垂体-卵巢轴功能，提高血清LH水平，增加卵巢动脉血流灌注量，从而最终实现正常排卵。正如《素问·异法方宜论》所曰"故圣人杂合以治，各得其所宜"，刘明敏等认为，针药合用不会替代体内激素的作用，也不会干扰体内的内分泌平衡，而是通过增强人体自身的调节，使下丘脑-垂体-性腺轴调节功能趋于完善，从而形成规律的排卵周期。中医针药并用过程中针灸和中药有同效相须、异效互补和反效制约3个方面的关系。

三、输卵管性不孕

不孕症在现代育龄期女性中属于常见病，其发病因素较多，如盆腔、输卵管的病变、排卵异常等。

其中因输卵管阻塞导致不孕的发病率约占 40%。卵巢早衰（premature ovarian failure，POF）是指女性 40 岁以前发生的卵巢功能提前衰竭，体内生殖内分泌系统激素紊乱，导致闭经、潮热盗汗、焦虑与性欲低下等类似围绝经期综合征的短期效应及低妊娠率、骨密度降低、心血管疾病和认知能力下降等长期健康风险。

　　针灸为中医临床特色技术，可以疏通气血、调节脏腑及冲任功能，改善机体状态，从而缓解 POF 患者相关症状。其机制主要在于：调节神经递质的释放及下丘脑-垂体-卵巢轴功能，改善 FSH、LH 和 E2 等相关激素水平，同时可以升高 AMH 水平，从而维持女性生殖内分泌环境；调节淋巴细胞亚群失衡、减少炎性细胞因子表达和抑制自身抗体异常，从而调节免疫，减少异常免疫反应，保护卵巢功能；调控 PI3K/Akt/mTOR 信号通路中各信号分子的表达，影响该通路生理功能；参与卵巢颗粒细胞凋亡相关基因蛋白表达的调控，从而抑制颗粒细胞的凋亡；促进血管新生、降低血管阻力等，进而改善卵巢局部血液微循环；改善子宫、卵巢组织形态学，促进各级卵泡生长发育、抑制卵泡闭锁，提高卵巢储备功能。

　　临床输卵管性不孕常由病原体感染引发，当病原体进入输卵管并引起局部感染后，可导致内膜肿胀、间质发生水肿、黏膜上皮脱落等病理改变。在生殖系统中最常见的感染病菌是衣原体和支原体。其中衣原体感染可引起急性输卵管炎、宫颈炎等生殖系统疾病，输卵管炎症可导致输卵管及邻近组织发生粘连并形成包块，影响其输送受精卵功能，并且可以阻碍精子和卵子的正常结合，导致女性不孕症发生。

四、辅助生殖体外受精-胚胎移植

（一）卵巢低反应（poor ovarian response，POR）

1. 针灸提高卵巢对促性腺激素（gonadotropins，Gn）敏感性，提高 POR 患者卵巢反应性；对于 POR 患者而言，首选且最简单的治疗方法就是增加 Gn 的剂量，以此来提高卵巢的反应，增加获卵数。

2. 针灸可以改善患者焦虑抑郁的精神心理状态；对 POR 患者来说，反复促排失败、获卵数少、卵泡质量差，再加上长期不孕，心理压力巨大，极易产生焦虑或抑郁情绪，甚至因此失眠。长期处于消极情绪中易受刺激产生生理应激，从而影响 IVF 的治疗。针灸治疗本病的机制可能是针刺能够促进内源性阿片类物质释放，特别是神经中枢中的 β-内啡肽，从而影响 GnRH 分泌，进一步影响促性腺激素的释放，促进排卵、影响月经周期、降低压力和抑郁水平。通过脏腑经络进行整体调整，不仅可以治疗疾病，且能提高治疗信心，具有激励作用。

3. 针灸可以改善经期腹痛；一些研究也发现针灸可能对月经频率有影响，针灸具有双向调节作用，在女性不具有器质性病变的前提下，不管是月经先期还是后期，通过针灸治疗都可恢复正常状态，甚至可改善排卵率和血清激素水平。

4. 针灸可以良性调整下丘脑-垂体-卵巢轴；针灸疗法对不孕症治疗作用机制的研究多集中于其对下丘脑-垂体-卵巢轴的生理学作用和对卵巢排卵功能的影响上。研究发现针刺对下丘脑-垂体-卵巢轴的分泌功能具有良性调整作用，可使性腺激素的分泌趋于正常，从而改善患者的排卵功能。此外，针刺促排卵还与针刺抑制交感中枢、使脑内神经递质发生变化有关。

（二）卵巢过度刺激综合征

卵巢过度刺激综合征主要的病理变化为毛细血管的通透性增加，血液内富含蛋白的液体外渗进入体腔，血液浓缩。现代医学认为，针刺治疗通过调理气血、行气利水从而起到缓解卵巢过度刺激综合征患者症状的作用，其中腧穴效应也较为明显，针刺足三里、中脘和内关等穴位，可以起到疏通胃气、导滞止痛的作用，阴陵泉、水道等穴位具有行气利水的功效，可以治疗各种水液代谢障碍的疾病，故可用于治疗水肿；针刺气海、太冲等穴位可以起到调理气血、养血活血的作用。诸穴合用以行气活血、利水消肿，起到缩小卵巢，减少胸腹腔积水的作用。

五、女性不孕感染类疾病

（一）盆腔炎

田璐等发现针刺治疗慢性盆腔炎所致的盆腔痛疗效良好，可有效降低患者血清肿瘤坏死因子-α（TNF-α）、白细胞介素-2（IL-2）、C反应蛋白（CRP）的表达水平。汪晓翠等发现针灸配合铺灸可以有效抑制机体炎症反应，有效降低患者血清中超敏C反应蛋白（hs-CRP）数量、中性粒细胞百分比、白细胞计数的比值，从而改善其临床症状。徐维娜等观察到针刺配合盆腔炎方可通过降低白细胞介素-10（IL-10）和肿瘤坏死因子-α（TNF-α）的水平来达到改善其临床症状的目的。苏晨等发现电针和温针灸均在治疗慢性盆腔炎上均有较好的疗效，其主要机制是电针能促进代谢，改善血液循环和组织营养，消除水肿；温针灸能使热力经针身透过皮下直达深层病变部位，可促进盆腔血流量的增强和微循环的改善，降低毛细血管的通透性，使代谢活跃，促进炎症吸收，减少炎性渗出。

（二）阴道炎

吕倩发现针刺可通过抑制血清肿瘤坏死因子-α（TNF-α）、白细胞介素-6（IL-6）、白细胞介素-8（IL-8）等炎症细胞因子分泌及其水平表达从而治疗阴道炎。孔爱姣发现针刺可以促进阴道炎患者的血流加速及新陈代谢，促进气血的产生供于患者的阴部，可以改善患者阴部的循环，使得患者的阴部炎症可以消散吸收，从而达到杀虫止痒、清热祛湿的效果。

综上所述，针灸疗法应用于治疗女性不孕症取得了比较满意的疗效，可调节女性内分泌水平和盆腔内环境，明显改善患者中医证候和妊娠结局，且毒副作用小、安全性高，有其独特的优势，在临床上应用日益广泛。

附录二　针灸对女性生殖疾病临床治疗的研究进展

临床研究证实：针刺特定穴位能够改善卵巢功能，延缓卵巢衰退，调节下丘脑-垂体-卵巢轴，对女性生殖系统具有良性调节作用，已被广泛用于月经失调、多囊卵巢综合征、卵巢早衰、不孕等多种妇科疾病的治疗中。针灸凭借着治疗费用低、不良反应少、痛苦小、操作简便等优点，在临床中广受患者好评。

一、子宫性不孕

（一）子宫肌瘤

子宫肌瘤（uterine myoma）又称子宫平滑肌瘤，由平滑肌及结缔组织构成，按肌瘤与子宫肌壁的关系，可分为肌壁间子宫肌瘤、浆膜下子宫肌瘤和黏膜下子宫肌瘤，是女性生殖器最常见的良性肿瘤，多见于30～50岁妇女，其中40～50岁人群的发病率为51.2%～60%。

楚洪波等采用通经化瘀针灸疗法配合推拿治疗60例子宫肌瘤患者，发现此方法治疗子宫肌瘤，疗效显著而且无药物治疗的毒副作用，安全易行。治疗方案为每日治疗1次，10次为1个疗程，共治疗6个疗程，隔1疗程休息1周，临床治愈后要巩固2～3个月。刘敏观察46例子宫肌瘤患者后发现贺氏火针联合温针灸作用于任脉、肾经、胃经三条经脉，且采用以离穴不离经为特点的点刺法，相较单纯点刺固定穴位更能激发经脉的气血，达到肌瘤停止发育、萎缩或消失的目的。高静发现，"一针二灸三巩固"整合针灸即毫针针刺主穴，选穴注重疏肝调神，兼顾调理冲任；使用精灸技术以扶阳通阳，以局部取穴和辨证取穴为主；运用皮内针技术，留针背俞穴或耳穴的方法，有利于提高针灸疗法治疗本病的临床疗效，并且可以延续疗效。杨筝等发现，以横骨、曲骨、子宫、三阴交为主穴，关元、中极、气海、公孙、血海、地机、丰隆、足三里、水道、归来为配穴，结合中成药口服剂，可以提高子宫肌瘤患者的疗效，缩小子宫肌瘤体积，改善临床症状，提高患者生活质量，促进患者疾病康复。谢灵彦等发现，以天枢、关元、子宫穴为主穴的针灸疗法配合米非司酮可以有效减少子宫肌瘤病灶体积，减少血清中单核细胞趋化蛋白（MCP）-1、雌激素受体（ER）、孕激素受体（PR）水平的表达，改善血液流变。刘希茹等通过观察50例子宫肌瘤患者在接受四穴（足三里、阴陵泉、地机、三阴交）八针"的针刺治疗后，发现其临床疗效客观有效。

文献综合分析表明在临床治疗子宫肌瘤中，针灸治疗的主穴归经以任脉、足太阴脾经、足阳明胃经为主；选穴时采用近部取穴与循经取穴相结合，主穴多选用三阴交、关元、子宫等，配穴包括气海、三阴交、太冲等；取穴部位主要为腹部；耳穴主要选用内分泌、皮质下、子宫，同时配以对应脏腑取穴。

（二）宫腔粘连

宫腔粘连常并发于子宫内膜损伤，患者可出现月经量减少甚至闭经，导致继发性不孕或流产，对女性正常生育功能及生活质量产生严重不良影响。手术是治疗宫腔粘连的主要方法，通过宫腔镜下粘连分离术能够实现较好治疗效果。随着该手术的广泛开展，术后患者子宫内膜修复障碍的相关报道也逐渐增多，且部分患者术后可出现再次粘连，已经成为妇科医务人员关注的热点问题。

艾丹等以子宫、足三里、百会、带脉、关元、气海、中极、卵巢、三阴交为主穴，采用中药配合针灸治疗宫腔粘连，发现此法能够促进患者子宫内膜的修复，改善局部微循环。张艺等采用针灸治疗本病，以关元、足三里、八髎、子宫、三阴交为主穴进行治疗能够获得比较满意的疗效。刘桂香等以三阴交、复溜、血海、肾俞、关元为主穴，配合中药及雌孕激素序贯疗法收效甚好。

（三）子宫内膜病变

子宫内膜容受性是指女性在黄体中期某一段短暂期，子宫内膜处于高黏附力状态以接纳受精卵实现妊娠的能力，该时期称为"着床窗口期"。而薄型子宫内膜则指该时期内膜厚度低于可实现妊娠厚度的阈厚度，目前普遍将 7 mm 作为薄型子宫内膜的界定值。子宫内膜过薄可降低内膜对受精卵的容受能力。有研究表示，其与不孕症的发生密切相关。汪秀梅等以补肾疏肝养血为治疗大法，仰卧位选中脘、天枢、带脉、关元、气海、中极、双子宫、血海、足三里、三阴交、太冲以疏肝养血；俯卧位选命门、肾俞、肝俞、腰阳关、腰俞、关元俞、气海俞以补肝肾。背俞穴和募穴隔天交替进行，以达到俞募配穴的目的。

（四）子宫腺肌病

子宫腺肌病（adenomyosis，AM）是子宫内膜腺体及间质侵入子宫肌层的雌激素依赖性妇科疾病。

王应梅取足三里、太冲、阴陵泉、血海等穴施治以针刺，每日留针 30 分钟，持续 3 个月，发现治疗结束后 AM 患者临床症状减少，其病变子宫的体积缩小、其疼痛缓解，且安全性较高。吴玉敏等将 84 名患者分为治疗组和对照组，治疗组采用疏密波电针针刺子宫、次髎穴 3 个月，对照组口服去氧孕稀炔雌醇 3 个月，在痛经缓解程度、中医症候疗效、血清糖类抗原 125（CA125）方面治疗组均优于对照组。曾小冬等治疗子宫腺肌病采用局部温针治疗与针刺辨证调理相结合的方式，总有效率达 80%，高于西药组，且温针灸的不良反应发生率明显低于米非司酮口服治疗。卢佳等将 62 名子宫腺肌病者通过随机数字表均分为观察组和对照组各 31 例。对照组选用西药去氧孕烯炔雌醇片建立人工周期；观察组采用穴位埋线治疗，主穴取关元、三阴交、次髎。结果显示治疗组和对照组总有效率分别为 96.7%、76.7%。梁淑东等采用穴位埋线联合中药理冲汤、莪棱合剂治疗本病，总有效率为 92.10%。杨岚等将 60 名血瘀型子宫腺肌病患者随机分为观察组 30 名和对照组 30 名，观察组在经前口服内异消癥汤联合妇科如意散穴位贴敷；对照组采取经前丹莪妇康煎膏口服。结果显示观察组患者治疗后的总体疗效和血清糖类抗原 CA125 降低情况优于对照组。

二、卵巢性不孕

（一）多囊卵巢综合征

多囊卵巢综合征（polycystic ovary syndrome，PCOS）作为一种内分泌代谢紊乱与生殖障碍并存的临床综合征，影响着全球约 4%～21% 的育龄期女性，其中不孕群体约占 72%，是威胁女性生殖健康的主要原因之一。

杨乔瑞通过数据挖掘发现针灸治疗 PCOS 的取穴规律，其核心腧穴为三阴交、关元、子宫、气海、足三里和中极等，其中以三阴交和关元组合为主，常配伍子宫、气海、足三里和中极等穴位。杨丹红等采用分期调理的方法，主要如下。①主穴（每次针刺治疗均采用）：三阴交、大赫、归来、关元、中极穴。②经后期（卵泡期）：足三里、肾俞、肝俞、脾俞、太溪穴。③经间期（排卵期）：合谷、血海、地机、膈俞、次髎穴。④经前期（黄体期）：气海、血海、足三里、肾俞、子宫穴。岳进等发现朱琏针法可明显提高多囊卵巢综合征不孕症患者的排卵率。宋洪堰等观察发现针刺配合热敏灸治疗痰湿内阻型多囊卵巢综合征不孕症的疗效确切，可显著改善患者卵巢多囊样情况、内分泌指标。毛梦雨等发现采用通元针法可以改善 PCOS 患者的肥胖程度［腰臀比（WHR）和体质量指数（BMI）］、糖代谢［胰岛素抵抗指数（HOMA-IR）和胰岛 β 细胞功能（HOMA-β）］、脂代谢［甘油三酯（TG）、低密度脂蛋白胆固醇（LDL-C）和非高密度脂蛋白胆固醇（nHDL-C）升高率］及心理状态。方庆霞等将 60 例 PCOS 患者随机分为 2 组，治疗组 30 例予针刺治疗，取穴：百会、内关、中脘、天枢、气海、关元、归来、子宫、血海、足三里、丰隆、三阴交、太冲，每 3 日治疗 1 次，而后隔日 1 次，共治疗 6 次；对照组 30 例予克罗米芬口服。2 组均治疗 3 个月经周期。结果：治疗组妊娠率高于对照组（$P < 0.05$）。《脉经》载："（带脉主）女子月水不来，绝继复下止，阴辟寒，令人无子。"这正与 PCOS 患者月经稀发相对应，结合现代解剖学带脉循行经过卵巢，以上两点表明，针刺带脉对于 PCOS 的治疗具有一定作用。基于

此理论，沈凌宇等开展了"通调带脉法"针刺治疗腹部肥胖型 PCOS 的随机对照研究，将 58 例腹部肥胖型 PCOS 患者随机分为 2 组，对照组 28 例予饮食运动监督疗法；治疗组 30 例在对照组治疗基础上采用针刺疗法，取穴：带脉、天枢、大横、肾俞、次髎、归来、足临泣、外关，其中天枢结合电针治疗，每周 3 次，2 组疗程均 12 周，结果：治疗组空腹胰岛素水平、胰岛素抵抗指数和腰臀比改善均优于对照组（$P<0.01$，$P<0.05$）。姚敏等将 100 例肥胖型 PCOS 患者随机分为 2 组，对照组 50 例予二甲双胍口服；治疗组 50 例采用针刺疗法，取穴：肝俞、天枢、子宫、足三里、期门、三阴交、太冲、膻中、中脘、关元，其中天枢、子宫，中脘、关元结合电针治疗，每周 3 次。2 组均治疗 6 个月。结果：治疗组焦虑自评量表（SAS）评分和不良反应率低于对照组（$P<0.01$）。孔小娇通过临床研究发现针刺疗法治疗 PCOS 的降糖效果与二甲双胍相近（$P>0.05$），而不良反应率显著低于二甲双胍治疗（$P<0.05$）。

（二）卵巢储备功能减退（diminished ovarian reserve，DOR）

DOR 是指卵巢内卵母细胞的数量减少和/或质量下降，同时伴有抗缪勒管激素（anti mullerian hormone，AMH）水平降低、窦卵泡计数（antral follicle count，AFC）减少、促卵泡激素（follicle stimulating hormone，FSH）水平升高等。

牛永勤等以关元、肾俞、命门、足三里、三阴交、四关为主穴治疗 DOR 后发现，治疗后 DOR 患者的血清促卵泡激素（FSH）、基础黄体生成素（LH）水平均较治疗前明显降低，抗米勒管激素（AMH）水平较治疗前升高，基础窦状卵泡数比治疗前增加、卵巢最大平均直径比治疗前增大。唐文龙等根据"经脉所过，主治所及"理论，运用经脉排刺法针刺脾、肾、膀胱经及任脉治疗阴阳两虚证DOR 患者，结果发现经脉排刺法可明显改善患者临床症状且维持疗效时间长。夏贞茹等通过 CNKI 检索对文献进行统计分析：使用频率较高的 10 个穴位是：关元、三阴交、肾俞、肝俞、脾俞、卵巢、子宫、命门、天枢、腰阳关。宋美铃发现以子宫、关元、归来、太冲、三阴交、足三里、关元俞、肾俞、肝俞、百会、太溪为主穴的针灸方案临床疗效明显。杜鑫等采用数据挖掘方法研究针灸治疗卵巢储备功能减退的选穴规律，发现其主要选穴为：关元、三阴交、肾俞、子宫、足三里。房緊恭等治疗 DOR 主要选用百会、神庭、本神、关元、子宫、足三里、三阴交、太溪、太冲，临床效果令人满意。

（三）卵巢巧克力囊肿

朱丽莉等取血海、三阴交及关元为主穴，随证加减配穴，并结合腹腔镜下促性腺激素释放激素类似物给药，发现治疗卵巢巧克力囊肿患者临床疗效较单独给药好。李德翠通过对 30 例卵巢巧克力囊肿患者观察发现，针灸可以有效改善其中医证候、盆腔疼痛，并提高其生存质量。

（四）黄素化未破裂卵泡综合征

中医针灸治疗黄素化未破裂卵泡综合征（LUFS）取得了较好的临床疗效，可促进排卵，提高其妊娠率，改善卵巢动脉血流，降低其黄素化未破裂卵泡（LUF）复发率。

郭勇军等将 60 例 LUFS 患者随机分为 2 组：对照组于预计排卵日 B 超下发现优势卵泡直径达 18 mm 时肌内注射人绒毛膜促性腺激素（HCG）10 000 IU 进行扳机；治疗组在月经周期第 1 日起采用调任通督针法，穴取关元、气海、中极、命门、阳陵泉（双）、三阴交（双）、太溪（双）和太冲（双），每日 1 次，直至排卵，若卵泡不排，持续治疗至卵泡达 18 mm 第 3 日。结果显示治疗组的总排卵率为 69.77%，对照组仅为 40.91%，且治疗组改善卵巢动脉血流阻力指数（RI）和搏动指数（PI）效果优于对照组。林丽娜等以神阙、中极、关元、足三里、三阴交（双侧）、子宫（双侧）、太溪、太冲穴为主穴，配合中药治疗黄素化未破裂卵泡综合征患者的总有效率为 80.0%，优于口服克罗米芬（CC）＋人绒毛膜促性腺激素（HCG）对照组（总有效率为 45.0%）。

三、输卵管性不孕

输卵管性不孕是由于输卵管功能和结构的破坏造成的不孕，多因细菌如淋病奈瑟菌、沙眼衣原体、支原体等感染导致输卵管炎或因子宫内膜异位症等原发性疾病引起，致使输卵管伞端闭锁或输卵管黏膜破坏，输卵管完全阻塞或积水，不能顺利排卵使之到达子宫与精子结合。

晋代皇甫谧《针灸甲乙经》从"督"论治不孕，针刺八髎穴广泛应用于盆底疾病。近治取任脉腧穴，以小腹部穴位为主调经助孕；远治取足三阴经腧穴，疏肝、健脾、益肾以治本。李群英取气海、太冲、三阴交、血海、肾俞，配合中药内服，发现38例输卵管不孕患者的输卵管通畅度、受孕率均较高；马茹在治疗输卵管阻塞性不孕73例患者时，采用平衡针灸结合中药保留灌肠的治疗方法，73例患者中，经过2个疗程治愈6例，经过3个疗程治愈10例，经过4个疗程治愈14例，经过5个疗程治愈16例，经过6个疗程治愈22例，取得了令人满意的疗效。胡玉姣等对针灸治疗输卵管性不孕进行系统评价，临床效应的Meta分析结果表明，针灸疗法在论治输卵管性不孕时具有较好的疗效，且具有安全性好、操作简单、副作用低等优点。

四、辅助生殖体外受精-胚胎移植

（一）卵巢低反应

近年来不孕症的发生率呈逐年上升的趋势，越来越多的不孕症夫妇需要通过体外受精-胚胎移植（in vitro fertilization embryo transfer，IVF-ET）及其衍生技术来达到生育的目的。而其成功的前提之一就是，女性卵巢在自然状态下或在超促排卵后可以产生足够数量的质量良好的卵子。卵巢低反应（poor ovarian response，POR）是卵巢对促性腺激素（gonadotropin，Gn）刺激反应不良的一种病理状态，以卵巢刺激周期生长的卵泡少、人绒毛膜促性腺激素（human chorionic gonadotropin，HCG）注射日血清雌二醇（Estradiol，E2）峰值低、Gn用量及天数增加、获卵数及优质胚胎数减少以及临床妊娠率低为主要表现。

为提高卵巢对Gn的敏感性，临床多研究选用子宫、命门、肾俞、三阴交、关元为主穴，配用天枢、足三里、血海、腰阳关培本固原、补肾益精、通调气机。还有学者主要取穴为三阴交、中极、关元、气海。在调节焦虑抑郁等异常情绪方面，针灸治疗的高频主穴有百会、神门、内关、三阴交、印堂，高频配穴有足三里、太冲、神门、丰隆，循经取穴以督脉、膀胱经、心包经和心经为主。

（二）卵巢过度刺激综合征

卵巢过度刺激综合征（ovarian hyperstimulation syndrome，OHSS）是辅助生殖技术（assisted reproductive technology，ART）的一个重要并发症，临床上以下腹胀痛、卵巢增大、胸腔积液、腹水、少尿甚至无尿、肾衰竭、水电解质平衡紊乱、血栓形成等为主要表现，严重时或可危及患者生命。OHSS本质上是卵巢过度反应的炎性状态，主要责之于卵巢血管壁通透性变大，血管内大量的液体流向第三间隙，从而致使有效循环血量减少，血液过度浓缩，进而引起一系列临床症状。

郑倩华等总结针药协同干预OHSS的临床经验，认为轻度OHSS以"补消"为主，轻活血兼行气；中度OHSS在"补消"基础上，加重行气活血之力；重度OHSS重以化瘀利水，益气养阴固脱；穴位多选神阙、足三里、关元、三阴交等，针药协同治疗轻、中度OHSS疗效较好。彭凤将80例OHSS患者分为2组，分别予健脾利水中药（用药主要有黄芪、茯苓、大腹皮、白术、陈皮等）口服治疗及中药联合针灸（取穴内关、足三里、太冲、气海、中脘等）治疗，发现针药联合组治疗有效率（95.0%）明显高于单纯中药组（75.0%）。张四平等回顾分析了200例电针联合心理护理干预OHSS患者的疗效，结果表明该疗法可明显提升患者的满意度，缓和患者及家属的心理压力，减少患者住院时间，更有利于患者恢复。

洪艳丽等将109例行体外受精/卵泡浆内单精子显微注射技术（IVF/ICSI）助孕患者随机分为针刺治疗组（53例）和对照组（56例），对照组采用促性腺激素释放激素激动剂（GnRH-a）长方案进行超促排卵（COH），针刺治疗组在长方案COH基础上，从使用促性腺激素（Gn）日开始至人绒毛膜促性腺激素（HCG）注射日接受电针干预治疗，取穴：中极、关元、双侧足三里、血海、三阴交、子宫穴、气海，再辨证加减穴，每次选两组穴接电针，频率40～60 Hz，强度15～30 V，疏密波型，强度以患者刚能觉察跳动并能耐受为宜，每日1次，每次30分钟。结果针刺治疗组移植周期取消率和OHSS发生率均明显低于对照组（$P<0.05$）。结论认为电针辅助治疗能有效防治IVF过程中OHSS的发生，且不降低IVF-ET优胚率及妊娠率。

崔薇等选择217例行IVF-ET的PCOS患者，随机分为电针组（119例）和对照组（98例），均给予长方案超促排卵，电针组加用电针干预，直至取卵日。取穴：肾俞、气海、足三里、三阴交、内关、子宫。结果电针组Gn用量与用药时间减少（$P<0.05$），临床妊娠率提高8.36%，OHSS发生率7.84%，对照组OHSS发生率11.22%。

杨宝芝等将接受体外受精-胚胎移植（IVF-ET）的PCOS患者200例随机分为电针组（102例）和对照组（98例）。两组患者均采用长方案超促排卵，均预服达英-35。电针组在月经周期第21日后开始加用电针干预，直至取卵日（月经期除外）。取穴：肾俞、气海、足三里、三阴交、内关、子宫。接电极线穴位：子宫-内关、足三里-三阴交。结果电针组OHSS发生率为7.84%，对照组为11.22%。

高静敏将96例排卵障碍性不孕症患者随机分为两组，治疗组采用中药调周法联合针灸治疗，对照组采用中药调周法加克罗米芬（CC）治疗。治疗组针刺选穴主穴：中极、关元、三阴交、足三里，配穴：太冲、太溪、血海、足三里等。从月经周期的第12日开始针刺，每日1次，排卵后停止针刺，连续治疗3个月经周期。结果两组患者均有轻度卵巢过度刺激征发生，但治疗组明显少于对照组，差异有统计学意义（$P<0.05$）。结论认为中药配合针灸治疗排卵障碍性不孕症可降低轻度OHSS发生率，更加安全可靠。

五、女性不孕感染类疾病

（一）阴道炎

真菌性阴道炎是由白念珠菌引起的一种常见的妇科疾病。中医称之为"带下病"，以中年已婚妇女居多，给患者带来很大的痛苦。

中医针刺治疗手法为提插捻转补泻法。足三里是足阳明胃经合穴，胃下合穴，对女性月经不调、功能性子宫出血、盆腔炎有良好的调节作用。三阴交是足太阴脾经、足少阴肾经、足厥阴肝经交会之处，有"妇科三阴交"之称，顾名思义对于妇科甚有良效。蠡沟穴是足厥阴肝经的穴位，可以缓解和预防月经不调、子宫内膜炎。阳陵泉属足太阳胆经，又为八会穴之筋会，有舒筋壮筋的疗效。复溜穴按摩对女性下焦冷、痛经、手脚浮肿有效。

徐春锦发现益气解毒汤与针刺疗法治疗脾虚湿热型真菌性阴道炎均有功效，无不良反应，但针刺疗法治疗效果更为理想，是一种更为安全的治疗方法。吕倩发现针刺八髎穴配合自制双黄洗剂可改善患者临床症状，抑制炎症反应，提高生活质量，减少不良反应发生及复发，疗效显著。孔爱姣发现针刺结合中药熏洗治疗，可取得较好的疗效，对改善患者的生活质量十分有益，值得临床推广应用。

（二）盆腔炎

盆腔炎（pelvic inflammatory disease，PID）是女性上生殖道感染引起的一组疾病，包括子宫内膜炎、输卵管炎、输卵管卵巢脓肿和盆腔腹膜炎，按其临床过程分为急、慢性两种。

田璐等发现针刺治疗慢性盆腔炎所致盆腔痛疗效良好，可有效降低患者血清促炎因子的表达水平，减轻疼痛程度，改善中医证候与局部体征，全面提升患者生活质量，主要选取腧穴为关元穴、水道穴、归来穴、肾俞穴、次髎穴。汪晓翠等穴取中极、气海、双侧子宫穴、关元、双侧三阴交、双侧足三里，并配合铺灸可以提高盆腔炎患者的临床疗效，有效抑制机体炎症反应，改善患者症状及局部体征。徐维娜等针刺取关元、中极、带脉、上巨虚、天枢、大肠俞、次髎、子宫穴，配合盆炎方联合针刺治疗盆腔炎，发现该治法能有效改善患者的疼痛症状，调节相关炎性指标水平，值得临床推广。张洁等基于数据挖掘发现针灸治疗慢性盆腔炎临床选穴符合病因病机特点，重视局部取穴、循经取穴，重视特定穴的运用，特别重视交会穴配穴、局部配穴和俞募配穴。王昕等通过临床观察56例盆腔炎患者的疗效后发现电针联合中药灌肠可缓解盆腔炎后遗症慢性盆腔痛患者的疼痛，改善其生活质量，为盆腔炎后遗症慢性盆腔痛的治疗提供了可靠的依据。苏晨等发现电针和温针灸均在治疗慢性盆腔炎上均有疗效，可达到止痛消炎等临床疗效。

综上所述，针灸疗法应用于治疗女性不孕症取得了不错的疗效，可调节女性内分泌水平和盆腔内环境，明显改善患者中医证候和妊娠结局，且毒副作用小、安全性高，以其独特的优势在临床上被日益推广。

附录三　奇经八脉穴位及交会穴（附图）

一、督脉及其交会穴

*（一）长强（GV1）隶属督脉；督脉、足少阳胆经、足少阴肾经交会穴

【定位】在尾骨端下，当尾骨端与肛门连线中点处。

【解剖】皮肤→皮下组织→肛尾韧带。浅层主要布有尾神经的后支。深层有阴部神经的分支，肛神经，阴部内动、静脉的分支或属支，肛动、静脉。

【主治】

（1）便血，痔疾，脱肛。

（2）腰痛及尾骶部疼痛。

（3）癫狂，痫病。

【操作】斜刺，针尖向上与骶骨平行刺入0.5～1寸。不得刺穿直肠，以防感染。

（二）腰俞（GV2）隶属督脉

【定位】正对骶管裂孔，后正中线上。

【解剖】皮肤→皮下组织→骶尾背侧韧带→骶管。浅层主要布有第5骶神经的后支。深层有尾丛。

【主治】

（1）月经不调。

（2）腰脊痛，下肢痿痹。

（3）痔疾。

【操作】向上斜刺0.5～1寸。

（三）腰阳关（GV3）隶属督脉

【定位】第4腰椎棘突下凹陷中，后正中线上。

【解剖】皮肤→皮下组织→棘上韧带→棘间韧带→弓间韧带。浅层主要布有第4腰神经后支的内侧支和伴行的动、静脉。深层有棘突间的椎外（后）静脉丛，第4腰神经后支的分支和第4腰动、静脉的背侧支的分支或属支。

【主治】

（1）月经不调，遗精，阳痿。

（2）腰痛。

【操作】直刺或向上斜刺0.5～1寸。

（四）命门（GV4）隶属督脉

【定位】第2腰椎棘突下凹陷中，后正中线上。

【解剖】皮肤→皮下组织→棘上韧带→棘间韧带→弓间韧带。浅层主要布有第2腰神经后支的内侧支和伴行的动、静脉。深层有棘突间的椎外（后）静脉丛，第2腰神经后支的分支和第2腰动、静脉的背侧支的分支或属支。

【主治】

（1）赤白带下，阳痿。

（2）腰痛，少腹痛，脊强。

（3）下肢痿痹。

【操作】直刺或向上斜刺 0.5～1 寸。

（五）悬枢（GV5）隶属督脉

【定位】第 1 腰椎棘突下凹陷中，后正中线上。

【解剖】皮肤→皮下组织→棘上韧带→棘间韧带。浅层主要布有第 1 腰神经后支的内侧支和伴行的动、静脉。深层有棘突间的椎外（后）静脉丛，第 1 腰神经后支的分支和第 1 腰动、静脉的背侧支的分支或属支。

【主治】

（1）腹痛，泄泻。

（2）腰脊痛。

【操作】直刺或向上斜刺 0.5～1 寸。

（六）脊中（GV6）隶属督脉

【定位】第 11 胸椎棘突下凹陷中，后正中线上。

【解剖】皮肤→皮下组织→棘上韧带→棘间韧带。浅层主要布有第 11 胸神经后支的内侧支和伴行的动、静脉。深层有棘突间的椎外（后）静脉丛，第 11 胸神经后支的分支和第 11 肋间后动、静脉的背侧支的分支或属支。

【主治】

（1）泄泻，黄疸。

（2）癫痫。

（3）腰背痛。

【操作】向上斜刺 0.5～1 寸。

（七）中枢（GV7）隶属督脉

【定位】第 10 胸椎棘突下凹陷中，后正中线上。

【解剖】皮肤→皮下组织→棘上韧带→棘间韧带。浅层主要布有第 10 胸神经后支的内侧支和伴行的动、静脉。深层有棘突间的椎外（后）静脉丛，第 10 胸神经后支的分支和第 10 肋间后动、静脉的背侧支的分支或属支。

【主治】腰背痛。

【操作】向上斜刺 0.5～1 寸。

（八）筋缩（GV8）隶属督脉

【定位】第 9 胸椎棘突下凹陷中，后正中线上。

【解剖】皮肤→皮下组织→棘上韧带→棘间韧带。浅层主要布有第 9 胸神经后支的内侧支和伴行的动、静脉。深层有棘突间的椎外（后）静脉丛，第 9 胸神经后支的分支和第 9 肋间后动、静脉的背侧支的分支或属支。

【主治】小儿惊风，抽搐，癫狂痫，目上视，脊强。

【操作】向上斜刺 0.5～1 寸。

（九）至阳（GV9）隶属督脉

【定位】第 7 胸椎棘突下凹陷中，后正中线上。

【解剖】皮肤→皮下组织→棘上韧带→棘间韧带。浅层主要布有第 7 胸神经后支的内侧支和伴行的动、静脉。深层有棘突间的椎外（后）静脉丛，第 7 胸神经后支的分支和第 7 肋间后动、静脉的背侧支的分支或属支。

【主治】

（1）黄疸。

（2）身重。

（3）腰背痛。

【操作】向上斜刺 0.5～1 寸。

（十）灵台（GV10）隶属督脉

【定位】第 6 胸椎棘突下凹陷中，后正中线上。

【解剖】皮肤→皮下组织→棘上韧带→棘间韧带。浅层主要布有第 6 胸神经后支的内侧支和伴行的动、静脉。深层有棘突间的椎外（后）静脉丛，第 6 胸神经后支的分支和第 6 肋间后动、静脉的背侧支的分支或属支。

【主治】

（1）咳嗽、气喘。

（2）脊痛，颈项强痛。

【操作】向上斜刺 0.5～1 寸。

（十一）神道（GV11）隶属督脉

【定位】第 5 胸椎棘突下凹陷中，后正中线上。

【解剖】皮肤→皮下组织→棘上韧带→棘间韧带。浅层主要布有第 5 胸神经后支的内侧支和伴行的动、静脉。深层有棘突间的椎外（后）静脉丛，第 5 胸神经后支的分支和第 5 肋间后动、静脉的背侧支的分支或属支。

【主治】

（1）悲愁，惊悸，健忘。

（2）寒热，头痛，疟疾。

（3）小儿惊风。

（4）脊痛，脊强。

【操作】向上斜刺 0.5～1 寸。

（十二）身柱（GV12）隶属督脉

【定位】第 3 胸椎棘突下凹陷中，后正中线上。

【解剖】皮肤→皮下组织→棘上韧带→棘间韧带。浅层主要布有第 3 胸神经后支的内侧支和伴行的动、静脉。深层有棘突间的椎外（后）静脉丛，第 3 胸神经后支的分支和第 3 肋间后动、静脉的背侧支的分支或属支。

【主治】

（1）咳嗽，气喘。

（2）身热，癫狂，惊风，瘛疭。

（3）腰背痛。

【操作】向上斜刺 0.5～1 寸。

﹡（十三）陶道（GV13）隶属督脉；督脉、足太阳膀胱经交会穴

【定位】第 1 胸椎棘突下凹陷中，后正中线上。

【解剖】皮肤→皮下组织→棘上韧带→棘间韧带。浅层主要布有第 1 胸神经后支的内侧支和伴行的动、静脉。深层有棘突间的椎外（后）静脉丛，第 1 胸神经后支的分支和第 1 肋间后动、静脉背侧支的分支或属支。

【主治】

（1）热病，疟疾，骨蒸潮热。

（2）咳嗽，气喘。

（3）癫狂病。

（4）脊强。

【操作】向上斜刺 0.5～1 寸。

＊（十四）大椎（GV14）隶属督脉；督脉、手足三阳经交会穴

【定位】第7颈椎棘突下凹陷中，后正中线上。

【解剖】皮肤→皮下组织→棘上韧带→棘间韧带。浅层主要布有第8颈神经后支的内侧支和棘突间皮下静脉丛。深层有棘突间的椎外（后）静脉丛和第8颈神经后支的分支。

【主治】

（1）热病，疟疾，骨蒸潮热。

（2）咳嗽，气喘。

（3）癫狂病，小儿惊风。

（4）风疹，痤疮。

（5）项强，脊痛。

【操作】向上斜刺0.5～1寸。

＊（十五）哑门（GV15）隶属督脉；督脉、阳维脉交会穴

【定位】第2颈椎棘突上凹陷中，后正中线上。

【解剖】皮肤→皮下组织→左、右斜方肌之间→项韧带。浅层有第3枕神经和皮下静脉。深层有第2、第3颈神经后支的分支、椎外（后）静脉丛和枕动、静脉的分支或属支。

【主治】

（1）暴喑，舌缓，舌强不语，鼻衄。

（2）头痛，脊痛，颈项强痛。

【操作】伏案正坐位，使头微前倾，项肌放松，向下颌方向缓慢刺入0.5～1寸。针尖不可向前上方深刺，以免刺入枕骨大孔，误伤延髓。

＊（十六）风府（GV16）隶属督脉；督脉、足太阳膀胱经、阳维脉交会穴

【定位】枕外隆突直下，两侧斜方肌之间凹陷中。

【解剖】皮肤→皮下组织→左、右斜方肌之间→项韧带→左、右头后大、小直肌之间。浅层有枕大神经和第3枕神经的分支及枕动、静脉的分支或属支。深层有枕下神经的分支。

【主治】

（1）咽喉肿痛，鼻衄，暴喑。

（2）头痛，眩晕，癫狂。

（3）中风，舌强不语，半身不遂。

（4）脊痛，颈项强痛。

【操作】伏案正坐位，使头微前倾，项肌放松，向下颌方向缓慢刺入0.5～1寸。针尖不可向上，以免刺入枕骨大孔，误伤延髓。

＊（十七）脑户（GV17）隶属督脉；督脉、足太阳膀胱经交会穴

【定位】枕外隆凸的上缘凹陷处。

【解剖】皮肤→皮下组织→左、右枕额肌枕腹之间→腱膜下疏松组织。布有枕大神经的分支和枕动、静脉的分支或属支。

【主治】

（1）头痛，项强，眩晕。

（2）癫痫。

【操作】平刺0.5～0.8寸。

（十八）强间（GV18）隶属督脉

【定位】后发际正中直上4寸。

【解剖】皮肤→皮下组织→帽状腱膜→腱膜下疏松组织。布有枕大神经及左、右枕动、静脉的吻合网。

【主治】

（1）头痛，瘛疭，眩晕。

（2）颈项强痛。

【操作】平刺 0.5～0.8 寸。

（十九）后顶（GV19）隶属督脉

【定位】后发际正中直上 5.5 寸。

【解剖】皮肤→皮下组织→帽状腱膜→腱膜下疏松组织。布有枕大神经及枕动、静脉和颞浅动、静脉的吻合网。

【主治】

（1）头痛，眩晕，癫狂痫。

（2）颈项强痛。

【操作】平刺 0.5～0.8 寸。

＊（二十）百会（GV20）隶属督脉；督脉、足太阳膀胱经交会穴

【定位】在头部，当前发际正中直上 5 寸，或两耳尖连线中点处。

【解剖】皮肤→皮下组织→帽状腱膜→腱膜下疏松组织。布有枕大神经、额神经的分支和左、右颞浅动、静脉吻合网。

【主治】

（1）晕厥，中风，失语，癫狂，痴呆。

（2）不寐、健忘。

（3）巅顶痛，眩晕。

（4）脱肛，阴挺，胃下垂。

【操作】平刺 0.5～0.8 寸。

（二十一）前顶（GV21）隶属督脉

【定位】前发际正中直上 3.5 寸。

【解剖】皮肤→皮下组织→帽状腱膜→腱膜下疏松组织。布有额神经及左、右颞浅动、静脉和额动、静脉的吻合网。

【主治】

（1）头痛，眩晕。

（2）面肿，鼻渊。

（3）小儿惊风。

【操作】平刺 0.5～0.8 寸。

（二十二）囟会（GV22）隶属督脉

【定位】前发际正中直上 2 寸。

【解剖】皮肤→皮下组织→帽状腱膜→腱膜下疏松组织。布有额神经及左、右颞浅动、静脉和额动、静脉的吻合网。

【主治】

（1）头痛，眩晕，癫狂痫。

（2）鼻塞，鼻衄。

（3）小儿惊风。

【操作】平刺 0.5～0.8 寸，小儿前囟未闭者禁刺。

（二十三）上星（GV23）隶属督脉

【定位】前发际正中直上 1 寸。

【解剖】皮肤→皮下组织→帽状腱膜→腱膜下疏松组织。布有额神经的分支和额动、静脉的分支或

属支。

【主治】

（1）头痛，眩晕，癫狂。

（2）鼻塞，鼻衄，目痛。

（3）热病，疟疾。

【操作】平刺 0.5～0.8 寸。

＊（二十四）神庭（GV24）隶属督脉；督脉、足太阳膀胱经、足阳明胃经交会穴

【定位】在头部，当前发际正中直上 0.5 寸。

【解剖】皮肤→皮下组织→枕额肌额腹→腱膜下疏松组织。布有额神经的滑车上神经和额动、静脉的分支或属支。

【主治】

（1）癫狂病，不寐，惊悸。

（2）头痛，眩晕，目赤，目翳，鼻渊，鼻衄。

【操作】平刺 0.5～0.8 寸。

（二十五）素髎（GV25）隶属督脉

【定位】鼻尖正中央。

【解剖】皮肤→皮下组织→鼻中隔软骨和鼻外侧软骨。布有筛前神经鼻外支及面动、静脉的鼻背支。

【主治】鼻塞，鼻渊，鼻衄，鼻息肉，酒糟鼻。

【操作】向上斜刺 0.3～0.5 寸，或点刺出血，一般不灸。

＊（二十六）水沟（GV26）隶属督脉；督脉、足阳明胃经、手阳明大肠经交会穴

【定位】在面部，人中沟的上 1/3 与中 1/3 的交点处。

【解剖】皮肤→皮下组织→口轮匝肌。布有眶下神经的分支和上唇动、静脉。

【主治】

（1）昏迷，晕厥，中风，中暑，脱证。

（2）癫狂病，癔症，急、慢惊风。

（3）闪挫腰痛，脊背强痛。

（4）口、面肿，鼻塞，牙关紧闭。

【操作】向上斜刺 0.3～0.5 寸。一般不灸。

（二十七）兑端（GV27）隶属督脉

【定位】上唇结节的中点。

【解剖】皮肤→皮下组织→口轮匝肌。布有眶下神经的分支和上唇动、静脉。

【主治】

（1）齿痛，口臭。

（2）癫痫，呕沫，口噤。

【操作】向上斜刺 0.2～0.3 寸。一般不灸。

（二十八）龈交（GV28）隶属督脉

【定位】上唇系带与上齿龈的交点。

【解剖】上唇系带与牙龈之移行处→口轮匝肌深面与上颌骨牙槽弓之间。布有上颌神经的上唇支以及眶下神经与面神经分支交叉形成的眶下丛和上唇动、静脉。

【主治】

（1）牙龈肿痛、出血，鼻塞，鼻息肉。

（2）小儿面部疮癣。

（3）癫狂。

【操作】向上斜刺 0.2～0.3 寸。一般不灸。

（二十九）印堂（GV29）隶属督脉

【定位】两眉毛内侧端中间的凹陷中。

【解剖】皮肤→皮下组织→降眉间肌。布有额神经的分支滑车上神经，眼动脉的分支，额动脉及伴行的静脉。

【主治】

（1）头痛，眩晕。

（2）失眠。

（3）鼻渊，鼻衄。

（4）小儿惊风。

【操作】提捏进针，从上向下平刺，或向左、右透刺攒竹、睛明等，深刺 0.5～1 寸。

＊（三十）会阳（BL35）隶属足太阳膀胱经；督脉、足太阳膀胱经交会穴

【定位】尾骨端旁开 0.5 寸。

【解剖】皮肤→皮下组织→臀大肌→提肛肌腱。浅层布有臀中皮神经。深层有臀下动、静脉的分支或属支和臀下神经。

【主治】

（1）痔疾、痢疾。

（2）阳痿，带下。

【操作】直刺 0.8～1.2 寸。

＊（三十一）风门（BL12）隶属足太阳膀胱经；督脉、足太阳膀胱经交会穴

【定位】第 2 胸椎棘突下，旁开 1.5 寸。

【解剖】皮肤→皮下组织→斜方肌→菱形肌→上后锯肌→颈夹肌→竖脊肌。浅层布有第 2、第 3 胸神经后支的内侧皮支和伴行的肋间后动、静脉背侧支的内侧皮。深层有第 2、第 3 胸神经后支的肌支和相应的肋间后动、静脉背侧支的分支。

【主治】

（1）感冒，咳嗽，发热，头痛。

（2）项强，胸背痛。

【操作】斜刺 0.5～0.8 寸。不宜直刺深刺。

＊（三十二）后溪（SI3）隶属手太阳小肠经；八脉交会穴（通督脉）

【定位】第 5 掌指关节尺侧近端赤白肉际凹陷处。

【解剖】皮肤→皮下组织→小指展肌→小指短屈肌。浅层布有神经手背支，尺神经掌支和皮下浅静脉等。深层有小指尺掌侧固有动、静脉和指掌侧固有神经。

【主治】

（1）目赤，耳聋，鼻衄。

（2）癫狂痫，疟疾。

（3）头痛，颈项强痛，肘臂痛。

【操作】直刺 0.5～1 寸，或向合谷方向透刺。

二、任脉及其交会穴

＊（一）会阴（CV1）隶属任脉；任脉、督脉、冲脉交会穴

【定位】女性大阴唇后联合与肛门连线中点（男性在阴囊根部与肛门连线中点）。

【解剖】皮肤→皮下组织→会阴中心腱。浅层布有股后皮神经会阴支，阴部神经的会阴神经分支。

深层有阴部神经的分支和阴部内动、静脉的分支或属支。

【主治】

（1）阴中诸病，前后相引痛不得大小便；阴痛，阴痒，阴肿，遗精，月经不调。

（2）痔疾。

【操作】直刺 0.5～1 寸。

*（二）曲骨（CV2）隶属任脉；任脉、足厥阴肝经交会穴

【定位】耻骨联合上缘中点处，前正中线上。

【解剖】皮肤→皮下组织→腹白线→腹横筋膜→腹膜外脂肪→壁腹膜。浅层主要布有髂腹下神经的前皮支和腹壁浅静脉的属支。深层有髂腹下神经的分支。

【主治】

（1）遗尿，癃闭。

（2）遗精，阳痿，阴囊湿疹，月经不调，痛经，带下。

【操作】直刺 0.5～1 寸，需在排尿后进行针刺。孕妇禁针。

*（三）中极（CV3）隶属任脉；任脉、足太阴脾经、足厥阴肝经、足少阴肾经交会穴

【定位】在下腹部，脐中下 4 寸，前正中线上。

【解剖】皮肤→皮下组织→腹白线→腹横筋膜→腹膜外脂肪→壁腹膜。浅层主要布有髂腹下神经的前皮支和腹壁浅动、静脉的分支或属支。深层有髂腹下神经的分支。

【主治】

（1）遗尿，癃闭，尿频，尿急。

（2）遗精，阳痿，不育，崩漏，月经不调，痛经，经闭，不孕，带下。

【操作】直刺 1～1.5 寸，需在排尿后进行针刺。孕妇禁针。

*（四）关元（CV4）隶属任脉；任脉、足太阴脾经、足厥阴肝经、足少阴肾经交会穴

【定位】在下腹部，脐中下 3 寸，前正中线上。

【解剖】皮肤→皮下组织→腹白线→腹横筋膜→腹膜外脂肪→壁腹膜。浅层主要布有第 12 肋间神经前支的前皮支和腹壁浅动、静脉的分支或属支。深层主要有第 12 胸神经前支的分支。

【主治】

（1）中风脱证，虚劳羸瘦，脱肛，阴挺。

（2）遗精，阳痿，早泄，不育，崩漏，月经不调，痛经，经闭，不孕，带下。

（3）遗尿，癃闭，尿频，尿急。

（4）腹痛，泄泻。

【操作】直刺 1～0.5 寸，需排尿后进行针刺。孕妇慎用。

（五）石门（CV5）隶属任脉

【定位】脐中下 2 寸，前正中线上。

【解剖】皮肤→皮下组织→腹白线→腹横筋膜→腹膜外脂肪→壁腹膜。浅层主要布有第 11 肋间神经前支的前皮支和腹壁浅静脉的属支。深层主要有第 11 胸神经前支的分支。

【主治】

（1）疝气，小便不利，遗精，阳痿，月经不调，不孕，恶露不尽，妇人胞中积聚。

（2）腹痛，泄泻，水肿。

【操作】直刺 1～1.5 寸，孕妇慎用。

（六）气海（CV6）隶属任脉

【定位】脐中下 1.5 寸，前正中线上。

【解剖】皮肤→皮下组织→腹白线→腹横筋膜→腹膜外脂肪→壁腹膜。浅层主要布有第 11 肋间神经前支的前皮支和脐周静脉网。深层主要有第 11 胸神经前支的分支。

【主治】

（1）疝气，小便不利，遗精，阳痿；月经不调，带下，阴挺，恶露不尽。

（2）腹痛，泄泻。

（3）虚脱，虚劳羸瘦。

【操作】直刺 1～1.5 寸。多用灸法，孕妇慎用。

＊（七）阴交（CV7）隶属任脉；任脉、冲脉、足少阴肾经交会穴

【定位】在下腹部，脐中下 1 寸，前正中线上。

【解剖】皮肤→皮下组织→腹白线→腹横筋膜→腹膜外脂肪→壁腹膜。浅层主要布有第 10 肋间神经前支的前皮支和脐周静脉网。深层主要有第 11 胸神经前支的分支。

【主治】

（1）月经不调，崩漏，带下。

（2）腹痛，疝气。

（3）小便不利，水肿。

【操作】直刺 1～1.5 寸。孕妇慎用。

（八）神阙（CV8）隶属任脉

【定位】在脐区，脐中央。

【解剖】皮肤→结缔组织→壁腹膜。浅层主要布有第 10 肋间神经前支的前皮支和脐周静脉网。深层主要有第 10 胸神经前支的分支。

【主治】

（1）脐周痛，腹胀，肠鸣，泄泻。

（2）水肿，小便不利。

（3）中风脱证。

【操作】禁刺，可灸。

（九）水分（CV9）隶属任脉

【定位】脐中上 1 寸，前正中线上。

【解剖】皮肤→皮下组织→腹白线→腹横筋膜→腹膜外脂肪→壁腹膜。浅层主要布有第 8、第 9 肋间神经前支的前皮支和腹壁浅静脉的属支。深层主要有第 9 胸神经前支的分支。

【主治】

（1）腹痛，腹满坚硬，腹胀不得食。

（2）小便不利，水肿。

【操作】直刺 1～1.5 寸。

＊（十）下脘（CV10）隶属任脉；任脉、足太阴脾经交会穴

【定位】在上腹部，脐中上 2 寸，前正中线上。

【解剖】皮肤→皮下组织→腹白线→腹横筋膜→腹膜外脂肪→壁腹膜。浅层主要布有第 8 肋间神经前支的前皮支和腹壁浅静脉的属支。深层主要有第 9 胸神经前支的分支。

【主治】胃痛，呕吐，完谷不化，食欲不振，腹胀，泄泻，小儿疳积。

【操作】直刺 1～1.5 寸。

（十一）建里（CV11）隶属任脉

【定位】脐中上 3 寸，前正中线上。

【解剖】皮肤→皮下组织→腹白线→腹横筋膜→腹膜外脂肪→壁腹膜。浅层主要布有第 8 肋间神经前支的前皮支和腹壁浅静脉的属支。深层主要有第 8 胸神经前支的分支。

【主治】胃痛，呕吐，食欲不振，腹痛，肠鸣，腹胀，水肿。

【操作】直刺 1～1.5 寸。

＊（十二）中脘（CV12）隶属任脉；任脉、手太阳小肠经、足阳明胃经、手少阳三焦经交会穴

【定位】在上腹部，脐中上 4 寸，前正中线上。

【解剖】皮肤→皮下组织→腹白线→腹横筋膜→腹膜外脂肪→壁腹膜。浅层主要布有第 7、第 8 肋间神经前支的前皮支和腹壁浅静脉的属支。深层主要有第 8 胸神经前支的分支。

【主治】胃痛，呕吐，完谷不化，食欲不振，腹胀，腹中积聚，泄泻，便秘，黄疸。

【操作】直刺 1～1.5 寸。

＊（十三）上脘（CV13）隶属任脉；任脉、手太阳小肠经、足阳明胃经交会穴

【定位】在上腹部，脐中上 5 寸，前正中线上。

【解剖】皮肤→皮下组织→腹白线→腹横筋膜→腹膜外脂肪→壁腹膜。浅层主要布有第 7 肋间神经前支的前皮支和腹壁浅静脉的属支。深层主要有第 7 胸神经前支的分支。

【主治】

（1）胃痛，呕吐，呕血，呃逆，食欲不振，腹胀，腹中积聚。

（2）癫痫。

【操作】直刺 1～1.5 寸。

（十四）巨阙（CV14）隶属任脉

【定位】脐中上 6 寸，前正中线上。

【解剖】皮肤→皮下组织→腹白线→腹横筋膜→腹膜外脂肪→壁腹膜。浅层主要布有第 7 肋间神经前支的前皮支和腹壁浅静脉。深层主要有第 7 胸神经前支的分支。

【主治】

（1）心悸，心烦，心痛，胸痛，气喘。

（2）癫狂痫。

【操作】直刺 0.3～0.6 寸。

（十五）鸠尾（CV15）隶属任脉

【定位】剑胸结合下 1 寸，前正中线上。

【解剖】皮肤→皮下组织→腹白线→腹横筋膜→腹膜外脂肪→壁腹膜。浅层主要布有第 7 肋间神经前支的前皮支。深层主要有第 7 胸神经前支的分支。

【主治】

（1）胸痛引背，气喘。

（2）腹胀，呃逆。

（3）癫狂痫。

【操作】直刺 0.3～0.6 寸。

（十六）中庭（CV16）隶属任脉

【定位】剑胸结合中点处，前正中线上。

【解剖】皮肤→皮下组织→胸肋辐状韧带和肋剑突韧带→胸剑结合部。布有第 6 肋间神经的前皮支和胸廓内动、静脉的穿支。

【主治】

（1）胸胁胀满。

（2）噎膈，呕吐。

【操作】斜刺 0.3～0.6 寸。

＊（十七）膻中（CV17）隶属任脉；任脉、足太阴脾经、足少阴肾经、手太阳小肠经、手少阳三焦经交会穴

【定位】横平第 4 肋间隙，前正中线上。

【解剖】皮肤→皮下组织→胸骨体。主要布有第 4 肋间神经前皮支和胸廓内动、静脉的穿支。

【主治】

(1) 胸闷，心痛，咳嗽，气喘。

(2) 产后乳少。

(3) 噎膈。

【操作】平刺 0.3～0.5 寸。

（十八）玉堂（CV18）隶属任脉

【定位】横平第 3 肋间隙，前正中线上。

【解剖】皮肤→皮下组织→胸骨体。主要布有第 3 肋间神经前皮支和胸廓内动、静脉的穿支。

【主治】

(1) 胸闷，胸痛，咳嗽，气喘。

(2) 乳房胀痛。

(3) 呕吐。

【操作】平刺 0.3～0.5 寸。

（十九）紫宫（CV19）隶属任脉

【定位】横平第 2 肋间隙，前正中线上。

【解剖】皮肤→皮下组织→胸大肌起始腱→胸骨体。主要布有第 2 肋间神经前皮支和胸廓内动、静脉的穿支。

【主治】

(1) 胸痛。

(2) 咳嗽，气喘。

【操作】平刺 0.3～0.5 寸。

（二十）华盖（CV20）隶属任脉

【定位】横平第 1 肋间隙，前正中线上。

【解剖】皮肤→皮下组织→胸大肌起始腱→胸骨柄与胸骨体之间（胸骨角）。主要布有第 1 肋间神经前皮支和胸廓内动、静脉的穿支。

【主治】

(1) 胸痛。

(2) 咳嗽，气喘。

【操作】平刺 0.3～0.5 寸。

（二十一）璇玑（CV21）隶属任脉

【定位】胸骨上窝下 1 寸，前正中线上。

【解剖】皮肤→皮下组织→胸大肌起始腱→胸骨柄。主要布有锁骨上内侧神经和胸廓内动、静脉的穿支。

【主治】

(1) 胸痛，咳嗽，气喘。

(2) 咽喉肿痛。

【操作】平刺 0.3～0.5 寸。

＊（二十二）天突（CV22）隶属任脉；任脉、阴维脉交会穴

【定位】在颈前区，胸骨上窝中央，前正中线上。

【解剖】皮肤→皮下组织→左、右胸锁乳突肌腱（两胸骨头）之间→胸骨柄颈静脉切迹上方→左、右胸骨甲状肌→气管前间隙。浅层布有锁骨上内侧神经，皮下组织内有颈阔肌和颈静脉弓。深层有头臂干、左颈总动脉、主动脉弓和头臂静脉等重要结构。

【主治】

(1) 胸痛，咳嗽，气喘，咳血。

（2）咽喉肿痛，暴喑。

（3）噎膈。

（4）瘿气。

【操作】先直刺 0.2 寸，当针尖超过胸骨柄内缘后，即向下沿胸骨柄后缘、气管前缘缓慢向下刺入 0.5～1 寸。

＊（二十三）廉泉（CV23）隶属任脉；任脉、阴维脉交会穴

【定位】在颈前区，喉结上方，舌骨上缘凹陷中，前正中线上。

【解剖】皮肤→皮下组织→（含颈阔肌）→左、右胸锁腹肌前腹之间→下颌骨肌→颏舌骨肌→颏舌肌。浅层布有面神经颈支和颈横神经上支的分支。深层有舌动、静脉的分支或属支，舌下神经的分支和下颌舌骨肌神经等。

【主治】中风失语，吞咽困难，舌缓，流涎，舌下肿痛，咽喉肿痛。

【操作】向舌根斜刺 0.5～0.8 寸。

＊（二十四）承浆（CV24）隶属任脉；任脉、督脉、足阳明胃经交会穴

【定位】仰靠坐位。在面部，当颏唇沟的正中凹陷处。

【解剖】皮肤→皮下组织→口轮匝肌→降下唇肌→颏肌。布有下牙槽神经的终支，颏神经和颏动、静脉。

【主治】

（1）口喝，流涎，齿龈肿痛，口舌生疮，暴喑。

（2）癫狂痫。

【操作】斜刺 0.3～0.5 寸。

＊（二十五）承泣（ST1）隶属足阳明胃经；足阳明胃经、阳跷脉、任脉交会穴

【定位】眼球与眶下缘之间，瞳孔直下。

【解剖】皮肤→皮下组织→眼轮匝肌→眶脂体→下斜肌。浅层布有眶下神经的分支，面神经的颧支。深层有动眼神经的分支，眼动、静脉的分支或属支。

【主治】

（1）目赤肿痛，迎风流泪，夜盲，近视。

（2）口眼喝斜。

【操作】嘱患者闭眼，医者押手轻轻固定眼球，刺手持针，于眶下缘和眼球之间缓慢直刺 0.5～1 寸，不宜提插捻转，以防刺破血管引起血肿；出针后以棉签按压针孔片刻。禁灸。

＊（二十六）列缺（LU7）隶属手太阴肺经；八脉交会穴（通任脉）

【定位】腕掌侧远端横纹上 1.5 寸，拇短伸肌腱与拇长展肌腱之间，拇长展肌腱沟的凹陷中。

【解剖】皮肤→皮下组织→拇长展肌腱→拇短伸肌腱→旋前方肌。浅层主要布有头静脉，前臂外侧皮神经和桡神经浅支。深层有桡动、静脉分支。

【主治】

（1）咳嗽，气喘。

（2）齿痛，咽喉肿痛，口眼喝斜。

（3）头痛，颈项强痛。

（4）半身不遂，手腕疼痛无力。

【操作】向上斜刺 0.3～0.5 寸。

三、冲脉及其交会穴

＊（一）横骨（KI11）隶属足少阴肾经；足少阴肾经、冲脉交会穴

【定位】脐中下 5 寸，前正中线旁开 0.5 寸，耻骨联合上缘。

【解剖】皮肤→皮下组织→腹直肌鞘前壁→锥状肌→腹直肌。浅层布有髂腹下神经前皮支，腹壁浅静脉的属支。深层有腹壁下动、静脉的分支或属支和第11、第12胸神经前支的分支。

【主治】

（1）少腹胀痛。

（2）小便不利，遗尿，遗精，阳痿。

（3）疝气。

【操作】直刺1～1.5寸

*（二）大赫（KI12）隶属足少阴肾经；足少阴肾经、冲脉交会穴

【定位】脐中下4寸，前正中线旁开0.5寸。

【解剖】皮肤→皮下组织→腹直肌鞘前壁→锥状肌上外侧缘→腹直肌。浅层布有腹壁浅动、静脉的分支或属支，第11、第12胸神经和第1腰神经前支的前皮支及伴行的动、静脉。深层有腹壁下动、静脉的分支或属支，第11、第12胸神经前支的肌支和相应的肋间动、静脉。

【主治】遗精，阳痿，阴挺，带下，阴囊挛缩。

【操作】直刺1～1.5寸。

*（三）气穴（KI13）隶属足少阴肾经；足少阴肾经、冲脉交会穴

【定位】脐中下3寸，前正中线旁开0.5寸。

【解剖】皮肤→皮下组织→腹直肌鞘前壁→腹直肌。浅层布有腹壁浅动、静脉的分支或属支，第11、第12胸神经前支和第1腰神经前支的前皮支及伴行的动、静脉。深层有腹壁下动、静脉的分支或属支，第11、第12胸神经前支的肌支和相应的肋间动、静脉。

【主治】

（1）月经不调，带下。

（2）小便不利。

（3）腹泻。

（4）奔豚气。

【操作】：直刺1～1.5寸。

*（四）四满（KI14）隶属足少阴肾经；足少阴肾经、冲脉交会穴

【定位】脐中下2寸，前正中线旁开0.5寸。

【解剖】皮肤→皮下组织→腹直肌鞘前壁→腹直肌。浅层布有腹壁浅动、静脉的分支或属支，第10、第11、第12胸神经前支的前皮支和伴行的动、静脉。深层有腹壁下动、静脉的分支或属支，第10、第11、第12胸神经前支的肌支和相应的肋间动、静脉。

【主治】

（1）月经不调，崩漏，带下，产后恶露不尽。

（2）遗精，小腹痛。

（3）脐下积、聚、疝、瘕、水肿。

【操作】直刺1～1.5寸。

*（五）中注（KI15）隶属足少阴肾经；足少阴肾经、冲脉交会穴

【定位】脐中下1寸，前正中线旁开0.5寸。

【解剖】皮肤→皮下组织→腹直肌鞘前壁→腹直肌。浅层布有脐周皮下静脉网和第10、第11、第12胸神经前支的前皮支及伴行的动、静脉。深层有腹壁下动、静脉的分支或属支，第10、第11、第12胸神经前支的肌支和相应的肋间动、静脉。

【主治】月经不调，腹痛，便秘，腹泻。

【操作】直刺1～1.5寸。

＊（六）肓俞（KI16）隶属足少阴肾经；足少阴肾经、冲脉交会穴

【定位】脐旁开 0.5 寸。

【解剖】皮肤→皮下组织→腹直肌鞘前壁→腹直肌。浅层布有脐周皮下静脉网，第 9、第 10、第 11 胸神经前支的前皮支及伴行的动、静脉。深层有腹壁上、下动、静脉吻合形成的动、静脉网，第 9、第 10、第 11 胸神经前支的肌支和相应的肋间动、静脉。

【主治】

（1）腹痛、腹胀、腹泻、便秘。

（2）月经不调。

（3）疝气。

【操作】直刺 1～1.5 寸。

＊（七）商曲（KI17）隶属足少阴肾经；足少阴肾经、冲脉交会穴

【定位】脐中上 2 寸，前正中线旁开 0.5 寸。

【解剖】皮肤→皮下组织→腹直肌鞘前壁→腹直肌。浅层布有腹壁浅静脉，第 8、第 9、第 10 胸神经前支的前皮支及伴行的动、静脉。深层有腹壁上动、静脉分支或属支，第 8、第 9、第 10 胸神经前支的肌支和相应的肋间动、静脉。

【主治】胃痛、腹痛、腹胀、腹泻、便秘、腹中积聚。

【操作】直刺 1～1.5 寸

＊（八）石关（KI18）隶属足少阴肾经；足少阴肾经、冲脉交会穴

【定位】脐中上 3 寸，前正中线旁开 0.5 寸。

【解剖】皮肤→皮下组织→腹直肌鞘前壁→腹直肌。浅层布有腹壁浅静脉，第 7、第 8、第 9 胸神经前支及伴行的动、静脉。深层有腹壁上动、静脉分支或属支，第 7、第 8、第 9 胸神经前支的肌支和相应的肋间动、静脉。

【主治】

（1）胃痛，呕吐，腹痛，腹胀，便秘。

（2）不孕。

【操作】直刺 1～1.5 寸

＊（九）阴都（KI19）隶属足少阴肾经；足少阴肾经、冲脉交会穴

【定位】脐中上 4 寸，前正中线旁开 0.5 寸。

【解剖】皮肤→皮下组织→腹直肌鞘前壁→腹直肌。浅层布有腹壁浅静脉，第 7、第 8、第 9 胸神经前支及伴行的动、静脉。深层有腹壁上动、静脉分支或属支，第 7、第 8、第 9 胸神经前支的肌支和相应的肋间动、静脉。

【主治】胃痛，腹胀，便秘。

【操作】直刺 1～1.5 寸

＊（十）腹通谷（KI20）隶属足少阴肾经；足少阴肾经、冲脉交会穴

【定位】脐中上 5 寸，前正中线旁开 0.5 寸。

【解剖】皮肤→皮下组织→腹直肌鞘前壁→腹直肌。浅层布有腹壁浅静脉和第 6、第 7、第 8 胸神经前支的前皮支及伴行的动、静脉。深层有腹壁上动、静脉分支或属支，第 6、第 7、第 8 胸神经前支的肌支和相应的肋间动、静脉。

【主治】

（1）腹痛，腹胀，胃痛，呕吐。

（2）心痛，心悸，胸痛。

【操作】直刺 0.5～1 寸

*（十一）幽门（KI21）隶属足少阴肾经；足少阴肾经、冲脉交会穴

【定位】脐中上 6 寸，前正中线旁开 0.5 寸。

【解剖】皮肤→皮下组织→腹直肌鞘前壁→腹直肌。浅层布第 6、第 7、第 8 胸神经前支的前皮支及伴行的动、静脉。深层有腹壁上动、静脉分支或属支，第 6、第 7、第 8 胸神经前支的肌支和相应的肋间动、静脉。

【主治】呕吐，腹痛，腹胀，腹泻。

【操作】直刺 0.5～1 寸

*（十二）气冲（ST30）隶属足阳明胃经；足阳明胃经、冲脉交会穴

【定位】耻骨联合上缘，前正中线旁开 2 寸，动脉搏动处。

【解剖】皮肤→皮下组织→腹外斜肌腱膜→腹内斜肌→腹横肌。浅层布有腹壁浅动、静脉，第 12 胸神经前支和第 1 腰神经前支的外侧皮支及前皮支。深层：下外侧在腹股沟管内有精索（或子宫圆韧带）、髂腹股沟神经和生殖股神经生殖支。

【主治】疝气，月经不调，不孕。

【操作】直刺 0.5～1 寸。不宜灸。

*（十三）阴交（CV7）隶属任脉；任脉、冲脉、足少阴肾经交会穴

【定位】在下腹部，脐中下 1 寸，前正中线上。

【解剖】皮肤→皮下组织→腹白线→腹横筋膜→腹膜外脂肪→壁腹膜。浅层主要布有第 11 胸神经前支的前皮支，脐周静脉网。深层主要有第 11 胸神经前支的分支。

【主治】

（1）月经不调，崩漏，带下。

（2）腹痛，疝气。

（3）小便不利，水肿。

【操作】直刺 1～2 寸。

*（十四）公孙（SP4）隶属足太阴脾经；八脉交会穴（通冲脉）

【定位】第 1 跖骨底的前下缘赤白肉际处。

【解剖】皮肤→皮下组织→展肌→短屈肌→长屈肌腱。浅层主要布有隐神经的足内缘支，足背静脉弓的属支。深层有足底内侧动、静脉的分支或属支，足底内侧神经的分支。

【主治】

（1）胃痛，呕吐，腹痛，腹胀，腹泻。

（2）心烦。

【操作】直刺 0.5～1 寸。

四、带脉及其交会穴

*（一）带脉（GB26）隶属足少阳胆经；足少阳胆经、带脉交会穴

【定位】在侧腹部，章门下 1.8 寸，当第 11 肋骨游离端下方垂线与脐水平线交点上。

【解剖】皮肤→皮下组织→腹外斜肌→腹内斜肌→腹横肌。浅层布有第 9、第 10、第 11 胸神经前支的外侧皮支和伴行的动、静脉。深层有第 9、第 10、第 11 胸神经前支的肌支和相应的动、静脉。

【主治】

（1）腹痛。

（2）月经不调，带下，盆腔炎等妇科疾病。

（3）带状疱疹。

【操作】直刺 0.8～1 寸。

*（二）五枢（GB27）隶属足少阳胆经；足少阳胆经、带脉交会穴

【定位】在侧腹部，横平脐下 3 寸处，当髂前上棘的前方。

【解剖】皮肤→皮下组织→腹外斜肌→腹内斜肌→腹横肌。浅层布有第 10、第 11 胸神经前支和第 1 腰神经前支的外侧皮支及伴行的动、静脉。深层有旋髂深动、静脉，第 10、第 11 胸神经，第 1 腰神经前支的肌支及相应的动、静脉。

【主治】

（1）少腹痛。

（2）阴挺。

（3）便秘。

【操作】直刺 1～1.5 寸。

*（三）维道（GB28）隶属足少阳胆经；足少阳胆经、带脉交会穴

【定位】在侧腹部，当髂前上棘的前下方，五枢前 0.5 寸。

【解剖】皮肤→皮下组织→腹外斜肌→腹内斜肌→腹横肌→髂腰肌。浅层布有旋髂浅动、静脉，第 11、第 12 胸神经前支和第 1 腰神经前支的外侧皮支及伴行的动、静脉。深层有旋髂深动、静脉，股外侧皮神经，第 10、第 11 胸神经前支和第 1 腰神经前支的肌支及相应的动、静脉。

【主治】

（1）少腹痛，腰胯痛。

（2）月经不调。

【操作】直刺 1～1.5 寸。

*（四）足临泣（GB41）隶属足少阳胆经；八脉交会穴（通带脉）

【定位】第 4、第 5 跖骨底结合部的前方，第 5 趾长伸肌腱外侧凹陷中。

【解剖】皮肤→皮下组织→第 4 骨间背侧肌和第 3 骨间足底肌（第 4、第 5 跖骨之间）。布有足背静脉网，足背中间皮神经，第 4 跖背动、静脉和足底外侧神经的分支等。

【主治】

（1）偏头痛，眩晕。

（2）乳痛，月经不调。

（3）疟疾。

（4）瘰疬。

（5）胁痛，膝痛，足痛。

【操作】直刺 0.3～0.5 寸。

五、阴跷脉及其交会穴

*（一）照海（KI6）隶属足少阴肾经；八脉交会穴（通阴跷脉）

【定位】内踝尖下 1 寸，内踝下缘边际凹陷中。

【解剖】皮肤→皮下组织→胫骨后肌腱。浅层布有隐神经的小腿内侧皮支，大隐静脉的属支。深层有跗内侧动、静脉的分支或属支。

【主治】

（1）失眠，目赤肿痛，咽干，咽痛。

（2）月经不调，赤白带下，阴挺，癃闭，疝气。

（3）癫痫。

【操作】直刺 0.5～0.8 寸。

（二）交信（KI8）隶属足少阴肾经；阴跷脉郄穴

【定位】内踝尖上 2 寸，胫骨内侧缘后际凹陷中。

【解剖】皮肤→皮下组织→趾长屈肌→胫骨后肌后方→蹲长屈肌。浅层布有隐神经的小腿内侧皮支，大隐静脉的属支。深层有胫神经和胫后动、静脉。

【主治】

（1）癃闭，疝气痛引股膝，月经不调。

（2）泄泻，便秘。

【操作】直刺 0.5～1 寸。

＊（三）睛明（BL1）隶属足太阳膀胱经；手太阳小肠经、足太阳膀胱经、足阳明胃经、阴跷脉、阳跷脉交会穴

【定位】目内眦内上眶凹陷中。

【解剖】皮肤→皮下组织→眼轮匝肌→上泪小管上方→内直肌与筛骨眶板之间。浅层布有三叉神经眼支的滑车上神经，内眦动、静脉的分支或属支。深层有眼动、静脉的分支或属支，眼神经的分支和动眼神经的分支。

【主治】

（1）目赤肿痛，迎风流泪，目视不明，夜盲，目翳。

（2）眩晕。

【操作】嘱患者闭眼，医者押手轻轻固定眼球，刺手持针，于眶内侧缘和眼球之间，靠近眶内缘缓慢直刺 0.3～0.8 寸。不宜提插捻转；不宜灸。出针时按压针孔片刻，以防出血引起血肿。

六、阳跷脉及其交会穴

＊（一）申脉（BL62）隶属足太阳膀胱经；八脉交会穴（通阳跷脉）

【定位】外踝尖直下，外踝下缘与跟骨之间的凹陷中。

【解剖】皮肤→皮下组织→腓骨长肌腱→腓骨短肌腱→距跟外侧韧带。布有小隐静脉、腓肠神经的分支和外踝前动、静脉。

【主治】

（1）失眠，头痛，眩晕，癫狂。

（2）腰腿痛。

【操作】直刺 0.3～0.5 寸。

＊（二）仆参（BL61）隶属足太阳膀胱经；足太阳膀胱经、阳跷脉交会穴

【定位】昆仑直下，跟骨外侧，赤白肉际处。

【解剖】皮肤→皮下组织→跟骨。布有小隐静脉属支、腓肠神经跟外侧支和腓动、静脉跟支。

【主治】

（1）癫痫。

（2）腰痛，下肢痿软，腿痛转筋，足跟肿痛。

【操作】直刺 0.3～0.5 寸。

（三）跗阳（BL59）隶属足太阳膀胱经；阳跷郄穴

【定位】昆仑直上 3 寸，腓骨与跟腱之间。

【解剖】皮肤→皮下组织→腓骨短肌→蹲长屈肌。浅层布有小隐静脉、腓肠神经。深层有胫神经的分支和胫后动、静脉的肌支。

【主治】

（1）头痛。

（2）腰骶痛，下肢痿痹，足踝肿痛。

【操作】直刺 0.8～1.2 寸。

＊（四）居髎（GB29）隶属足少阳胆经；足少阳胆经、阳跷脉交会穴

【定位】髂前上棘与股骨大转子最凸点连线的中点处。

【解剖】皮肤→皮下组织→阔筋膜→臀中肌→臀小肌。浅层布有臀上皮神经和髂腹下神经外侧皮支。深层有臀上动、静脉的分支或属支和臀上神经。

【主治】

（1）疝气、腹痛引小腹。

（2）腰腿痛。

【操作】直刺 1～1.5 寸。

＊（五）臑俞（SI10）隶属手太阳小肠经；手太阳小肠经、足太阳膀胱经、阳维脉、阳跷脉交会穴

【定位】腋后纹头直上，肩胛冈下缘凹陷中。

【解剖】皮肤→皮下组织→三角肌→冈下肌。浅层布有锁骨上外侧神经。深层有肩胛上动、静脉的分支或属支和旋肱后动、静脉的分支或属支。

【主治】肩臂疼痛。

【操作】直刺或向外斜刺 0.5～1.5 寸，不宜向胸侧深刺。

＊（六）巨骨（LI16）隶属手阳明大肠经；手阳明大肠经、阳跷脉交会穴

【定位】锁骨肩峰端与肩胛冈之间凹陷中。

【解剖】皮肤→皮下组织→肩锁韧带→冈上肌。浅层布有锁骨上外侧神经。深层肩胛上神经的分支和肩胛上动、静脉的分支或属支。

【主治】肩痛不举。

【操作】直刺，微斜向外下方，进针 0.5～1 寸。

＊（七）肩髃（LI15）隶属手阳明大肠经；手阳明大肠经、阳跷脉交会穴

【定位】肩峰外侧缘前端与肱骨大结节两骨间凹陷中。

【解剖】皮肤→皮下组织→三角肌→三角肌下囊→冈上肌腱。

【主治】

（1）风疹。

（2）上肢不遂，肩臂疼痛。

【操作】直刺或向下斜刺，0.8～1.5 寸。

＊（八）地仓（ST4）隶属足阳明胃经；足阳明胃经、阳跷脉交会穴

【定位】口角旁开 0.4 寸。

【解剖】皮肤→皮下组织→口轮匝肌→降口角肌。布有三叉神经的颊支和眶下支，面动、静脉的分支或属支。

【主治】口眼㖞斜，流涎。

【操作】斜刺或平刺 0.5～0.8 寸。

＊（九）巨髎（ST3）隶属足阳明胃经；足阳明胃经、阳跷脉交会穴

【定位】横平鼻翼下缘，瞳孔直下。

【解剖】皮肤→皮下组织→提上唇肌→提口角肌。布有上颌神经和眶下神经，面神经的颊支，面动、静脉和眶下动、静脉的分支或属支。

【主治】睛盲，目视不明，目翳，口眼㖞斜。

【操作】直刺 0.5～0.8 寸。

＊（十）承泣（ST1）隶属足阳明胃经；足阳明胃经、阳跷脉、任脉交会穴

【定位】眼球与眶下缘之间，瞳孔直下。

【解剖】皮肤→皮下组织→眼轮匝肌→眶脂体→下斜肌。浅层布有眶下神经的分支，面神经的颧支。深层有动眼神经的分支，眼动、静脉的分支或属支。

【主治】

（1）目赤肿痛，迎风流泪，夜盲，近视。

（2）口眼㖞斜。

【操作】嘱患者闭眼，医者压手轻轻固定眼球，刺手持针，于眶下缘和眼球之间缓慢直刺 0.5～1 寸，不宜提插捻转，以防刺破血管引起血肿；出针后以棉签按压针孔片刻。禁灸。

 ＊（十一）睛明（BL1）隶属足太阳膀胱经；手太阳小肠经、足太阳膀胱经、足阳明胃经、阴跷脉、阳跷脉交会穴

【定位】目内眦内上眶凹陷中。

【解剖】皮肤→皮下组织→眼轮匝肌→上泪小管上方→内直肌与筛骨眶板之间。浅层布有三叉神经眼支的滑车上神经，内眦动、静脉的分支或属支。深层有眼动、静脉的分支或属支，眼神经的分支和动眼神经的分支。

【主治】

（1）目赤肿痛，迎风流泪，目视不明，夜盲，目翳。

（2）眩晕。

【操作】嘱患者闭眼，医者押手轻轻固定眼球，刺手持针，于眶内侧缘和眼球之间，靠近眶内缘缓慢直刺 0.3～0.8 寸。不宜提插捻转；不宜灸。出针时按压针孔片刻，以防出血引起血肿。

七、阴维脉及其交会穴

（一）筑宾（KI9）隶属足少阴肾经；阴维脉郄穴

【定位】太溪直上 5 寸，比目鱼肌与跟腱之间。

【解剖】皮肤→皮下组织→小腿三头肌。浅层布有隐神经的小腿内侧支和浅静脉。深层有胫神经和胫后动、静脉。

【主治】

（1）癫痫，吐舌。

（2）呕吐。

（3）疝气。

（4）小腿疼痛。

【操作】直刺 1～1.5 寸。

 ＊（二）冲门（SP12）隶属足太阴脾经；足太阴脾经、足厥阴肝经、阴维脉交会穴

【定位】腹股沟斜纹中，髂外动脉搏动处的外侧。

【解剖】皮肤→皮下组织→腹外斜肌腱膜→腹内斜肌→腹横肌→髂腰肌。浅层布有股神经前皮支，大隐静脉的属支。深层有股动、静脉，隐神经和股神经肌支。

【主治】

（1）腹满，积聚疼痛。

（2）疝气，癃闭。

（3）滞产。

【操作】避开动脉，直刺 0.5～1 寸。

 ＊（三）府舍（SP13）隶属足太阴脾经；足太阴脾经、足厥阴肝经、阴维脉交会穴

【定位】脐中下 4.3 寸，前正中线旁开 4 寸。

【解剖】皮肤→皮下组织→腹外斜肌腱膜→腹内斜肌→腹横肌。浅层布有旋髂浅动、静脉的分支或属支，第 11、第 12 胸神经前支和第 1 腰神经前支的外侧皮支。深层有股神经，第 11、第 12 胸神经前支和第 1 腰神经前支的肌支，旋髂深动、静脉。

【主治】

（1）妇女疝气。

（2）腹痛，腹满，积聚，呕吐，泄泻。

【操作】直刺 1～1.5 寸。

＊（四）大横（SP15）隶属足太阴脾经；足太阴脾经、阴维脉交会穴

【定位】脐中旁开 4 寸。

【解剖】皮肤→皮下组织→腹外斜肌→腹内斜肌→腹横肌。浅层布有第 9、第 10、第 11 胸神经前支的外侧皮支和胸腹壁静脉的属支。深层有第 9、第 10、第 11 胸神经前支的肌支及伴行的动、静脉。

【主治】腹痛、泄泻、便秘。

【操作】直刺 1～1.5 寸。

＊（五）腹哀（SP16）隶属足太阴脾经；足太阴脾经、阴维脉交会穴

【定位】脐中上 3 寸，前正中线旁开 4 寸。

【解剖】皮肤→皮下组织→腹外斜肌→腹内斜肌→腹横肌。浅层布有第 7、第 8、第 9 胸神经前支的外侧皮支和胸腹壁静脉的属支。深层有第 7、第 8、第 9 胸神经前支的肌支及伴行的动、静脉。

【主治】下痢脓血、腹痛、便秘、食不化。

【操作】直刺 1～1.5 寸。

＊（六）期门（LR14）隶属足厥阴肝经；肝募穴，足厥阴肝经、足太阴脾经、阴维脉交会穴

【定位】第 6 肋间隙，前正中线旁开 4 寸。

【解剖】皮肤→皮下组织→胸大肌下缘→腹外斜肌→肋间外肌→肋间内肌。浅层布有第 6 肋间神经的外侧皮支和胸腹壁静脉的属支。深层有第 6 肋间神经和第 6 肋间后动、静脉的分支或属支。

【主治】

（1）胁下积聚，气喘，呃逆，胸胁胀痛。

（2）呕吐，腹胀，泄泻。

（3）乳痈。

【操作】斜刺 0.5～0.8 寸。

（七）天突（CV22）隶属任脉

【定位】在颈前区，胸骨上窝中央，前正中线上。

【解剖】皮肤→皮下组织→左、右胸锁乳突肌腱（两胸骨头）之间→胸骨柄颈静脉切迹上方→左、右胸骨甲状肌→气管前间隙。浅层布有锁骨上内侧神经，皮下组织内有颈阔肌和颈静脉弓。深层有头臂干、左颈总动脉、主动脉弓和头臂静脉等重要结构。

【主治】

（1）胸痛，咳嗽，气喘，咳血。

（2）咽喉肿痛，暴喑。

（3）噎膈。

（4）瘿气。

【操作】先直刺 0.2 寸，当针尖超过胸骨柄内缘后，即向下沿胸骨柄后缘、气管前缘缓慢向下刺入 0.5～1 寸。

＊（八）内关（PC6）隶属手厥阴心包经；八脉交会穴（通阴维脉）

【定位】腕掌侧远端横纹上 2 寸，掌长肌腱与桡侧腕屈肌腱之间。

【解剖】皮肤→皮下组织→掌长肌腱与桡侧腕屈肌腱之间→指浅屈肌→指深屈肌→旋前方肌。浅层布有前臂内侧皮神经，前臂外侧皮神经的分支和前臂正中静脉。深层在指浅屈肌、拇长屈肌和指深屈肌三者之间有正中神经及伴行动、静脉。在前臂骨间膜的前方有骨间前动、静脉和骨间前神经。

【主治】

（1）心悸，心痛，胸闷。

（2）胃痛，呕吐，呃逆。

（3）癫狂痫。

（4）肘臂挛痛。

【操作】直刺 0.5～1 寸。

八、阳维脉及其交会穴

＊（一）金门（BL63）隶属足太阳膀胱经；足太阳膀胱经、阳维脉交会穴

【定位】外踝前缘直下，第 5 跖骨粗隆后方，骰骨下缘凹陷中。

【解剖】皮肤→皮下组织→腓骨长肌腱及小趾展肌。布有足背外侧皮神经，足外侧缘静脉。

【主治】

（1）头痛。

（2）小儿惊风。

（3）腰痛，下肢痿痹，足踝肿痛。

【操作】直刺 0.3～0.5 寸。

（二）阳交（GB35）隶属足少阳胆经；阳维脉郄穴

【定位】外踝尖上 7 寸，腓骨后缘。

【解剖】皮肤→皮下组织→小腿三头肌→腓骨长肌→后肌间隔→踇长屈肌。浅层布有腓肠外侧皮神经。深层有腓动、静脉，胫后动、静脉和胫神经。

【主治】

（1）咽喉肿痛。

（2）胸满。

（3）癫狂，抽搐。

（4）下肢痿痹，转筋。

【操作】直刺 1～1.5 寸。

＊（三）臑俞（SI10）隶属手太阳小肠经；手太阳小肠经、足太阳膀胱经、阳维脉、阳跷脉交会穴

【定位】腋后纹头直上，肩胛冈下缘凹陷中。

【解剖】皮肤→皮下组织→三角肌→冈下肌。浅层布有锁骨上外侧神经。深层有肩胛上动、静脉的分支或属支和旋肱后动、静脉的分支或属支。

【主治】肩臂疼痛。

【操作】直刺或向外斜刺 0.5～1.5 寸，不宜向胸侧深刺。

＊（四）天髎（TE15）隶属手少阳三焦经；手少阳三焦经、阳维脉交会穴

【定位】肩胛骨上角骨际凹陷中。

【解剖】皮肤→皮下组织→斜方肌、冈上肌。浅层布有锁骨上神经和第 1 胸神经后支外侧皮支。深层有肩胛背动、静脉的分支或属支和肩胛上动、静脉的分支或属支以及肩胛上神经等结构。

【主治】肩臂疼痛，颈项强痛。

【操作】直刺 0.5～0.8 寸。

＊（五）肩井（GB21）隶属足少阳胆经；手少阳三焦经、足少阳胆经、足阳明胃经、阳维脉交会穴

【定位】第 7 颈椎棘突与肩峰最外侧点连线的中点。

【解剖】皮肤→皮下组织→斜方肌→肩胛提肌。浅层布有锁骨上神经和颈浅动、静脉的分支或属支。深层有颈横动、静脉的分支或属支和肩胛背神经的分支。

【主治】

（1）头痛，眩晕。

（2）乳痈，乳汁少，滞产。

（3）瘰疬，颈项强痛，肩背疼痛，上肢不遂。

【操作】直刺 0.3～0.5 寸，切忌深刺、捣刺。孕妇禁用。

＊（六）本神（GB13）隶属足少阳胆经；足少阳胆经、阳维脉交会穴

【定位】前发际上 0.5 寸，头正中线旁开 3 寸。

【解剖】皮肤→皮下组织→枕额肌额腹。布有眶上动、静脉和眶上神经以及颞浅动、静脉额支。

【主治】

（1）头痛，眩晕。

（2）癫痫，小儿惊风。

（3）颈项强痛。

【操作】平刺 0.5～0.8 寸。

＊（七）阳白（GB14）隶属足少阳胆经；足少阳胆经、阳维脉交会穴

【定位】眉上 1 寸，瞳孔直上。

【解剖】皮肤→皮下组织→枕额肌额腹。布有眶上神经外侧支和眶上动、静脉外侧支。

【主治】头痛，目痛，目痒，目翳。

【操作】平刺 0.3～0.5 寸。

＊（八）头临泣（GB15）隶属足少阳胆经；足少阳胆经、足太阳膀胱经、阳维脉交会穴

【定位】前发际上 0.5 寸，瞳孔直上。

【解剖】皮肤→皮下组织→帽状腱膜→腱膜下疏松结缔组织。布有眶上神经和眶上动、静脉。

【主治】

（1）目痛，流泪，目翳，鼻塞，鼻渊。

（2）头痛，眩晕。

（3）小儿惊风。

【操作】平刺 0.3～0.5 寸。

＊（九）目窗（GB16）隶属足少阳胆经；足少阳胆经、阳维脉交会穴

【定位】前发际上 1.5 寸，瞳孔直上。

【解剖】皮肤→皮下组织→帽状腱膜→腱膜下疏松结缔组织。布有眶上神经和颞浅动、静脉的额支。

【主治】

（1）目痛，近视。

（2）头痛，眩晕。

【操作】平刺 0.3～0.5 寸。

＊（十）正营（GB17）隶属足少阳胆经；足少阳胆经、阳维脉交会穴

【定位】前发际上 2.5 寸，瞳孔直上。

【解剖】皮肤→皮下组织→帽状腱膜→腱膜下疏松结缔组织。布有眶上神经和枕大神经的吻合支，颞浅动、静脉的顶支，枕大神经和枕动、静脉的分支。

【主治】

（1）齿痛。

（2）头痛，眩晕。

【操作】平刺 0.3～0.5 寸。

＊（十一）承灵（GB18）隶属足少阳胆经；足少阳胆经、阳维脉交会穴

【定位】前发际上 4 寸，瞳孔直上。

【解剖】皮肤→皮下组织→帽状腱膜→腱膜下疏松结缔组织。布有枕大神经和枕动、静脉的分支。

【主治】头痛，恶寒，鼻塞，鼻衄。

【操作】平刺 0.3～0.5 寸。

＊（十二）脑空（GB19）隶属足少阳胆经；足少阳胆经、阳维脉交会穴

【定位】横平枕外隆凸的上缘，风池直上。

【解剖】皮肤→皮下组织→枕额肌枕腹。布有枕大神经和枕动、静脉，面神经耳后支。

【主治】

（1）目痛，耳聋，鼻衄，鼻部疮疡。

（2）头痛，眩晕，癫狂痫。

（3）发热。

（4）颈项强痛。

【操作】平刺0.3～0.5寸。

＊（十三）风池（GB20）隶属足少阳胆经；足少阳胆经、阳维脉交会穴

【定位】枕骨之下，胸锁乳突肌上端和斜方肌上端之间的凹陷中。

【解剖】皮肤→皮下组织→斜方肌和胸锁乳突肌之间→头夹肌→头半棘肌→头后大直肌与头上斜肌之间。浅层布有枕小神经和枕动、静脉的分支或属支。深层有枕大神经。

【主治】

（1）耳鸣，耳聋，目赤肿痛，鼻衄，鼻塞。

（2）头痛，眩晕，中风，癫狂痫。

（3）发热。

（4）颈项强痛。

【操作】向鼻尖方向斜刺0.8～1.2寸。

＊（十四）外关（TE5）隶属手少阳三焦经；八脉交会穴（通阳维脉）

【定位】腕背侧远端横纹上2寸，尺骨与桡骨间隙中点。

【解剖】皮肤→皮下组织→小指伸肌→拇长伸肌和食指伸肌。浅层布有前臂后皮神经，头静脉和贵要静脉的属支。深层有骨间后动、静脉和骨间后神经。

【主治】

（1）耳鸣，耳聋；热病，瘰疬。

（2）胸胁痛，上肢痿痹。

【操作】直刺0.5～1寸。

九、经外奇穴

（一）子宫（EX-CA1）

【定位】脐中下4寸，前正中线旁开3寸。

【解剖】皮肤→皮下组织→腹外斜肌腱膜→腹内斜肌→腹横肌→腹横筋膜。浅层布有髂腹下神经的外侧皮支和腹壁浅静脉。深层主要有髂腹下神经的分支和腹壁下动、静脉的分支或属支。

【主治】子宫脱垂，不孕，痛经，崩漏，月经不调。

【操作】直刺0.8～1.2寸。

（二）卵巢

【定位】脐中下2.5寸，前正中线旁开3寸（即子宫穴上1.5寸）。

【解剖】皮肤→皮下组织→腹直肌鞘前壁外侧缘→腹直肌外侧缘。

【主治】卵巢早衰，不孕，腹痛，阴挺，月经不调。

【操作】直刺1～1.5寸。

（三）痞根（EX-B4）

【定位】横平第1腰椎棘突下，后正中线旁开约3.5寸凹陷中。

【解剖】皮肤→皮下组织→背阔肌→下后锯肌→髂肋肌。浅层主要布有第12胸神经后支的外侧支和

伴行的动、静脉。深层主要有第 12 胸神经后支的肌支。

【主治】

（1）腰痛。

（2）痞块，癥瘕。

【操作】直刺 0.5～1 寸。

（四）腰眼（EX-B7）

【定位】横平第 4 腰椎棘突下，后正中线旁开约 3.5 寸凹陷中。

【解剖】皮肤→皮下组织→胸腰筋膜浅层和背阔肌腱膜→髂肋肌→胸腰筋膜深层→腰方肌。浅层布有臀上皮神经和第 4 腰神经后支的皮支。深层主要有第 4 腰神经后支的肌支和第 4 腰动、静脉的分支或属支。

【主治】

（1）腰痛。

（2）尿频，月经不调，带下。

【操作】直刺 0.5～1 寸。

（五）十七椎（EX-B8）

【定位】第 5 腰椎棘突下凹陷中。

【解剖】皮肤→皮下组织→棘上韧带→棘间韧带。浅层布有第 5 腰神经后支的皮支和伴行的动、静脉。深层主要有第 5 腰神经后支的分支和棘突间的椎外（后）静脉。

【主治】

（1）腰骶痛。

（2）痛经，崩漏，月经不调，遗尿。

【操作】直刺 0.5～1 寸。

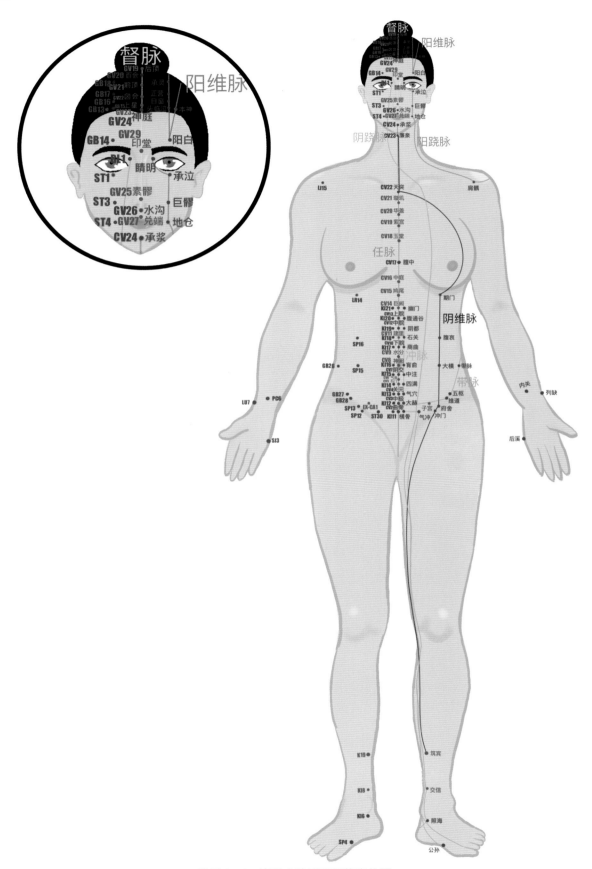

附图 3-1　奇经八脉正面经络穴位图

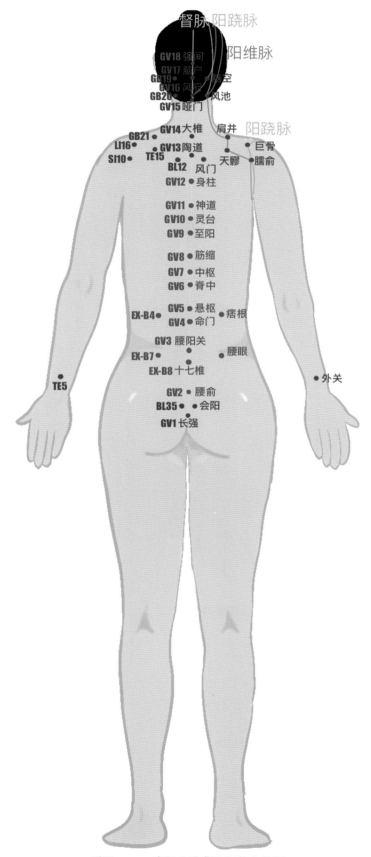

督脉 阳跷脉

GV18 强间
GV17 脑户
GV19
GV16 风府
GB20
GV15 哑门

阳维脉

脑空

风池

GV14 大椎
GB21
LI16
SI10
TE15
GV13 陶道
BL12 风门
GV12 身柱

肩井 阳跷脉

巨骨

天髎
臑俞

GV11 神道
GV10 灵台
GV9 至阳
GV8 筋缩
GV7 中枢
GV6 脊中
GV5 悬枢
GV4 命门
EX-B4

痞根

GV3 腰阳关
EX-B7
EX-B8 十七椎

腰眼

TE5

外关

GV2 腰俞
BL35 会阳
GV1 长强

附图 3-2　奇经八脉背面经络穴位图

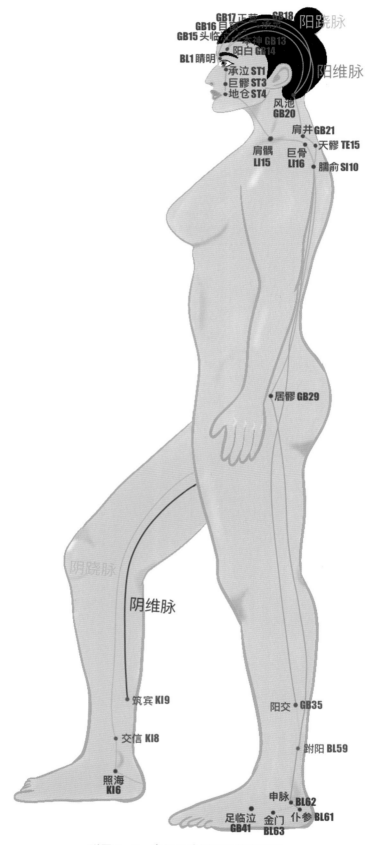

附图 3 - 3　奇经八脉侧面经络穴位图

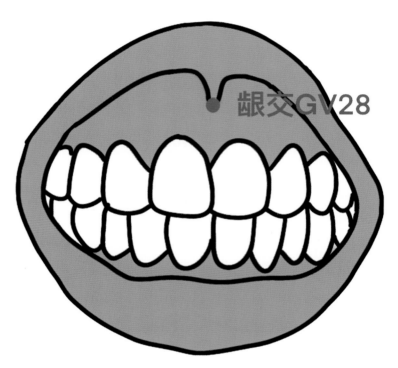

龈交GV28

附图 3 - 4　龈交穴位图

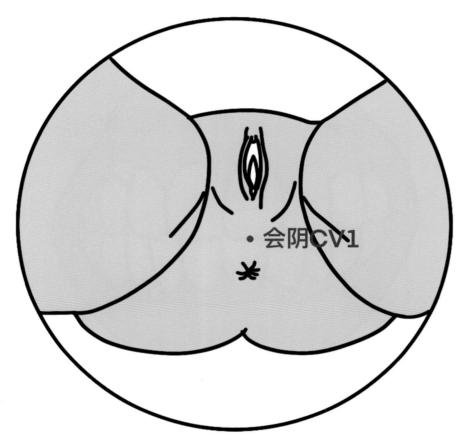

附图 3－5　会阴穴位图

附录四 经脉子午流注图

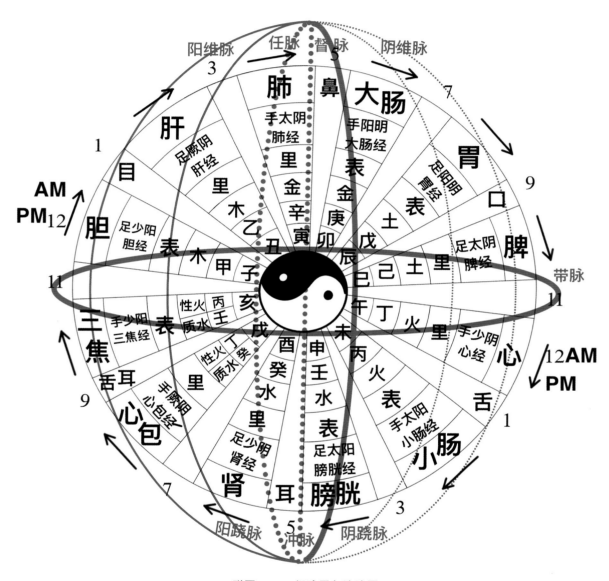

附图 4-1 经脉子午流注图

附录五　常用生殖耳穴（附图）

标准耳穴定位及主治

（一）耳中（HX1）（曾用名或并用名：膈）
【定位】在耳轮脚处，即耳轮 1 区。
【主治】呃逆，荨麻疹，皮肤瘙痒，咯血。

（二）尿道（HX3）（曾用名或并用名：尿道₁）
【定位】在直肠上方的耳轮处，即耳轮 3 区。
【主治】尿频，尿急，尿痛，尿潴留。

（三）外生殖器（HX4）（曾用名或并用名：尿道、直肠后部、外生殖器₁）
【定位】在对耳轮下脚前方的耳轮处，即耳轮 4 区。
【主治】睾丸炎，附睾炎，阴道炎，外阴瘙痒。

（四）交感（AH6a）
【定位】在对耳轮下脚前端与耳轮内缘交界处，即对耳轮 6 区前端。
【主治】自主神经功能疾病及胃肠、心、胆、输尿管等疾病。

（五）腹（AH8）
【定位】在对耳轮前部上 2/5 处，即对耳轮 8 区。
【主治】消化系统、盆腔疾病。

（六）角窝上（TF1）（曾用名或并用名：降压点）
【定位】在三角窝前 1/3 的上部，即三角窝 1 区。
【主治】高血压。

（七）内生殖器（TF2）（曾用名或并用名：子宫、精宫、天癸）
【定位】在三角窝前 1/3 的下部，即三角窝 2 区。
【主治】妇科病、男性病。

（八）神门（TF4）（曾用名或并用名：盆腔）
【定位】在三角窝后 1/3 的上部，即三角窝 4 区。
【主治】失眠，多梦，各种痛症，咳嗽，哮喘，眩晕，高血压，过敏性疾病，戒断综合征。

（九）盆腔（TF5）
【定位】在三角窝后 1/3 的下部，即三角窝 5 区。
【主治】盆腔炎、附件炎等盆腔内病症。

（十）下屏（TG2）（曾用名或并用名：饥点、高血压点、目₁）
【定位】在耳屏外侧面下 1/2 处，即耳屏 2 区。
【主治】鼻炎，单纯性肥胖症。

（十一）肾上腺（TG2p）（曾用名或并用名：下屏尖）
【定位】在耳屏游离缘下部尖端，即耳屏 2 区后缘处。
【主治】低血压、昏厥、休克、炎症、哮喘、过敏性疾病、无脉症等。

（十二）额（AT1）

【定位】在对耳屏外侧面的前部，即对耳屏 1 区。

【主治】额窦炎，头痛，头晕，失眠，多梦。

（十三）颞（AT2）

【定位】在对耳屏外侧面的中部，即对耳屏 2 区。

【主治】偏头痛。

（十四）枕（AT3）

【定位】在对耳屏外侧面的后部，即对耳屏 3 区。

【主治】头痛，眩晕，哮喘，癫痫，神经衰弱。

（十五）皮质下（AT4）（曾用名或并用名：大脑区、脑下垂体、睾丸、卵巢、脑）

【定位】在对耳屏内侧面，即对耳屏 4 区。

【主治】痛症，间日疟，神经衰弱，假性近视，胃溃疡，腹泻，高血压，冠心病，心律失常，失眠。

（十六）缘中（AT2，3，4i）（曾用名或并用名：脑点）

【定位】在对耳屏游离缘上，对屏尖与轮屏切迹之中点处，即对耳屏 2、3、4 区交点处。

【主治】遗尿，内耳眩晕症，功能性子宫出血。

（十七）脑干（AT3，4i）

【定位】在轮屏切迹处，即对耳屏 3、4 区之间。

【主治】头痛，眩晕，假性近视。

（十八）胃（CO4）

【定位】在耳轮脚消失处，即耳甲 4 区。

【主治】胃炎，胃溃疡，失眠，牙痛，消化不良，恶心呕吐。

（十九）艇角（CO8）（曾用名或并用名：前列腺）

【定位】在对耳轮下脚下方前部，即耳甲 8 区。

【主治】前列腺炎，尿道炎。

（二十）膀胱（CO9）

【定位】在对耳轮下脚下方中部，即耳甲 9 区。

【主治】膀胱炎，遗尿，尿潴留，腰痛，坐骨神经痛，后头痛。

（二十一）肾（CO10）

【定位】在对耳轮下脚下方后部，即耳甲 10 区。

【主治】腰痛，耳鸣，神经衰弱，水肿，哮喘，遗尿症，月经不调，遗精，阳痿，早泄，眼病，五更泻。

（二十二）输尿管（CO9，10i）

【定位】在肾区与膀胱区之间，即耳甲 9、10 区交界处。

【主治】输尿管结石绞痛。

（二十三）肝（CO12）

【定位】在耳甲艇的后下部，即耳甲 12 区。

【主治】胁痛，眩晕，经前期紧张症，月经不调，围绝经期综合征，高血压，假性近视，单纯性青光眼，目赤肿痛。

（二十四）脾（CO13）

【定位】在 BD 线下方．耳甲腔的后上部，即耳甲 13 区。

【主治】腹胀，腹泻，便秘，食欲不振，功能性子宫出血，白带过多，内耳眩晕症，水肿，痿证，内脏下垂。

（二十五）心（CO15）

【定位】在耳甲腔正中凹陷处．即耳甲 15 区。

【主治】心动过速，心律失常，心绞痛，无脉症，自汗，盗汗，癔症，口舌生疮，心悸怔忡，失眠，健忘。

（二十六）肺（CO14）

【定位】在心、气管区周围处，即耳甲 14 区。

【主治】咳喘，胸闷，声音嘶哑，痤疮，皮肤瘙痒，荨麻疹，扁平疣，便秘，戒断综合征，自汗，盗汗，鼻炎。

（二十七）三焦（CO17）

【定位】在外耳门后下，肺与内分泌区之间，即耳甲 17 区。

【主治】便秘，腹胀，水肿，耳鸣，耳聋，糖尿病。

（二十八）内分泌（CO18）（曾用名或并用名：内分泌腺、屏间）

【定位】在屏间切迹内，耳甲腔的底部，即耳甲 18 区。

【主治】痛经，月经不调，围绝经期综合征，痤疮，间日疟，糖尿病。

（二十九）垂前（LO4）

【定位】在耳垂正面前中部，即耳垂 4 区。

【主治】神经衰弱，牙痛。

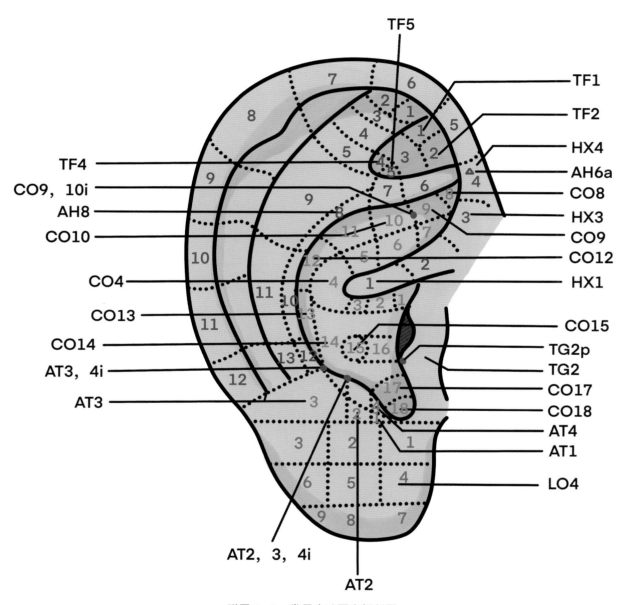

附图 5−1　常用生殖耳穴解剖图

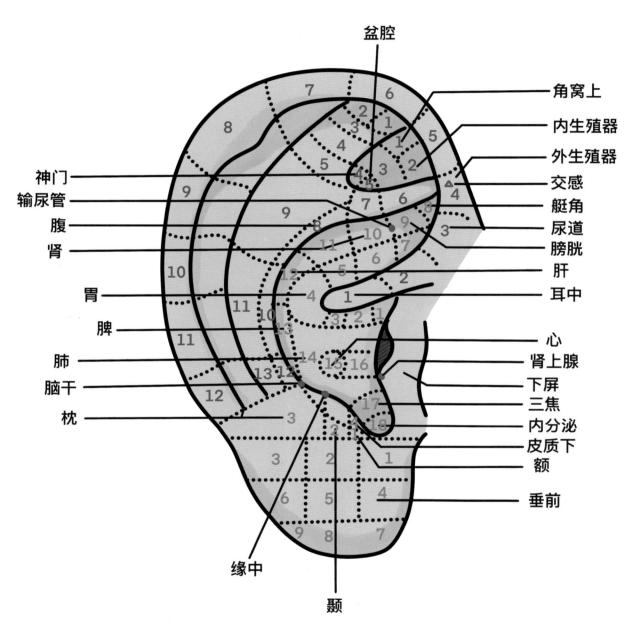

附图 5-2　常用生殖耳穴定位图

附录六　胞宫与经脉脏腑气血的关系图

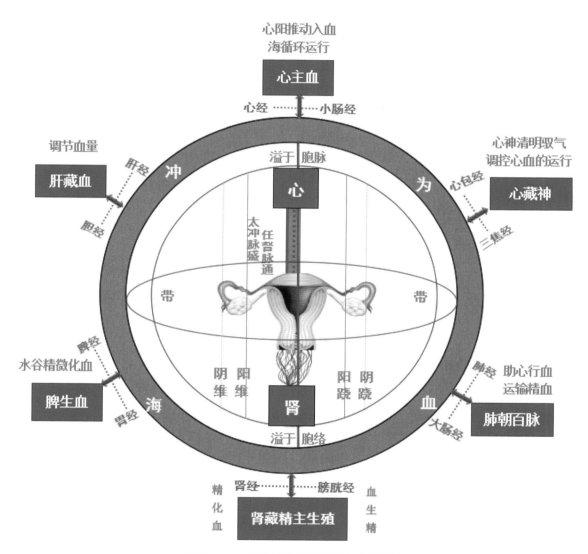

附图 6-1　胞宫与经脉脏腑气血的关系图

图书在版编目（CIP）数据

女性生殖疾病针灸临床治疗学 / 尤昭玲，刘未艾主编. —
长沙 ：湖南科学技术出版社，2024.1
ISBN 978-7-5710-2491-8

Ⅰ．①女… Ⅱ．①尤… ②刘… Ⅲ．①妇科病－针灸疗法
Ⅳ．①R246.3

中国国家版本馆 CIP 数据核字（2023）第 186639 号

NÜXING SHENGZHI JIBING ZHENJIU LINCHUANG ZHILIAOXUE

女性生殖疾病针灸临床治疗学

主　　编：尤昭玲　刘未艾
出 版 人：潘晓山
责任编辑：李　忠　杨　颖
出版发行：湖南科学技术出版社
社　　址：长沙市芙蓉中路一段 416 号泊富国际金融中心
网　　址：http://www.hnstp.com
邮购联系：0731-84375808
湖南科学技术出版社天猫旗舰店网址：
　　　　　http://hnkjcbs.tmall.com
邮购联系：0731-84375808
印　　刷：湖南省众鑫印务有限公司
　　　　　（印装质量问题请直接与本厂联系）
厂　　址：湖南省长沙县榔梨街道梨江大道 20 号
邮　　编：410100
版　　次：2024 年 1 月第 1 版
印　　次：2024 年 1 月第 1 次印刷
开　　本：889mm×1194mm　1/16
印　　张：10.75
字　　数：334 千字
书　　号：ISBN 978-7-5710-2491-8
定　　价：98.00 元